Astrid Nöhring

# NEUSTART FÜR DIE HORMONE

Astrid Nöhring

# NEUSTART FÜR DIE HORMONE

**Dein 4-Wochen-Balance-Programm**

Für ein reguliertes Nervensystem, einen stabilen Stoffwechsel und ein besseres Lebensgefühl

riva

# INHALT

# EINLEITUNG

Wie schön, dass du dieses Buch in den Händen hältst und bereit bist, deinen Körper – oder genauer gesagt: deine Hormone – endlich besser zu verstehen. Genau so ein Buch habe ich mir all die Jahre gewünscht, in denen ich selbst mit meiner Gesundheit und meinen hormonellen Beschwerden gerungen habe. Wenn ich ehrlich zurückblicke: Ich war die meiste Zeit meines Lebens nicht in Balance. Ich war oft erschöpft, hatte wenig Energie, fühlte mich nicht wohl in meinem Körper – und wusste lange Zeit nicht, warum. Wenn du dich darin wiedererkennst, bist du hier genau richtig. Dieses Buch ist entstanden, um dir Abkürzungen zu schenken, wo ich selbst Umwege gegangen bin – damit du zielgerichtet und mit mehr Leichtigkeit und Vertrauen deinen eigenen hormonfreundlichen Alltag gestalten und deinen Körper bestmöglich unterstützen kannst.

Du fragst dich bestimmt, wie es bei mir zu diesen Schwierigkeiten kommen konnte. Mein über Jahrzehnte fortbestehendes Hormonchaos war nicht einfach »Pech«, sondern ein sichtbares Symptom zahlreicher Ursachen, die sich über Jahre angesammelt hatten. Mein hochsensibles System war von klein auf bereits viel Stress und anhaltender Überforderung ausgesetzt: ein cholerischer Vater, Klassenwechsel in der Grundschule, eine Ausbildung, die ich eigentlich gar nicht machen wollte, die Einnahme der Pille, eigener Erwartungsdruck und Perfektionismus, Verkehrsunfälle, Bandscheibenvorfall, der Tod meiner besten Freundin ... Dies sind nur einige Beispiele für Ereignisse, die mein Nerven- und mein Hormonsystem über viele Jahre in große Aufruhr versetzt haben. Genauso vielseitig, wie die Ursachen für meine unterschwellige Daueranspannung waren, genauso bunt und vielseitig waren auch die Symptome: wiederkehrende Infekte, Verdauungsbeschwerden und Migräne begleiteten mich durch meine Kindheit. Im Teenager-Alter kamen chronische Blasenentzündungen und Autoimmunreaktionen dazu, gefolgt von extremen hormonellen Beschwerden, Schlafproblemen, andauernder Müdigkeit und Erschöpfung.

Mit Anfang 30 hatte ich bereits sehr viel ausprobiert und doch schien nichts so richtig im Körper anzukommen. Nach einem heftigen Autounfall, der mein Leben buchstäblich auf den Kopf stellte, fing ich an, verstärkter im Innen statt im Außen nach Lösungen zu suchen. Ich startete eine Psychotherapie, kündigte meinen unbefristeten Corporate

Job und machte nach zehnjähriger Yogapraxis meine erste Yogaausbildung. Das waren nötige Sofortmaßnahmen, die natürlich nicht mal eben so alles in Ordnung brachten. Aber sie ebneten den Weg in ein anderes, gesünderes Leben. Es folgten diverse Aus- und Weiterbildungen im Yoga und in der Yogatherapie, ich machte eine Heilpraktikerausbildung und viele Weiterbildungen im Bereich der Frauengesundheit, im Bewegungs-, Ernährungs- und Coachingbereich. Immer neue Erkenntnisse und Aha-Momente ließen mich nach und nach heilen – auf vielen unterschiedlichen Ebenen. Nach jahrelangem Straucheln befreite ich mich aus meinem Hormonchaos und eroberte nach 20 Jahren meinen Zyklus zurück, was sogar meine Ärzte überraschte. Ich bekam meine Verdauungsbeschwerden und meine seit dem Unfall bestehenden Verspannungen in den Griff, hatte endlich wieder mehr Energie und mein Immunsystem stabilisierte sich. Aus eigener Erfahrung und auch aus der Zusammenarbeit mit meinen Klientinnen und Kursteilnehmerinnen weiß ich, was für einen immensen und weitreichenden Einfluss Stress, Anspannung und ein ungünstiger Lebensstil auf unsere Systeme, insbesondere die Hormonbalance, haben können und wie wertvoll es ist, Werkzeuge an der Hand zu haben, mit denen wir den Körper effektiv unterstützen können.

Vielleicht bist auch du mit dem Gefühl vertraut, dich bereits von Kleinigkeiten überfordert zu fühlen. Oder du bist schnell gestresst, wirst hektisch und verlierst das Ziel aus den Augen. Vielleicht fühlst du dich auch von deinem Körper im Stich gelassen, weil einfach nichts mehr so funktioniert, wie du es gewohnt bist. Du wachst morgens müde auf, obwohl du die ganze Nacht geschlafen hast, und bereits kleinere Alltagsaufgaben bringen dich an deine Grenzen. Vielleicht hat sich dein Zyklus verändert oder du bemerkst insbesondere in der zweiten Zyklusphase verstärkt Symptome wie Brustspannen, Wassereinlagerungen, Gewichtszunahme, Heißhunger oder Gereiztheit, vielleicht auch Ängste oder sogar Panikattacken. Oder du merkst generell, dass dein Körper sich verändert hat, und fühlst dich irgendwie nicht mehr wie du selbst. Vielleicht hast du an Gewicht zugenommen, obwohl du nichts an deinem Lebensstil verändert hast, die Hosen kneifen plötzlich oder es sind aus dem Nichts auftretende Stimmungsschwankungen, die deinen Alltag beherrschen. Vielleicht steckst du gerade mitten in den Wechseljahren und hast mit starken Symptomen zu tun oder fühlst dich energie- und lustlos. All diese Probleme können einen gemeinsamen Nenner haben: hormonelles Ungleichgewicht.

Dieses Buch ist für dich, wenn du die Auswirkungen deines Lifestyles auf deinen Körper und das feine Zusammenspiel innerhalb des Hormonsystems besser verstehen möchtest. Es ist für dich, wenn du auf der Suche nach natürlichen Möglichkeiten bist, die Balance in deinem Körper zu fördern und wieder in deine Mitte zu finden. Es ist für dich, wenn du dich oft müde und erschöpft fühlst und deine Power und Vitalität zurückerobern möchtest. Es ist für dich, wenn du es leid bist, dich hormonellen Schwankungen machtlos ausgeliefert zu fühlen, oder endlich überflüssige Pfunde verlieren willst.

Da viele Hormonbeschwerden stressbedingt auftreten, beleuchtet dieses Buch auch das Zusammenspiel zwischen Hormon- und Nervensystem und unterstützt dich dabei, Entspannung und Regenerationsphasen in den Alltag zu integrieren und Stress neu zu begegnen. Wir leben heute in einer Welt, die uns häufig fordert. Damit ist nicht nur der berufliche Stress und die Dauererreichbarkeit gemeint. Auch Schadstoffe, ungünstige Ernährungsmuster, Diäten, Verspannungen, das falsche Training und ungelöster, emotionaler Ballast bedeuten Stress für den Körper, der weitreichende Konsequenzen haben und die feine Balance der Körpersysteme nachhaltig stören kann.

In den nachfolgenden Kapiteln erfährst du, wie das Hormonsystem funktioniert, was Stress eigentlich ist und welche Auswirkungen er auf den Körper hat. Du kannst deine persönlichen Stressauslöser ermitteln und so auch ganz gezielt an ihnen arbeiten. Du lernst, was deinem Hormonsystem guttut und wie du dich im Alltag unterstützen kannst. Einfache Routinen und Übungen fördern die Entspannung und die Hormonbalance und führen zu mehr Körperverbundenheit und Wohlbefinden. Ich veranschauliche, wie eng alles im Körper miteinander verbunden ist und warum es so wichtig ist, auf seine Signale zu hören. Symptome wie Erschöpfung, Müdigkeit, Stimmungsschwankungen, Regelschmerzen, Verdauungsbeschwerden und starke Gewichtsschwankungen sind nicht normal. Wir müssen sie nicht als gegeben hinnehmen und sollten sie auch nicht ignorieren. Wir gehen den Weg in die Balance gemeinsam, Schritt für Schritt, und erkunden, was dir hilft, deinen Wohlfühlkörper zu erschaffen oder zurückzuerobern.

In diesem Buch gibt es Teile, die die weibliche und männliche Hormonsituation darstellen. Sprache kann oft nicht all die vielfältigen Identitäten abbilden, die Menschen ausmachen. Wenn ich in diesem Buch von »Frauen« oder »Männern« spreche, dann meine ich all jene, die sich in den angesprochenen Themen wiederfinden – unabhängig davon, ob sie cis oder trans sind, ob sie sich in klassischen Kategorien verorten oder nicht. Einige Abschnitte werden sich mit dem weiblichen Zyklus befassen. Mir ist aber bewusst, dass nicht alle Frauen menstruieren – und dass nicht alle Menschen, die menstruieren, sich als Frauen identifizieren. Dieses Buch soll niemanden ausschließen, sondern inspirieren und unterstützen.

## SO NUTZT DU DAS BUCH AM BESTEN

Sieh dieses Buch als deinen Wegbegleiter zu mehr Balance und Wohlbefinden auf allen Ebenen. Beim Lesen und Durchstöbern darfst du dir Zeit nehmen, denn auch darum geht es: sich wieder bewusst Auszeiten für sich selbst zu nehmen. Das ist vielen von uns in der Höher-Schneller-Weiter-Gesellschaft verloren gegangen. Doch unser Körper ist keine Maschine, die auf Knopfdruck funktioniert, auch wenn uns das häufig suggeriert wird. Er ist ein Wunderwerk, gar keine Frage. Und dieses Wunderwerk braucht Pflege und Pausen.

In den ersten beiden Kapiteln erhältst du wertvolles Wissen über das Hormon- und Nervensystem sowie die hormonellen Zusammenhänge im Körper. Ich weiß, ich weiß, die liebe Theorie kann manchmal etwas trocken und herausfordernd sein – aber sie lohnt sich und du wirst erstaunt sein, was für ein Juwel dein Körper ist! Außerdem dienen diese Informationen als eine Art Fundament, um körperliche Abläufe sichtbar und verständlich zu machen. Denn: Je besser du deinen Körper kennst, desto besser kannst du seine Signale deuten und desto gezielter kannst du ihn unterstützen.

Unser Körper kommuniziert jeden Tag auf unterschiedlichste Weise mit uns. Wahrnehmen und besser einordnen können wir dies am besten, wenn wir das Stressrad zwischendurch auch mal verlassen und Pausen machen. Ansonsten werden die Signale des Körpers lauter und er zeigt uns immer mehr Stoppschilder auf, zum Beispiel in Form von Müdigkeit, Ängsten, Unwohlsein, Schlafproblemen oder Gewichtszunahme. Wie sich diese Stoppschilder im Körper genau bemerkbar machen und wie sie entstehen können, erfährst du im dritten Kapitel. Und natürlich bekommst du auch praktische Strategien an die Hand, die dich unterstützen, deinen Körper wieder in Balance zu bringen und dein Wohlbefinden zu steigern – sie machen Kapitel 4 aus.

Im letzten Teil des Buches wartet das Neustartprogramm für die Hormone auf dich: eine sanfte, aber wirkungsvolle Schritt-für-Schritt-Anleitung, um deinen Körper wieder ins Gleichgewicht zu bringen und nachhaltig das Energielevel zu steigern. Dieses Programm ist dein Wegbegleiter in einen hormonfreundlichen Alltag – mit wohltuenden Auswirkungen auf dein inneres Gleichgewicht, deinen Stoffwechsel, deine Verdauung und Lebergesundheit, deinen Schlaf, dein Stressempfinden sowie auf Haut, Haare und Figur.

Du kannst das Buch von vorn bis hinten durcharbeiten, dir einzelne Etappen vornehmen oder intuitiv vorgehen und beim Durchblättern das ausprobieren und verinnerlichen, was du gerade brauchst. Gib dir und deinem Körper dabei viel Zeit und höre auf ihn. Wenn sich Übungen nicht gut anfühlen, führe sie bitte nicht aus. Es kann sein, dass dein Körper noch nicht so weit ist. Aber es lohnt sich, den Übungen zu einem späteren Zeitpunkt eine zweite Chance zu geben.

Dieses Buch ist nicht nur zum Lesen da. Es ist eine Einladung, dich mit deinem Körper zu verbinden – zum Spüren, Innehalten und Erleben. Atme zwischendurch auch immer mal wieder tief durch, schüttle dich aus oder schau dich um. Das sind kleine Momente, die dein Nervensystem sofort in einen anderen Zustand bringen. Einen Zustand der Ruhe und der wahrhaftigen Anwesenheit, den auch dein Hormonsystem liebt.

# KAPITEL 1

# DAS HORMON-SYSTEM

# DEIN HORMONSYSTEM UND SEINE BEDEUTUNG FÜR DEINEN KÖRPER

Unser Körper ist ein wahres Wunderwerk. Jede Minute laufen in ihm Millionen von Prozessen gleichzeitig ab: hochkomplexe Abläufe, perfekt aufeinander abgestimmt, damit wir fühlen, denken und handeln können. Damit wir uns entfalten und ausdrücken können. Damit wir dieses Leben erfahren können. Ein Wunder der Natur, das meist still im Verborgenen nonstop für uns arbeitet. Unser Herz beispielsweise schlägt rund 100000-mal pro Tag. Es pumpt Sauerstoff und Nährstoffe durch den gesamten Körper und hält so jede einzelne Zelle am Leben. Unsere Leber, die Powerlady, filtert unermüdlich Schadstoffe, speichert Vitamine, hilft beim Stoffwechsel – und besitzt sogar die bemerkenswerte Fähigkeit, bei Verletzungen oder Operationen Teile ihrer Masse wiederherzustellen. Unser Darm hat die Oberflächengröße von etwa 30 Quadratmetern.[1] Diese riesige Oberfläche ist notwendig, damit die Nahrung optimal aufgenommen und verwertet werden kann. Unsere Haut ist das größte Organ des Körpers und schützt uns nicht nur vor äußeren Einflüssen, sondern erneuert sich fortlaufend – etwa alle zwei bis fünf Wochen. Kleinere Verletzungen heilen meist von selbst und neue Zellen übernehmen laufend die Aufgaben ihrer Vorgänger. Unser Hormonsystem kommuniziert ständig mit dem ganzen Körper und beeinflusst dabei fast jede Zelle. Bereits winzige Mengen an Hormonen können große Auswirkungen auf unsere Gesundheit und unser Verhalten haben – und genau dieses meisterhafte Kommunikationsnetzwerk schauen wir uns jetzt näher an.

Das Hormonsystem, auch *endokrines System* genannt, ist komplex und ein fein aufeinander abgestimmtes Orchester, könnte man sagen. Wenn ein Instrument verstimmt ist oder ein Ensemblemitglied sich verspielt, stimmt der Zusammenklang nicht. Genauso ist es auch bei unseren Hormonen. Wenn ihr Zusammenspiel nicht funktioniert oder gar nicht erst ausreichend Hormone in den entsprechenden Drüsen gebildet werden, stimmt die Harmonie nicht und das bekommen wir dann auf körperlicher, mentaler und emotionaler Ebene zu spüren.

Hormone sind die Botenstoffe unseres Körpers. Sie übertragen Informationen von einem Ort zum anderen – wie ein interner Kurierdienst. Produziert werden sie von speziellen Zellen oder Drüsen, und sie wirken selbst in winzigsten Mengen enorm stark.

Schon kleinste Veränderungen im Hormonhaushalt können spürbare Auswirkungen auf unseren Körper, unsere Stimmung, unser Verhalten oder unseren Schlaf haben. Beim Thema Hormone denken viele zuerst an die Geschlechtshormone, insbesondere *Östrogen* und *Testosteron*. Im Körper gibt es allerdings über 100 bekannte Hormone und Fachleute gehen davon aus, dass es insgesamt weit über 1000 geben könnte. Jedes davon erfüllt ganz bestimmte Aufgaben.[2]

Hormone wirken im gesamten Körper. Sie beeinflussen nicht nur die Fortpflanzung oder den Menstruationszyklus, sondern auch unseren Stoffwechsel, den Blutzuckerspiegel, den Wasser- und Salzhaushalt, unsere Körpertemperatur, unseren Appetit, unseren Schlafrhythmus, unsere Stimmung und sogar unser Gedächtnis. Manche Hormone wirken auf einzelne Zielzellen oder Organe, andere entfalten ihre Wirkung über weite Strecken hinweg, weil sie über das Blut transportiert werden. Genaugenommen steuern sie unser gesamtes Leben – von der Entwicklung im Mutterleib über die Kindheit, die Pubertät, die Erwachsenenzeit bis hinein ins hohe Alter. Sie steuern, regulieren, informieren – und halten viele wichtige Prozesse im Gleichgewicht.

Damit du ein besseres Verständnis und damit auch eine bessere Verbindung zu deinem Körper aufbauen kannst, schauen wir uns die Hormondrüsen – also die Drüsen, die Hormone produzieren und auf sie reagieren – einmal näher an.

## DER AUFBAU DES HORMONSYSTEMS

Das Hormonsystem besteht aus verschiedenen Drüsen, die sich an unterschiedlichen Stellen im Körper befinden. Jede dieser Drüsen übernimmt spezifische Aufgaben und trägt dazu bei, dass zahlreiche Prozesse in unserem Körper reibungslos ablaufen. Dazu gehören zum Beispiel der Stoffwechsel, die Körpertemperatur, der Schlaf-wach-Rhythmus und die Fruchtbarkeit. Die Hormondrüsen arbeiten dabei eng zusammen – wie ein eingespieltes Team, das ständig Informationen austauscht und auf Veränderungen im Inneren und Äußeren reagiert.

Lass uns einen Blick auf die wichtigsten dieser Drüsen werfen, wo sie sich im Körper befinden, welche Hormone sie ausschütten und welche Funktionen sie damit unterstützen.

## Hypothalamus

Der *Hypothalamus* befindet sich im Gehirn, direkt unter dem *Thalamus*, und ist Teil des Zwischenhirns. Er übernimmt eine zentrale Rolle bei vielen unbewussten Körperfunktionen – darunter die Regulation des Hormonsystems und des vegetativen Nervensystems. Er ist sozusagen der Dirigent unseres hormonellen Orchesters, um bei diesem Bild zu bleiben. Über den *Hypophysenstiel* ist er direkt mit der *Hypophyse* (Hirnanhangdrüse) verbunden und kontrolliert ihre Aktivität. Der Hypothalamus produziert spezielle Hormone, die die Hypophyse (Seite 17) dazu anregen oder daran hindern, eigene Hormone auszuschütten. Darüber hinaus beeinflusst der Hypothalamus verschiedene lebenswichtige Körperfunktionen – wie die Körpertemperatur, das Hungergefühl und Durstempfinden, den Schlaf-wach-Rhythmus und emotionale Reaktionen.

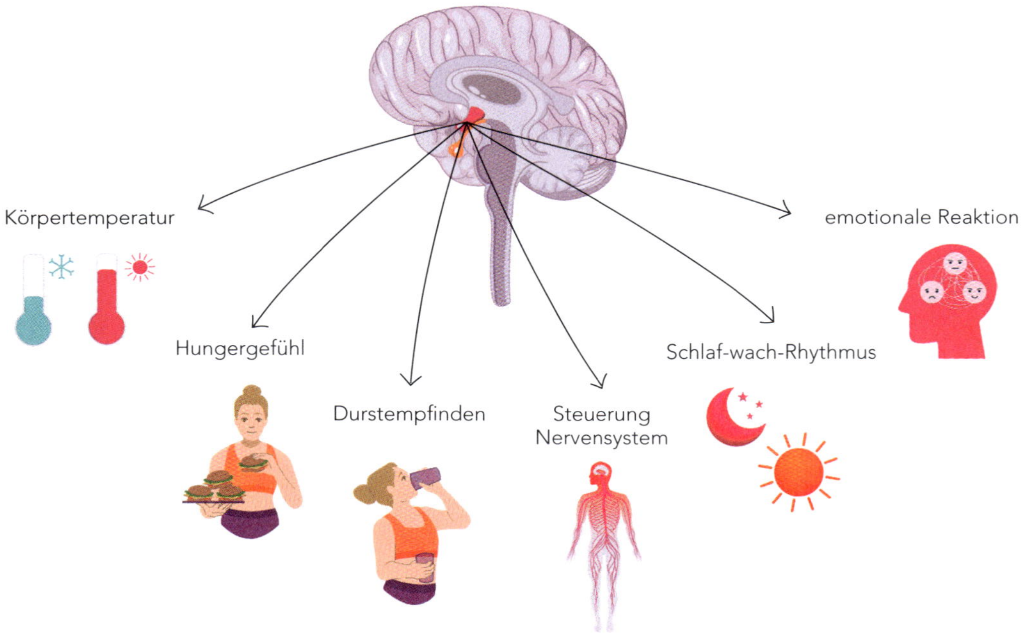


*Der Hypothalamus steuert wichtige Aufgaben und Prozesse des Körpers.*

## Hypophyse

Die Hypophyse ist ein etwa erbsengroßes, eigenständiges endokrines Organ, das ebenfalls eine zentrale Rolle im Hormonsystem spielt und viele andere Drüsen im Körper steuert. Durch bestimmte Hormone, die vom Dirigenten Hypothalamus ausgeschüttet werden, ist sie in der Lage, ebenfalls Hormone zu produzieren und in die Blutbahn einzuspeisen, die dann wiederum auf Schilddrüse, Nebennieren und Geschlechtsdrüsen wirken. Die Hypophyse kann auch Hormone speichern und diese dann bei Bedarf ins Blut abgeben. Sie reguliert unter anderem Wachstum, Fortpflanzung und den Wasserhaushalt.

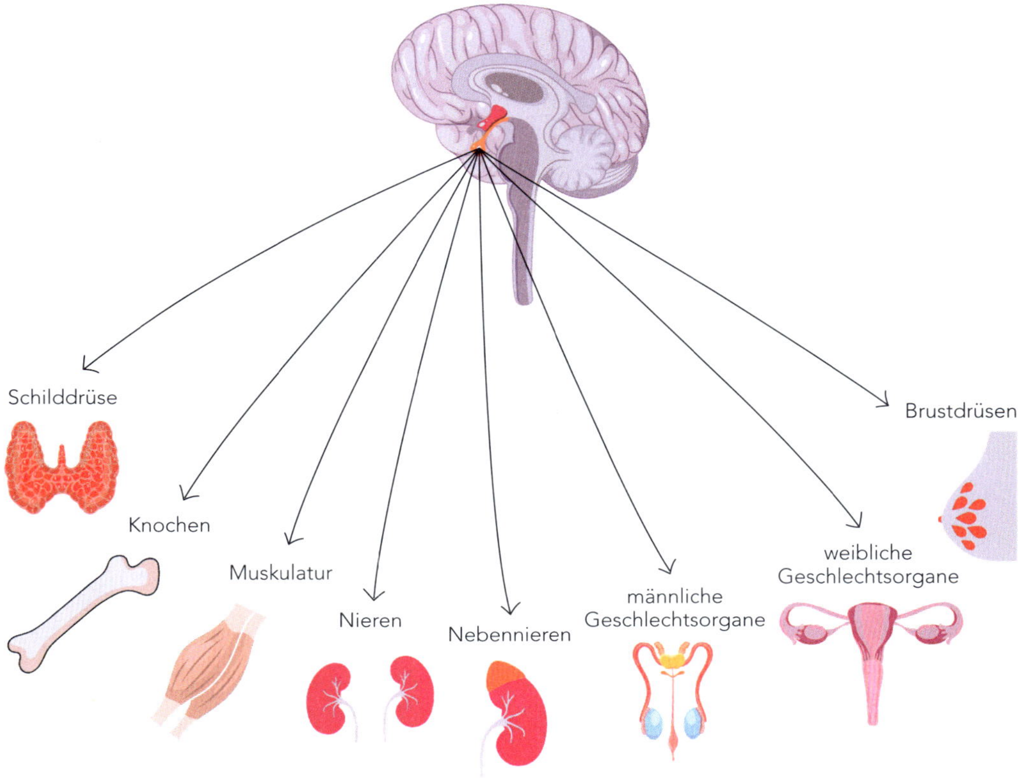


*Die Hypophyse steuert zahlreiche Hormondrüsen und reguliert viele lebenswichtige Körperfunktionen.*

## Zirbeldrüse

Die Zirbeldrüse ist eine winzige, zapfenförmige Drüse im Zwischenhirn. Sie spielt eine entscheidende Rolle für unseren Biorhythmus, denn sie produziert das Hormon *Melatonin*, das dafür sorgt, dass wir abends müde werden und nachts gut schlafen. Dabei reagiert die Zirbeldrüse besonders sensibel auf Licht und Dunkelheit: Bei Tageslicht wird die Melatoninproduktion gedrosselt, bei Dunkelheit steigt sie an. Unsere moderne Lebensweise mit künstlichem Licht, vor allem am Abend, kann diese natürliche Steuerung aus dem Takt bringen. In vielen spirituellen Traditionen wird die Zirbeldrüse mit dem sogenannten Dritten Auge in Verbindung gebracht – sie gilt dort als Zentrum von Intuition, innerer Klarheit und erweitertem Bewusstsein.

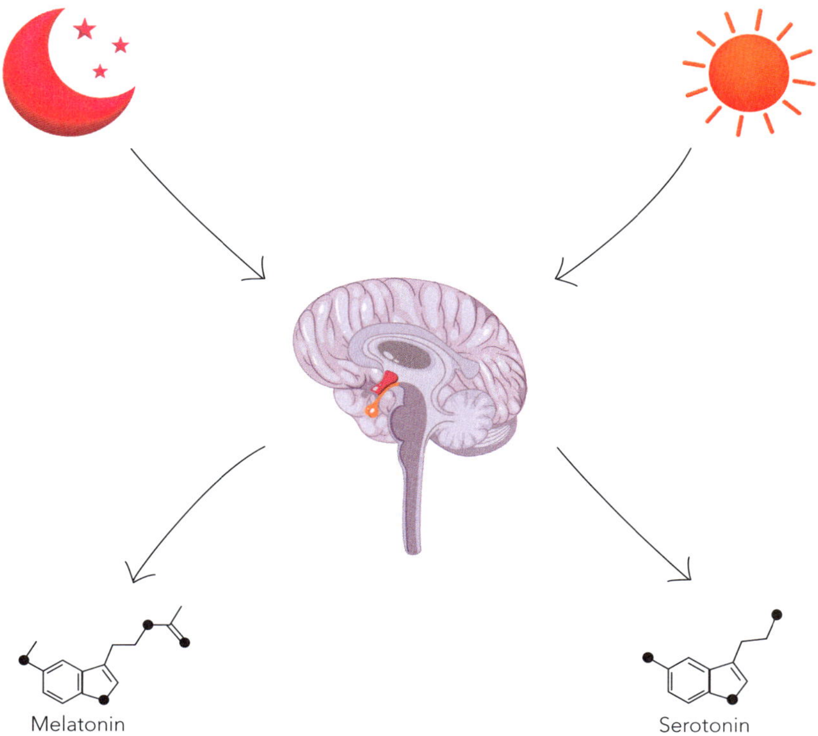


*Die Zirbeldrüse nimmt Lichtreize wahr und reguliert über die Produktion von Melatonin den biologischen Schlaf-wach-Rhythmus.*

## Schilddrüse

Die Schilddrüse ist zwar ein sehr kleines, aber super powervolles Organ für lebenswichtige Prozesse im Körper. Sie liegt schmetterlingsförmig unterhalb des Kehlkopfs im vorderen Halsbereich und wiegt bei gesunden Erwachsenen etwa 15 bis 25 Gramm. Trotz ihrer geringen Größe hat sie einen enormen Einfluss auf den gesamten Organismus. Sie produziert Schilddrüsenhormone, die maßgeblich den Stoffwechsel regulieren und bestimmen, wie schnell der Körper Energie verbrennt und wie leistungsfähig er ist. Darüber hinaus beeinflusst sie viele weitere Körperfunktionen: zum Beispiel das Herz-Kreislauf-System, die Temperaturregulation, den Menstruationszyklus, die Fruchtbarkeit und sogar eine gesunde Schwangerschaft. Auch auf den Magen-Darm-Trakt, das Wachstum, die Gehirnentwicklung – insbesondere bei Kindern – sowie auf Stimmung, Konzentration und das psychische Wohlbefinden hat die Schilddrüse großen Einfluss.

Als ein Teil des Hormonorchesters steht sie in engem Austausch mit anderen Hormondrüsen: der Hypophyse, den Nebennieren sowie den Eierstöcken und Hoden. Der Austausch mit dem Gehirn ist dabei besonders wichtig: Der Hypothalamus sendet mit dem Hormon TRH (Thyreotropin-Releasing-Hormon) ein Startsignal aus, das der Hypophyse mitteilt, dass Schilddrüsenhormone benötigt werden. Die Hypophyse reagiert darauf mit der Ausschüttung von TSH (Thyreoidea-stimulierendes Hormon), einem Botenstoff, der der Schilddrüse den konkreten Arbeitsauftrag gibt, Schilddrüsenhormone zu produzieren. So wird die Hormonmenge im Körper kontinuierlich angepasst.

Neben den klassischen Schilddrüsenhormonen Thyroxin (T4) und Triiodthyronin (T3) produziert sie auch Calcitonin, ein Hormon, das den Kalziumspiegel im Blut reguliert und zur Knochengesundheit beiträgt. Wenn die Schilddrüse aus dem Gleichgewicht gerät – etwa bei einer Über- oder Unterfunktion, oder auch bei Autoimmunerkrankungen – kann das weitreichende Folgen haben: für den Stoffwechsel, die Hormonbalance, die Nährstoffversorgung und das allgemeine körperliche und seelische Wohlbefinden.

## Nebenschilddrüsen

Eng mit der Schilddrüse verbunden, aber funktionell eigenständig sind die winzigen Nebenschilddrüsen, die das *Parathormon* bilden. Dieses Hormon ist entscheidend für die Regulation des Kalzium- und Phosphathaushalts – also für stabile Knochen, gesunde Muskeln und funktionierende Nerven. Im Zusammenspiel mit dem Schilddrüsenhormon Calcitonin entsteht ein fein aufeinander abgestimmtes Kalziumgleichgewicht im Körper.

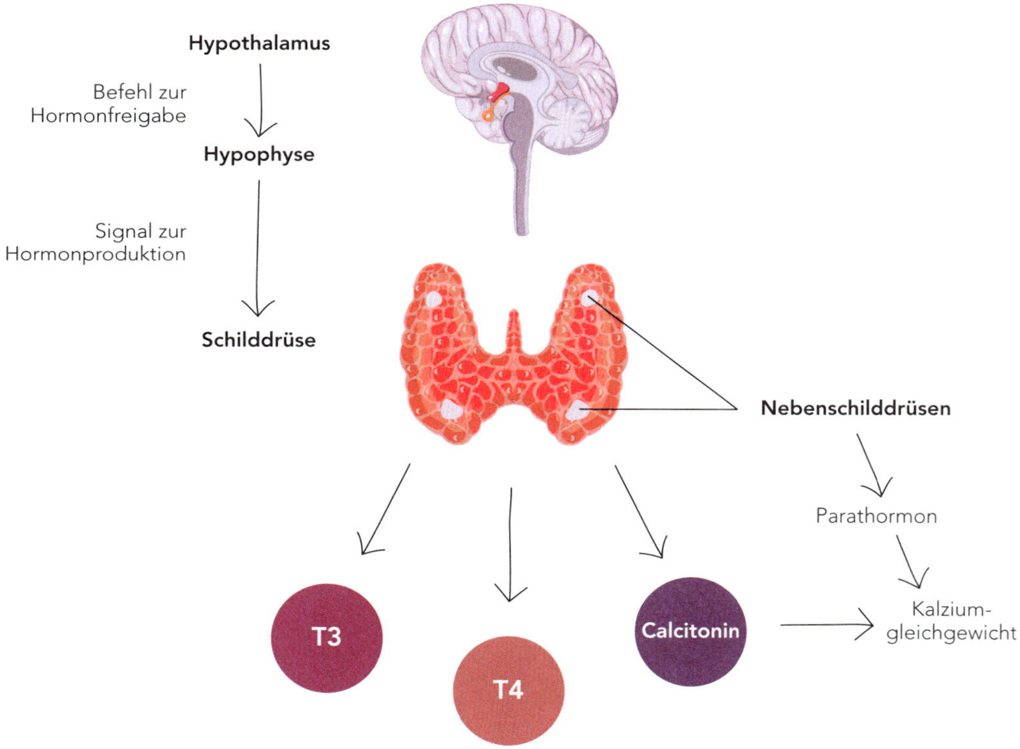


*Abläufe der Schilddrüsenhormon-Produktion, ihre Wirkung im Körper und das Zusammenspiel mit den Nebenschilddrüsen.*

## Nebennieren

Direkt oberhalb der Nieren sitzen – wie zwei kleine Häufchen – die Nebennieren. Gemeinsam wiegen sie nur etwa zehn Gramm, sind aber hormonell unglaublich aktiv. Sie produzieren eine Vielzahl von Hormonen, die im Körper zentrale Aufgaben übernehmen. Die wohl bekanntesten sind *Adrenalin* und *Cortisol*, die vor allem in Stresssituationen eine wichtige Rolle spielen. Sie bereiten den Körper auf Kampf oder Flucht vor, erhöhen unter anderem den Blutzuckerspiegel und beeinflussen Herzschlag, Atmung und Aufmerksamkeit. Cortisol wird über Signale aus dem Gehirn gesteuert, Adrenalin über das Nervensystem. Außerdem werden in den Nebennieren Hormone produziert, die einen großen Einfluss auf den Mineral- und Wasserhaushalt im Blut sowie auf den Blutdruck haben. Aber das ist noch nicht alles. Sogar Sexualhormone entstehen hier: sogenannte *Androgene*, die der Körper bei Bedarf in Testosteron oder Östrogen umwandeln kann.

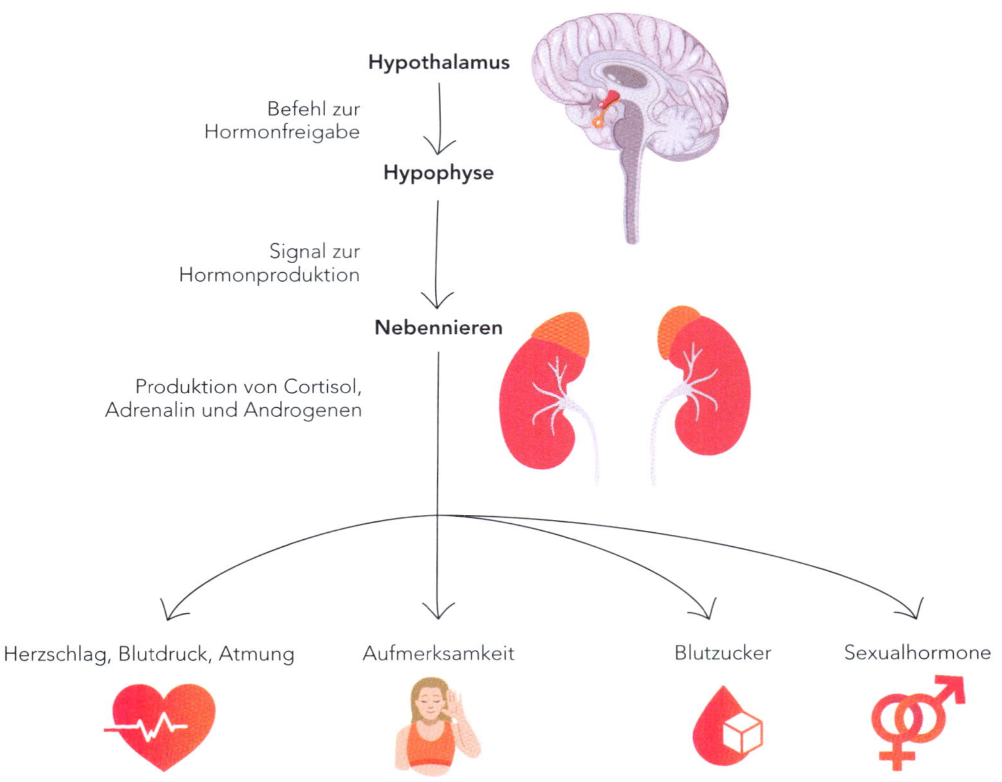


*Kleine Organe, große Wirkung: Die Nebennierenhormone beeinflussen diverse Körperfunktionen wie Stressantwort und Blutdruck.*

## Bauchspeicheldrüse

Die Bauchspeicheldrüse liegt im linken Oberbauch, hinter dem Magen. Sie ist 15 bis 20 Zentimeter lang und hat eine flache, längliche Form. Zwei Hauptfunktionen erfüllt dieses Organ: Verdauungsunterstützung und Blutzuckerregulation. Täglich produziert sie ganze 1 bis 1,5 Liter Verdauungssaft, der in den Dünndarm geleitet wird. Dieser Saft beinhaltet wichtige Verdauungsenzyme, die Fette, Proteine und Kohlenhydrate spalten, damit der Körper sie verwerten und aufnehmen kann. Außerdem produziert die Bauchspeicheldrüse die Hormone *Insulin* und *Glukagon*, die den Blutzuckerspiegel regulieren und somit eine zentrale Rolle im Energiestoffwechsel spielen.

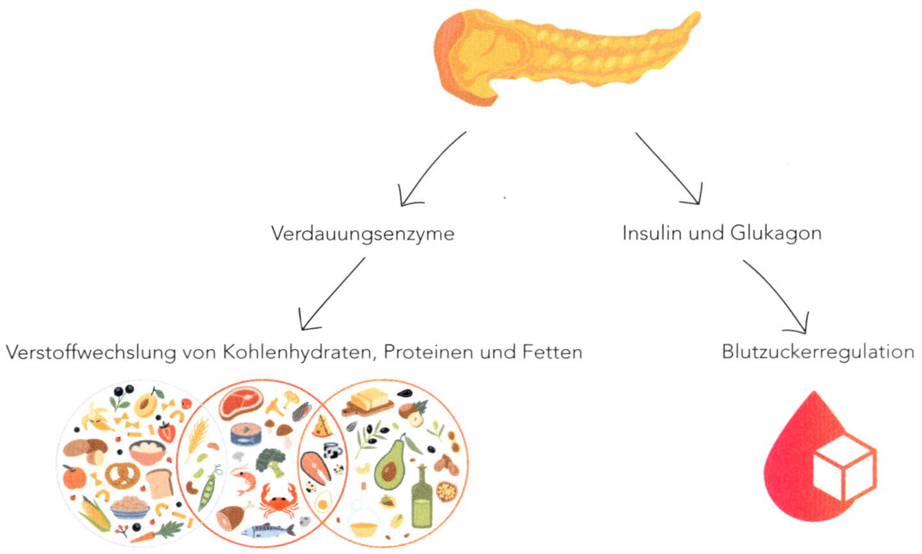


*Die Bauchspeicheldrüse hilft bei der Verdauung und sorgt mit ihren Hormonen dafür, dass der Blutzucker im Gleichgewicht bleibt.*

## Eierstöcke und Hoden

Bei Frauen liegen die Eierstöcke rechts und links im Unterbauch, jeweils seitlich neben der Gebärmutter. Sie sind etwa so groß wie kleine Pflaumen. In den fruchtbaren Jahren – also zwischen der Pubertät und den Wechseljahren – produzieren sie die Hormone Östrogen, Progesteron und in geringeren Mengen auch Testosteron. Diese Hormone steuern den Menstruationszyklus und sorgen dafür, dass regelmäßig Eizellen heranreifen. Etwa einmal im Monat kommt es dabei zum Eisprung: Eine Eizelle wird freigesetzt, vom Eileiter aufgenommen und wartet dort auf eine mögliche Befruchtung. Bleibt diese aus, wird die Eizelle vom Körper wieder abgebaut.

Beim Mann liegen die Hoden außerhalb des Körpers, gut geschützt im Hodensack unterhalb des Penis. Auch sie sind Hormondrüsen: Sie produzieren vor allem Testosteron, daneben auch geringe Mengen an Östrogen und Progesteron. Außerdem entstehen hier die Spermien.

Sowohl für den weiblichen als auch den männlichen Körper spielen diese Hormone eine wichtige Rolle – für Fruchtbarkeit, sexuelle Entwicklung und körperliche Reifung.

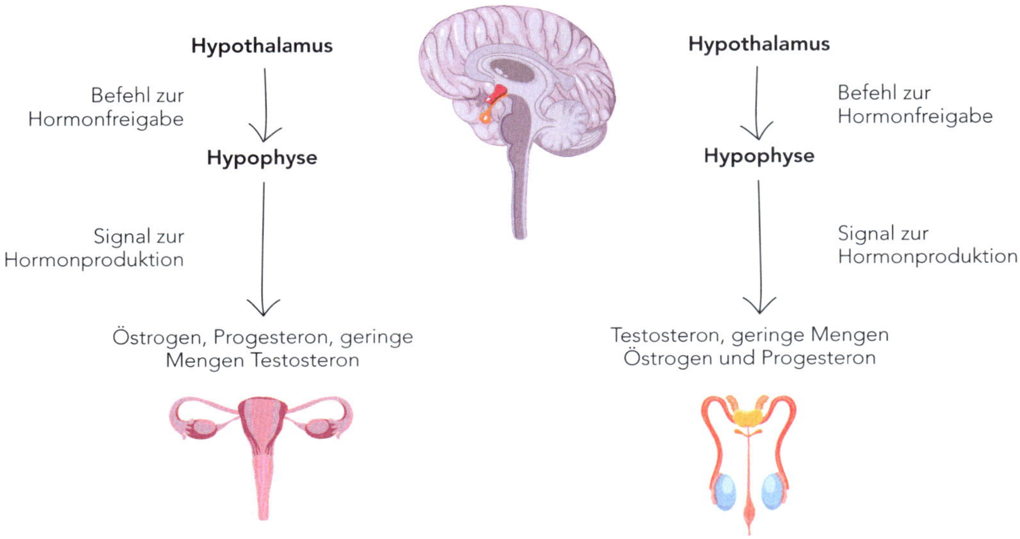


*Gesteuert durch Hypothalamus und Hypophyse produzieren Eierstöcke und Hoden Sexualhormone, die Fortpflanzung und Entwicklung beeinflussen.*

# HORMONE STEUERN ALLES

Das Hormonsystem steuert diverse Vorgänge im Körper – oft ganz unbemerkt. Es sorgt dafür, dass wichtige Abläufe im Gleichgewicht bleiben, zum Beispiel der Energiehaushalt oder der Menstruationszyklus. Dieses innere Gleichgewicht wird auch als Homöostase bezeichnet. Hormone wirken dabei auf fast alle Organe und Funktionen im Körper. Besonders wichtig ist ihr Einfluss in den folgenden Bereichen.

## Wachstum und Entwicklung

Vom Kleinkind- bis ins Erwachsenenalter steuert das Hormonsystem viele wichtige Entwicklungsschritte im Körper. Es beeinflusst, wie unsere Knochen wachsen, wie sich Muskeln und Gewebe aufbauen und wie sich der Stoffwechsel anpasst. Gelenkt wird dieser Prozess vor allem vom Hypothalamus und von der Hypophyse. Sie sorgen dafür, dass zum richtigen Zeitpunkt die passenden Hormone ausgeschüttet werden. Besonders in der Kindheit und Jugend spielt das Wachstumshormon *(Somatotropin)* eine zentrale Rolle: Es regt das Längenwachstum der Knochen an, fördert den Muskelaufbau, unterstützt die Wundheilung und hat sogar Einfluss auf den Blutzuckerspiegel und den Fettstoffwechsel.

Auch andere Hormone wirken mit: Die Schilddrüsenhormone sind wichtig für den Stoffwechsel und die geistige Entwicklung. In der Pubertät sorgen die Geschlechtshormone für die Ausbildung der Geschlechtsorgane und die typischen körperlichen Veränderungen. Nicht zuletzt spielen auch Cortisol (unser Stress- und Aktivitätshormon aus den Nebennieren) und Insulin (aus der Bauchspeicheldrüse) eine wichtige Rolle für Wachstum und Reifung.

## Stoffwechsel

Eine zentrale Rolle spielt unser Hormonsystem auch im Stoffwechsel – einem entscheidenden Faktor für unser Wohlbefinden. Nur wenn er gut funktioniert, können unsere Zellen richtig arbeiten. Unter dem Begriff Stoffwechsel, auch *Metabolismus* genannt, versteht man alle Vorgänge der Nahrungs- und Nährstoffverarbeitung, ihrer Umwandlung und Nutzung. Dazu zählen der Aufbau und Abbau von Körperstrukturen, die Energiegewinnung sowie der Abbau und die Ausscheidung von Stoffwechselendprodukten und Schadstoffen.

Vor allem Hormone steuern unseren Metabolismus. Insulin, das nach Mahlzeiten von der Bauchspeicheldrüse ausgeschüttet wird, ist dabei besonders wichtig. Nach dem Essen wird die Nahrung in kleinste Bestandteile zerlegt, die über das Blut zu den Zellen gelangen. Dort werden sie weiterverarbeitet – etwa für den Gewebeaufbau oder zur Energiegewinnung, die wir zum Atmen, Bewegen und Denken brauchen. Auch Schilddrüsenhormone beeinflussen den Stoffwechsel maßgeblich, indem sie bestimmen, wie viel Energie der Körper verbraucht. Und auch Stresshormone wie Adrenalin oder Cortisol greifen regulierend ein – besonders in Belastungssituationen. Damit all diese Prozesse harmonisch ablaufen, ist eine feine hormonelle Balance im Körper entscheidend.

## Stimmung und Verhalten

Dass Hormone unsere Stimmung und unser Verhalten beeinflussen, haben wir vermutlich alle schon erlebt. An das Chaos der eigenen Pubertät erinnern sich die wenigsten – dafür können die Eltern oft umso lebendiger davon berichten, oder man erlebt es bei den eigenen Kindern hautnah mit. Auch im Verlauf des weiblichen Zyklus oder während der weiblichen und männlichen Wechseljahre kann sich die Stimmung hormonell bedingt deutlich verändern. Vielleicht kennst du solche Schwankungen von dir selbst – oder von Menschen in deinem Umfeld.

Ein regelrechter Hormoncocktail wird nicht nur in der Pubertät freigesetzt, sondern auch in anderen emotional geprägten Situationen, beispielsweise wenn wir verliebt sind, einen Schreckmoment erleben oder unter Stress stehen. Sexualhormone spielen dabei eine Rolle – ebenso wie sogenannte Glücks- und Wohlfühlhormone wie *Dopamin*, *Serotonin* und *Oxytocin*. Auch Schilddrüsen- und Stresshormone beeinflussen, wie wir fühlen, denken und handeln. Gerät das fein abgestimmte Hormonsystem aus dem Gleichgewicht, kann sich das in Ängsten, Reizbarkeit, Nervosität oder sogar Depressionen äußern – und unser Verhalten maßgeblich verändern.

## Fortpflanzung

Natürlich spielt unser Hormonsystem auch in Sachen Fortpflanzung eine wichtige Rolle. Die Sexualhormone Östrogen, Progesteron und Testosteron sind entscheidend für die sexuelle Entwicklung und die Fortpflanzung. Sie sorgen für einen gesunden, regelhaften Menstruationszyklus bei Frauen und damit die Möglichkeit, schwanger zu werden. Und sie beeinflussen die Spermienproduktion und -qualität bei Männern. Doch auch beim Thema Fortpflanzung steckt ein komplexes Zusammenspiel unterschiedlicher Hormone hinter dem funktionierenden Prozess. So beeinflussen auch Schilddrüsen- und Stresshormone, ob wir schwanger werden beziehungsweise ein Kind zeugen können oder nicht. Ein Zuviel oder Zuwenig dieser Hormone wirkt auf den Menstruationszyklus und die Fruchtbarkeit. Ganzheitliche Balance ist auch hier wieder das Stichwort.

## Immunfunktion und Stressreaktionen

Wie gut unser Immunsystem arbeitet und wie viel Stress wir empfinden, hängt eng zusammen – und wird von verschiedenen Hormonen beeinflusst, die sowohl unsere Abwehrkräfte als auch die Stressreaktion regulieren. In akuten Stresssituationen wird Adrenalin ausgeschüttet: Die Extremitäten werden besser durchblutet, der Puls steigt, die Atmung beschleunigt sich und die Pupillen weiten sich. Der Körper schaltet in den Kampf- oder Fluchtmodus – eine uralte Überlebensreaktion. Dauert der Stress an, produzieren die Nebennieren vermehrt Cortisol. Dieses Hormon macht uns kurzfristig leistungsfähig, stellt Energie bereit, indem es den Blutzuckerspiegel erhöht, und hemmt Entzündungsreaktionen. Deshalb werden viele Menschen erst dann krank, wenn die stressige Phase vorbei ist. Hält die Belastung jedoch dauerhaft an (chronischer Stress), kehrt sich die Wirkung um: Ein dauerhaft erhöhter Cortisolspiegel schwächt das Immunsystem, macht den Körper anfälliger für Infekte und verlangsamt die Wundheilung. Langfristig können so ernsthafte gesundheitliche Probleme entstehen.

Auch andere Hormone – etwa Schilddrüsen- und Sexualhormone – beeinflussen unsere Abwehr. Das zeigt sich anschaulich im weiblichen Zyklus: In der zweiten Zyklushälfte nach dem Eisprung ist das Immunsystem leicht herunterreguliert, vermutlich um eine Abstoßung eines befruchteten Eis zu verhindern. Bei einigen Frauen kann die Infektanfälligkeit in dieser Phase dadurch etwas erhöht sein.

## Blutdruck und Wasserhaushalt

Auch Blutdruck und Wasserhaushalt werden im Körper größtenteils von Hormonen gesteuert und beeinflusst. Es gibt bestimmte Hormone, die den Flüssigkeits- und Elektrolythaushalt nach feinen Mechanismen regulieren und so das Blutvolumen und damit auch den Blutdruck stetig anpassen. Dieses empfindliche Zusammenspiel im Salz- und Wasserhauthalt ist für den Körper lebenswichtig und sorgt dafür, dass er nicht austrocknet oder überlastet wird. Ein Ungleichgewicht dieser Hormone kann zu Bluthochdruck oder Dehydrierung führen.

Unser Hormonsystem wäre aber nicht unser Hormonsystem, wenn nicht noch weitere Komponenten ihren Einfluss geltend machen könnten. Auch die Stress-, Sexual- und Schilddrüsenhormone beeinflussen den Blutdruck. Vor allem in Stresssituationen wirken Adrenalin und Cortisol blutdrucksteigernd. Adrenalin kickt eher in akuten Stress- oder Schreckmomenten rein, damit der Körper sofort leistungsbereit ist. Ständig erhöhte Cortisolspiegel dagegen sorgen eher dafür, dass der Blutdruck dauerhaft ansteigt. Während auch hohe Testosteronwerte zu einem Ansteigen des Blutdrucks führen können, hat Östrogen eine blutdrucksenkende Wirkung. Das erklärt, warum Frauen im Vergleich zu Männern vor den Wechseljahren häufig einen niedrigeren Blutdruck haben. Mit sinkendem Östrogenspiegel im Verlauf der Wechseljahre und danach haben Frauen allerdings ein höheres Risiko für Bluthochdruck. Die Schilddrüsenfunktion beeinflusst ebenfalls die Blutdruckwerte. Eine Überfunktion bringt den Stoffwechsel auf Hochtouren: Das Herz schlägt schneller und die Gefäße weiten sich – was zu einem erhöhten oberen Wert des Blutdrucks und zu einem niedrigeren unteren Wert führen kann. Eine Unterfunktion steigert eher den unteren Blutdruckwert, der Stoffwechsel ist träge, der Herzschlag verlangsamt und die Blutgefäße werden enger.

Ohne Hormone geht es nicht. Das fein aufeinander abgestimmte Hormonorchester ist unverzichtbar für unser Wohlbefinden und die Funktionsfähigkeit unseres Körpers. Es steuert nahezu alle Funktionen und trägt maßgeblich zur Aufrechterhaltung des Gleichgewichts in den Körpersystemen bei. Balance ist entscheidend, um gesund und fit zu bleiben, während – wie du vermutlich bereits erahnen kannst – ein hormonelles Ungleichgewicht eine Vielzahl von gesundheitlichen Problemen mit sich bringen kann.

## Endokrine Drüsen und ihre Hormone

Wie gesagt – ohne Hormone geht es nicht. Hormone werden in den unterschiedlichen endokrinen Drüsen produziert. Hier eine Auflistung der wichtigsten endokrinen Drüsen auf einen Blick:

- **Hypothalamus:** Dieser Teil des Gehirns, der Dirigent des Hormonsystems, steuert die Freisetzung von Hormonen aus der Hypophyse und reguliert diverse Körperfunktionen, darunter Temperatur, Hunger und Durst.
- **Hypophyse:** Über den Hypophysenstiel ist sie mit dem Hypothalamus verbunden, aber dennoch ein eigenständiges endokrines Organ, das aufgrund der Hormonfreisetzung aus dem Hypothalamus Hormone abgibt und so andere Hormondrüsen wie Schilddrüse, Nebennieren, Eierstöcke und Hoden zur Hormonproduktion anregt.
- **Zirbeldrüse:** Im Zwischenhirn sitzend gibt sie unseren Tag-Nacht-Rhythmus vor. Sie produziert aus Serotonin das Schlafhormon Melatonin und hat damit einen entscheidenden Einfluss auf Schlafqualität und Regeneration.
- **Schilddrüse:** Schmetterlingsförmig mit Sitz an der Vorderseite des Halses produziert sie die Schilddrüsenhormone Thyroxin (T4) und Triiodthyronin (T3), die maßgeblich den Stoffwechsel regulieren, und beeinflusst Wachstum, Entwicklung und das Herz-Kreislauf-System.
- **Nebennieren:** Wie kleine Häufchen auf den Nieren sitzend produzieren sie unter anderem Adrenalin und Cortisol – beides Stresshormone – sowie Androgene, also männliche Sexualhormone, die aber auch bei Frauen eine wichtige Rolle spielen.
- **Bauchspeicheldrüse:** Sie befindet sich im linken Oberbauch und produziert Insulin und Glukagon, die den Blutzuckerspiegel regulieren. Außerdem stellt sie Verdauungsenzyme her, die unverzichtbar für den Körper sind, um Fette, Proteine und Kohlenhydrate aufzunehmen.
- **Eierstöcke und Hoden:** Sie produzieren Sexualhormone wie Östrogen, Progesteron und Testosteron, die nicht nur bei der Fortpflanzung und der Entwicklung typischer Geschlechtsmerkmale eine Rolle spielen, sondern auch viele andere wichtige Aufgaben im Körper übernehmen.

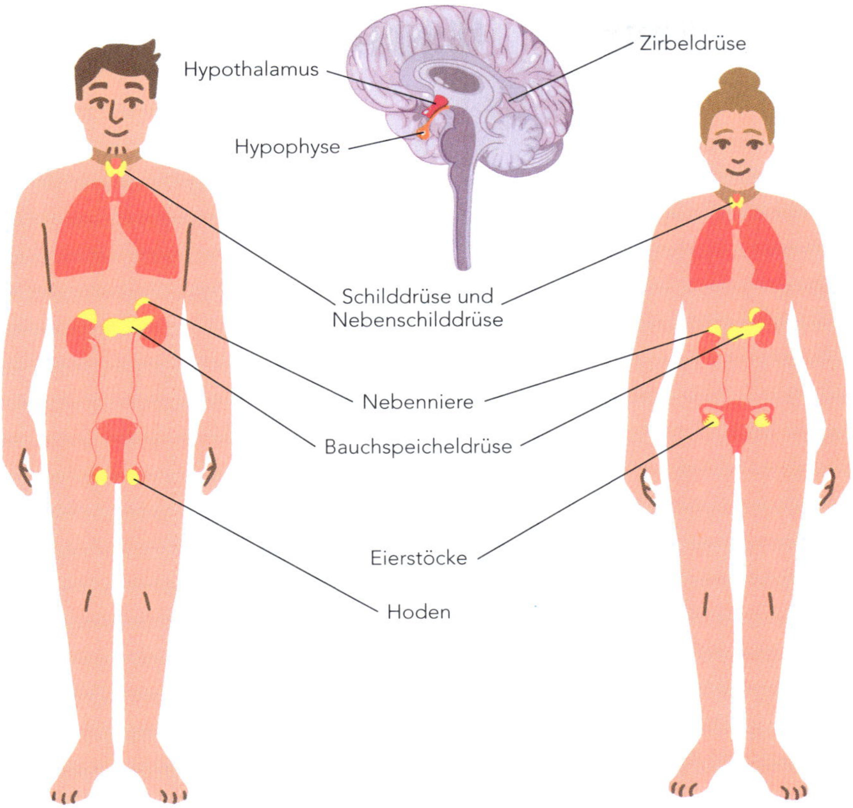


*Sitz der hormonproduzierenden Drüsen im männlichen und im weiblichen Körper.*

### • BALANCE-BOX •

Den ersten theoretischen Teil hast du geschafft. Super. Vielleicht magst du deinem Kopf und deinem Körper eine kurze Pause schenken: Schließe dafür deine Augen, atme durch die Nase in den Bauch ein, lass den Bauch dabei ganz locker und atme durch die leicht gespitzten Lippen über den Mund wieder aus. Wiederhole das noch ein- bis zweimal und öffne dann wieder deine Augen.

Spürst du den feinen Unterschied? Sehr gut. Diese einfache Routine unterstützt deinen Körper dabei, sich zwischendurch zu entspannen. Du kannst sie gern öfter in deinen Alltag integrieren.

# WICHTIGE HORMONE UND IHRE WIRKWEISEN IM KÖRPER

Du weißt bereits, dass Hormone zahlreiche Abläufe im Körper steuern und beeinflussen und wie wichtig sie für diverse Körperfunktionen sind. Obwohl sie meist in sehr geringen Mengen ausgeschüttet werden, haben sie, wie im vorangegangenen Kapitel besprochen, weitreichende Auswirkungen auf Wachstum, Entwicklung, Stoffwechsel, Stimmung, Verhalten, Fortpflanzung, Immunsystem, Stressempfinden, Blutdruck und vieles mehr. Die verschiedenen Hormone haben nicht nur unterschiedliche Aufgaben im Körper, sie können auch unterschiedlich aufgebaut sein. Es gibt zum Beispiel fettlösliche Steroidhormone wie Cortisol, Testosteron und Östrogen, die aus Cholesterin hergestellt werden – weshalb gesunde Fette unter anderem auch so wichtig für uns sind. Außerdem gibt es wasserlösliche Hormone, die aus Aminosäuren produziert werden, etwa Insulin und Adrenalin. Wie diese Hormone wirken, hängt davon ab, wie sie zu der Zelle gelangen, an oder in der sie ihre Wirkung entfalten sollen: Fettlösliche Hormone können durch die Zellmembran in die Zelle eindringen und direkt im Zellkern wirken. Wasserlösliche Hormone hingegen binden an Rezeptoren auf der Zelloberfläche und lösen dadurch eine Reaktion im Inneren der Zelle aus.

## INSULIN: FETTSPEICHERHORMON

Insulin wird in der Bauchspeicheldrüse produziert und hilft, den Blutzuckerspiegel zu regulieren, indem es Zucker *(Glukose)*, der über die Nahrung ins Blut gelangt, in die Körperzellen schleust. Insulin wirkt dabei wie ein Schlüssel, der die Zellmembran für die Glukose öffnet. Es ist wichtig, dass dieser Mechanismus gut funktioniert, da die Zellen Zucker zur Energieproduktion benötigen. Zudem hat der Blutzuckerspiegel immense Auswirkungen auf unser Wohlbefinden und unser hormonelles Gleichgewicht.

Dass der Blutzuckerspiegel gewissen Schwankungen unterliegt, ist normal. Insbesondere dann, wenn wir kohlenhydratreich (zum Beispiel Brot, Pasta oder Kuchen) essen. Kohlenhydrate werden im Darm zu Glukose abgebaut. Von dort aus gelangt die

Glukose ins Blut und das Insulin schleust sie in die Zellen, wo sie als Energielieferant dient. Ein Zuviel an Glukose wird vom Körper als *Glykogen* (Speicherzucker) in Leber und Muskeln gespeichert. Auch dazu wird vom Körper Insulin benötigt. Der in der Leber gespeicherte Zucker wird dann zum Beispiel zwischen den Mahlzeiten und beim Sport genutzt. Der Körper kann allerdings nur bestimmte Mengen an Glykogen speichern. Zu viel Glukose wird in Fettsäuren umgewandelt und im Fettgewebe eingelagert. Nicht nur unsere Nahrung, sondern auch Bewegung, Stress und Schlaf wirken sich auf den Blutzucker und damit den Insulinspiegel aus. Insulin fördert die Fettspeicherung und blockiert den Fettabbau.

## GLUKAGON: BLUTZUCKERAUSGLEICH

Ist der Blutzuckerspiegel zu niedrig, kommt ein weiteres Hormon aus der Bauchspeicheldrüse zum Einsatz: Glukagon. Es sorgt dafür, dass der Blutzucker wieder steigt, indem es die Leber anregt, ihre gespeicherten Zuckervorräte in Glukose umzuwandeln und ins Blut abzugeben. Insulin und Glukagon sind stehts bemüht, den Blutzuckerspiegel konstant zu halten. Auch wenn der gesunde Körper über komplexe Mechanismen immer wieder ein Gleichgewicht herstellen kann, können wir ihn durch einen ausgewogenen Lebensstil dabei unterstützen. Das fördert unser Energielevel und unsere Leistungsbereitschaft im Alltag und beugt Krankheiten vor.

## ADRENALIN: WENN DIE ENERGIE REINKICKT

Spät dran? Ein kurzer Schreckmoment? Ein unangenehmer Anruf? Ein Aufreger im Straßenverkehr? In diesen Situationen wird von den Nebennieren Adrenalin ausgeschüttet, was unsere Leistungs-, Konzentrations- und Reaktionsfähigkeit erhöht. Die Adrenalinausschüttung sorgt auch für eine Steigerung der Herzfrequenz, des Blutdrucks, erhöht die Durchblutung in Armen und Beinen und regt die Energieproduktion an, indem sie die Freisetzung von Glukose (Zucker) aus der Leber fördert. Diese internen Abläufe lassen uns zum Beispiel zum Bus sprinten, wenn wir knapp dran sind, schenken uns einen laserscharfen Fokus in Prüfungen oder helfen uns, blitzschnell zu reagieren, wenn uns jemand vor das Auto oder das Fahrrad läuft.

Meist sind diese kurzzeitigen Schreckmomente schnell vorbei. Die Muskeln entspannen sich, die Atmung wird ruhiger und Herzschlag, Blutdruck sowie Blutzucker normalisieren sich. Es stellt sich in der Regel ein Gefühl der Entspannung ein. Der Körper kann sich nun wieder um Reparatur- und Regenerationsprozesse kümmern, Energie in die Nährstoffaufnahme, die Verdauung und die Fortpflanzung stecken. Hält die Stresssituation allerdings länger an, ist die Reaktion im Körper eine andere. Dazu mehr im nächsten Punkt.

## CORTISOL: AKTIVITÄT UND STRESS

Cortisol, unser Aktivitätshormon, wird ebenfalls in den Nebennieren gebildet und sorgt dafür, dass wir tagsüber ausreichend Energie haben, um unseren Alltag zu meistern. Die Cortisolausschüttung unterliegt dabei einem genauen Rhythmus. In einem gesunden Körper ist der Cortisolspiegel morgens zwischen 6:00 und 8:00 Uhr hoch – er lässt uns energiegeladen in den Tag starten. Im Laufe des Tages flacht der Cortisolspiegel mit leichten Schwankungen natürlicherweise immer weiter ab. Abends sollte der Spiegel niedrig sein, sodass unser Schlafhormon Melatonin ausgeschüttet werden kann und wir müde werden. Cortisol ist ein superwichtiges Hormon in unserem System und steht in der Hormonhierarchie gemeinsam mit Insulin ganz oben. Es regelt nicht nur unser Energie- und Aktivitätslevel und hilft bei der Fett-, Protein- und Kohlenhydratverwertung, sondern steht uns auch in Phasen mit erhöhtem Stresspensum eng zur Seite. Nicht umsonst ist es als Stresshormon bekannt.

Für unsere Vorvorvorfahren waren insbesondere Hungersnöte länger anhaltende Stressphasen und Cortisol hat in diesen schwierigen Zeiten das Überleben gesichert – durch schlaue Mechanismen, die bis heute zum Einsatz kommen. Hält Stress über einen längeren Zeitraum an, reguliert der Körper alle nicht lebenswichtigen Vorgänge runter, um Energie zu sparen. Dazu zählen Körperfunktionen wie die Stoffwechselaktivität und die Sexualhormonproduktion. Außerdem werden Muskeln, die ja viel Energie verbrauchen, abgebaut und als Brennmaterial für die Energiegewinnung genutzt. Zudem lässt Dauerstress Blutzucker- und Insulinspiegel steigen und fördert die Fetteinlagerung.

Auch wenn Stress in der westlichen Welt heute selten eine Hungersnot bedeutet, sondern eher Termindruck, Umweltgifte, Trenddiäten oder ständige Erreichbarkeit, verhält sich der Körper noch genauso wie bei unseren Urahnen und fährt dieses Überlebensprogramm ab. Aber keine Sorge: Stress ist per se erst mal nicht schlimm für den Körper. Im Gegenteil, er kann mit Stress umgehen, und Cortisol spielt eine wichtige Rolle bei der Bewältigung. Es geht wie immer um die Dosis, und wenn es zu viel wird beziehungsweise der Stress über einen längeren Zeitraum anhält und der Cortisolspiegel aus seinem natürlichen Rhythmus bricht, kippen auch viele andere Abläufe im System. Ausführlicher gehe ich in Kapitel 2 ab Seite 75 auf das Thema Dauerstress ein.

## SCHILDDRÜSENHORMONE

Unsere Schilddrüse hat eine zentrale Aufgabe: Sie reguliert die Energieproduktion in jeder Körperzelle. Dabei steuert sie den Grundumsatz und beeinflusst viele wichtige Körperfunktionen – vom Körpergewicht und der Temperatur über Verdauung bis hin zur Fruchtbarkeit. Auch Zellwachstum, Knochen, Haut, Haare und Nägel sowie Stimmung, Leistungsfähigkeit und Konzentration hängen von ihr ab. Die Schilddrüse produziert dafür die Hormone T3 (Triiodthyronin) und T4 (Thyroxin). Diese steuern den Energieverbrauch in den Zellen. Damit die Schilddrüse T3 und T4 herstellen kann, braucht sie das lebenswichtige Spurenelement Jod. Da der Körper Jod nicht selbst produzieren kann und es nur begrenzt speichert, müssen wir es regelmäßig über die Nahrung aufnehmen. Die Deutsche Gesellschaft für Ernährung empfiehlt dafür etwa 150 bis 200 Mikrogramm pro Tag.

Neben Jod benötigt die Schilddrüse weitere Enzyme und Co-Faktoren. Besonders wichtig sind auch Leber- und Darmgesundheit, denn: T4 wird in das aktive Hormon T3 umgewandelt, und das passiert zu einem großen Teil in der Leber und unter anderem auch im Darm – vorausgesetzt, die Organe sind gesund. Außerdem benötigt der Körper für diese Umwandlung das Spurenelement Selen.

Viele Frauen sind von einer Schilddrüsenunterfunktion betroffen – oft auch durch die Autoimmunerkrankung Hashimoto-Thyreoiditis. Die Ursachen dafür sind vielfältig: Stress, Progesteronmangel, hormonelle Verhütungsmittel, Diäten und Fasten sowie Mikronährstoffmängel können eine Rolle spielen. Auch stille Entzündungen belasten die Schilddrüsenfunktion (mehr dazu auf Seite 55).

# FEHLFUNKTIONEN DER SCHILDDRÜSE

Von einer **Schilddrüsenunterfunktion** *(Hypothyreose)* spricht man, wenn die Schilddrüse nicht ausreichend Schilddrüsenhormone produziert. Typische Beschwerden sind:

- Müdigkeit
- Erschöpfung
- Gewichtzunahme ohne Veränderung der Gewohnheiten
- Verstopfung
- Kälteempfindlichkeit
- Antriebslosigkeit
- depressive Verstimmungen
- Konzentrationsschwierigkeiten
- dünner werdendes Haar und brüchige Nägel
- niedriger Blutdruck
- Veränderungen im weiblichen Zyklus
- Muskelschwäche

Eine häufige Ursache für eine Schilddrüsenunterfunktion ist die Autoimmunerkrankung Hashimoto-Thyreoiditis, bei der das Immunsystem das Schilddrüsengewebe angreift. Aber auch ein Mangel an Jod und Selen kann die Schilddrüse beeinträchtigen: Jod ist für die Produktion der Hormone unverzichtbar, während Selen die Umwandlung des Speicherhormons T4 in das aktive Hormon T3 unterstützt. Weitere Ursachen für eine Schilddrüsenunterfunktion können Schilddrüsenoperationen, bestimmte Medikamente oder angeborene Erkrankungen sein. Eine frühzeitige Diagnose, fachärztliche Begleitung, Ursachenforschung und infolgedessen auch eine Anpassung des Lebensstils im Hinblick auf Ernährung, Stressmanagement und Bewegung sind wichtig, um Symptome zu mildern und auch um das allgemeine hormonelle Gleichgewicht im Körper zu wahren.

Von einer **Schilddrüsenüberfunktion** *(Hyperthyreose)* spricht man, wenn die Schilddrüse zu viele Hormone produziert. Typische Beschwerden sind:

- Unruhe und Nervosität
- Reizbarkeit
- Schwitzen und Wärmeempfindlichkeit
- Herzrasen und schneller Puls, auch in Ruhe
- Gewichtsverlust ohne Veränderung der Gewohnheiten
- Durchfall oder vermehrter Stuhlgang
- Schlafprobleme
- hoher Blutdruck
- dünner werdendes Haar
- Muskelschwäche
- Veränderungen im weiblichen Zyklus
- hervorstehende Augen

Ursache für eine Schilddrüsenüberfunktion ist häufig die Autoimmunerkrankung Morbus Basedow, bei der Antikörper die Schilddrüse zu einer übermäßigen Produktion von Schilddrüsenhormonen anregen. Auch hormonproduzierende Schilddrüsenknoten, Entzündungen der Schilddrüse und eine Überdosierung von Schilddrüsenhormonen können Gründe sein. Eine Überfunktion sollte frühzeitig unter ärztlicher Aufsicht behandelt werden, da sie sonst ernsthafte gesundheitliche Folgen haben kann.

Das Neustartprogramm für Hormone in Kapitel 5 unterstützt das Hormonsystem ganzheitlich – und fördert so auch die Gesundheit der Schilddrüse. Je nach Ausprägung der Unter- oder Überfunktion und der individuellen Symptomatik kann zudem ein spezielles Ernährungsprogramm sinnvoll sein. Dafür lohnt es sich, eine auf Schilddrüsenerkrankungen spezialisierte Praxis oder Beratung aufzusuchen.

# TESTOSTERON

Testosteron ist vor allem bekannt als das wichtigste männliche Sexualhormon. Doch auch für Frauen hat das Steroidhormon eine wichtige Bedeutung. Zwar ist ein ausgewogener weiblicher Testosteronspiegel niedriger als bei Männern, aber dennoch wichtig, damit Frauen sich rundum wohl fühlen. Testosteron beeinflusst Muskelaufbau, Libido, Energie, Stimmung und viele weitere Körperfunktionen. Es ist verantwortlich für die Entwicklung männlicher Geschlechtsmerkmale und wird hauptsächlich in den Hoden und in geringeren Mengen in den Eierstöcken produziert. Der Testosteronspiegel sollte sowohl bei Frauen als auch bei Männern in einem guten Verhältnis zu Östrogen und Progesteron stehen. Tut er das nicht, bekommen wir Probleme. Eine Störung des Testosteronhaushalts kann verschiedene Ursachen haben und zu unterschiedlichen Symptomen führen.

## Männer und Testosteronbalance

Ein zu hoher Testosteronspiegel kommt bei Männern in der Regel nicht natürlich vor. Er ist tendenziell bedingt durch den Missbrauch von Anabolika. Auch Tumorgeschehen in Hoden oder Nebennieren oder eine entsprechende genetische Veranlagung können Gründe sein. Symptome zeigen sich in Reizbarkeit, Aggressivität, Akne, Haarausfall, Herz-Kreislauf-Erkrankungen und Unfruchtbarkeit.

Die Ursachen für einen niedrigen Testosteronspiegel sind etwas vielfältiger. Mit zunehmendem Alter nimmt die Produktion natürlicherweise ab. Auch ein ungesunder Lebensstil – wie schlechte Ernährung, Schlafmangel, übermäßiger Alkoholkonsum, dauerhafter Stress und Bewegungsmangel – kann den Spiegel senken. Zudem können bestimmte Medikamente, Übergewicht sowie Erkrankungen der Hoden oder Störungen im Hypothalamus und in der Hypophyse eine Rolle spielen. Typische Symptome sind hier verminderte Libido, Erektionsprobleme, Müdigkeit, Antriebslosigkeit, Muskelabbau, Gewichtszunahme, Konzentrationsschwierigkeiten und depressive Verstimmungen.

## Frauen und Testosteronbalance

Ein erhöhter Testosteronspiegel bei Frauen zeigt sich oft durch Symptome wie Haarausfall, Akne oder ein männliches Behaarungsmuster *(Hirsutismus)*. Die Ursachen dafür sind vielfältig: Genetische Veranlagung, Lebensstilfaktoren wie Stress und Ernährung sowie hormonelle Verhütungsmittel oder Umwelthormone können eine Rolle spielen. Auch das *Polyzystische Ovarialsyndrom* (PCOS), eine häufige Hormonstörung bei Frauen, ist oft mit einem erhöhten Testosteronspiegel verbunden. Mehr dazu findest du auf Seite 44.

### Ein differenzierterer Blick

Manchmal gibt es Anzeichen eines Testosteronüberschusses, während die Werte auf den ersten Blick okay zu sein scheinen. In so einem Fall ist es ratsam, auch den DHT-Wert *(Dihydrotestosteron)* überprüfen zu lassen. Denn hohe Androgenspiegel müssen nicht immer von einem hohen Testosteronwert ausgehen. DHT ist ein Testosteron-Abkömmling und wird von einem Enzym aus Testosteron gebaut. Das Hormon DHT wirkt an den Androgenrezeptoren etwa zwei- bis dreimal so stark wie Testosteron, was die oben genannten Symptome möglicherweise stärker auftreten lässt, als es der Testosteronwert erwarten lässt.

Haben Frauen hingegen einen Testosteronmangel, können die Anzeichen Müdigkeit, Erschöpfung, Kraftlosigkeit, depressive Verstimmungen und verstärktes Angstempfinden sein. Durch die hormonelle Schieflage kommt es zu Libidoverlust und Muskelabbau sowie einer Zunahme des Körperfettanteils. Langfristig steigt das Risiko für Osteoporose (verminderte Knochendichte). Häufige Ursachen für einen Testosteronmangel sind unter anderem Stress, hormonelle Verhütungsmittel, das Nachlassen der Eierstockfunktion – etwa während der Wechseljahre oder durch Krankheiten – sowie Nährstoffmängel oder ein hoher Körperfettanteil.

## ÖSTROGEN

Das wohl bekannteste Sexualhormon der Frauen ist Östrogen. Es gehört ebenfalls zu den Steroidhormonen. Es gibt drei Hauptarten, auf die ich gleich noch kurz eingehen werde. Der Einfachheit halber spreche ich im Folgenden aber nur von Östrogen. Es ist verantwortlich für die Entwicklung weiblicher Geschlechtsmerkmale, wird bei Frauen hauptsächlich in den Eierstöcken und bei Männern in geringeren Mengen in den Hoden produziert. Zusätzlich kann Östrogen im Fettgewebe und aus in den Nebennieren produzierten Androgenen gebildet werden. Es reguliert den weiblichen Zyklus und beeinflusst Knochenstärke und Fettverteilung. Die Hormonproduktion in den Eierstöcken wird durch das follikelstimulierende Hormon (FSH) und das luteinisierende Hormon (LH), die in der Hypophyse gebildet werden, geregelt. Auf die genaue Funktion dieser beiden Hormone im Zyklus werde ich später noch genauer eingehen (Seite 62).

Die drei Hauptöstrogenarten:

- **Östradiol** ist das wichtigste und aktivste weibliche Geschlechtshormon. Es sorgt in der Pubertät für das Wachstum der Brustdrüsen und fördert in jedem Zyklus den Aufbau der Gebärmutterschleimhaut. Außerdem spielt es eine zentrale Rolle bei der Erhaltung der Knochendichte. Produziert wird es hauptsächlich in den Eierstöcken.
- **Östron** unterliegt keinen zyklischen Schwankungen und dominiert im weiblichen Körper nach den Wechseljahren. Es wird ebenfalls in den Eierstöcken sowie durch das Enzym Aromatase im Fettgewebe gebildet. Bei Übergewicht können erhöhte Östronwerte auftreten.
- **Östriol** ist ein Stoffwechselprodukt von Östradiol und Östron. Es ist wichtig für die Schleimhäute und dient außerdem als Indikator für eine erfolgreiche Schwangerschaft.

Auch bei Männern kommen alle Östrogene vor, allerdings in deutlich geringeren Mengen. Primär spielt Östradiol eine Rolle im männlichen Hormonhaushalt. Falls du in einem Laborbericht die Bezeichnungen Estradiol, Estron oder Estriol liest: Das sind die in der Fachliteratur gängigen Schreibweisen.

## Frauen und Östrogenbalance

Die Östrogenspiegel schwanken also je nach Lebensphase und natürlich auch innerhalb des Menstruationszyklus. Östrogen sorgt wie bereits erwähnt in der Pubertät für die weiblichen Rundungen und die Entwicklung der Brüste. Es ist wichtig für intakte Schleimhäute und steuert zusammen mit Testosteron auch die Libido. Östrogen hält die Haut elastisch und spielt eine Rolle im Fett- und Knochenstoffwechsel. Ohne Östrogen kein Eisprung und auch keine Schwangerschaft. Im Verlauf der Wechseljahre sinkt der Östrogenspiegel unter teilweise starken Schwankungen immer mehr ab, bis er sich auf einem niedrigen Niveau einpendelt.

## Östrogendominanz

Es gibt zwei Arten von Östrogendominanz: die absolute und die relative. Bei einer absoluten Östrogendominanz sind die Östrogenwerte erhöht, zum Beispiel bedingt durch Übergewicht, Hormontherapie oder Umweltgifte. Bei einer relativen Östrogendominanz liegt ein Progesteronmangel vor. In beiden Fällen ist Östrogen im Verhältnis zum Progesteron erhöht. Bei der relativen Östrogendominanz kommen noch die Symptome eines Progesteronmangels dazu (Seite 42). Östrogendominanz ist eine häufige Ursache für viele Wechseljahresbeschwerden und auch für prämenstruelle Symptome. Typische Anzeichen für einen absolut oder relativ erhöhten Östrogenspiegel sind: Reizbarkeit, weinerliche Stimmung, depressive Verstimmung, Kopfschmerzen, Brustspannen (insbesondere in der zweiten Zyklusphase), Wassereinlagerungen, Übergewicht, Bluthochdruck, erhöhte Blutzuckerwerte, eine starke Menstruation oder auch eine früh einsetzende Pubertät. Eine Östrogendominanz kann viele Ursachen haben. Häufig liegen sie in Kombination vor und verstärken sich gegenseitig: genetische Faktoren, Zyklen ohne Eisprung, Wechseljahre, hormonwirksame Substanzen in der Umwelt, Medikamente, hormonelle Verhütungsmittel, Nährstoffmängel, Stress, starkes Übergewicht, Bewegungsmangel, überlastete Leber sowie Darmerkrankungen.

## Östrogenmangel

Ein sinkender Östrogenspiegel tritt natürlicherweise vor allem in der mittleren und späteren Phase der Wechseljahre auf. Doch auch hormonelle Erkrankungen, die Entfernung der Eierstöcke, bakterielle Infektionen sowie Mangelernährung, Low-Carb-Ernährung, exzessiver Sport oder Essstörungen können zu einem Östrogenmangel führen. Typische Symptome sind: Hitzewallungen, Nachtschweiß, Schlafstörungen, trockene Schleimhäute, Blasenentzündungen, häufiger Harndrang, Inkontinenz, trockene Haut, Konzentrationsschwäche, sinkende Libido, verlängerte Zyklen, Ausbleiben der Menstruation und depressive Verstimmungen.

Sowohl ein zu niedriger als auch ein zu hoher Östrogenspiegel können ähnliche Symptome verursachen. Entscheidend ist weniger die absolute Hormonmenge, sondern das Verhältnis zwischen Östrogen und Progesteron.

## Männer und Östrogenbalance

Auch im männlichen Körper ist ein ausgewogener Östrogenspiegel, der im richtigen Verhältnis zu anderen Hormonen steht, wichtig für die Gesundheit. Da Östrogen bei Männern normalerweise in deutlich geringeren Mengen als Testosteron vorkommt, kann ein Überschuss verschiedene Auswirkungen haben. Typische Symptome eines erhöhten Östrogenspiegels sind eine verminderte Libido, Erektionsstörungen, vermehrte Fettansammlungen (insbesondere an Hüften und Brust), Wassereinlagerungen, eine vergrößerte Brustdrüse *(Gynäkomastie)*, Reizbarkeit, depressive Verstimmungen, Angstzustände, Muskelabbau sowie ein erhöhtes Risiko für Herz-Kreislauf-Erkrankungen. Ein erhöhter Östrogenspiegel bei Männern kann durch verschiedene Faktoren verursacht werden. Übergewicht spielt dabei eine große Rolle, da im Fettgewebe das Enzym Aromatase aktiv ist, das Testosteron in Östrogen umwandelt. Je mehr Körperfett ein Mann hat, desto mehr Östrogen wird gebildet. Auch ein niedriger Testosteronspiegel kann die Östrogenwirkung verstärken, da das Verhältnis zwischen Testosteron und Östrogen dann nicht mehr stimmig ist. Eine überlastete Leber oder Lebererkrankungen sowie bestimmte Medikamente und Umweltchemikalien können den Östrogenspiegel ebenso erhöhen.

Andererseits kann auch ein Mangel an Östrogen bei Männern gesundheitliche Probleme verursachen. Östrogen ist wichtig für den Knochenstoffwechsel und ein Mangel erhöht das Risiko für Osteoporose. Zudem kann er Muskelschmerzen, verminderte Leistungsfähigkeit, Beeinträchtigungen im Fettstoffwechsel sowie Konzentrationsprobleme, Gedächtnisstörungen und Stimmungsschwankungen nach sich ziehen. Da Östrogen beim Mann hauptsächlich durch die Umwandlung von Testosteron entsteht, kann ein niedriger Testosteronspiegel auch zu einem Östrogenmangel führen. Dies geschieht häufig mit zunehmendem Alter. Aber auch genetische oder hormonelle Erkrankungen sowie die Einnahme von Aromatasehemmern – zum Beispiel im Bodybuilding – können die Umwandlung von Testosteron in Östrogen blockieren. Starke körperliche Belastung oder Untergewicht wirken sich ebenfalls negativ auf die Östrogenbildung aus. Sowohl ein Überschuss als auch ein Mangel an Östrogen können also erhebliche Auswirkungen auf die Gesundheit und das Wohlbefinden von Männern haben.

# PROGESTERON

Progesteron ist ebenfalls als eines der weiblichen Sexualhormone bekannt und zählt zur Gruppe der *Gestagene*. Es wird hauptsächlich nach dem Eisprung aus dem Gelbkörper gebildet und ist damit das wesentliche Hormon der zweiten Zyklusphase. Findet kein Eisprung statt, entsteht kein Gelbkörper – und damit wird auch kaum Progesteron produziert. Auf die Folgen gehe ich später noch ein (Seite 64). Die Aufgaben von Progesteron im weiblichen Körper sind vielfältig: Es ist sowohl Gegenspieler als auch Teamplayer des Östrogens. Bei Frauen im gebärfähigen Alter sorgt es in der zweiten Zyklusphase dafür, dass die durch Östrogen aufgebaute Gebärmutterschleimhaut nicht übermäßig wächst, und bereitet die Gebärmutter auf die mögliche Einnistung einer Eizelle vor. Während einer Schwangerschaft trägt es zur Aufrechterhaltung der Schleimhaut bei. Progesteron erhöht nach dem Eisprung die Körpertemperatur und wirkt entwässernd – im Gegensatz zum Östrogen, das Wassereinlagerungen begünstigt. Es wirkt beruhigend auf das Nervensystem, kann die Stimmung stabilisieren und den Schlaf fördern. Außerdem unterstützt es die Wirkung der Schilddrüsenhormone und ist an der Kollagenbildung beteiligt.

Auch Männer produzieren Progesteron – zwar in deutlich geringeren Mengen als Frauen, aber es erfüllt auch im männlichen Körper wichtige Aufgaben. Es wird vor allem in den Hoden, den Nebennieren und in kleinen Mengen im Gehirn gebildet. Progesteron dient als Vorstufe für andere Hormone und hat eine schützende Funktion: Es unterstützt das Nervensystem, fördert die Knochengesundheit und spielt eine Rolle beim Prostataschutz.

## Frauen und Progesteronbalance

Ähnlich wie Östrogen schwankt auch Progesteron innerhalb des weiblichen Zyklus. Neben seinen Auswirkungen auf den Menstruationszyklus hat Progesteron eine beruhigende und schlaffördernde Wirkung. Es stabilisiert die Stimmung, fördert die Regeneration von Nervenzellen und beeinflusst auch die Schilddrüsenhormonproduktion. Zudem hat Progesteron eine Wirkung auf die Verdauung. Es entspannt die glatte Muskulatur, kann so einerseits Krämpfe lindern und andererseits auch Verstopfung begünstigen.

Ein Mangel an Progesteron kann sich durch verschiedene Symptome bemerkbar machen. Er entsteht bei Frauen vor allem dann, wenn sich die Qualität von Eisprung oder Gelbkörper verändert – oder der Eisprung ganz ausbleibt. Das passiert während der Wechseljahre, aber auch schon in der Zeit davor, ganz natürlich. Was viele nicht wissen: Bereits ab einem Alter von etwa 35 Jahren beginnen sich die Hormonspiegel zu verändern. Doch auch jüngere Frauen können unter einem Progesteronmangel leiden. Auslöser sind meist Faktoren, die einen Eisprung verhindern, etwa chronischer Stress, Leistungssport oder übermäßiges Training, Essstörungen, Nährstoffmängel, Untergewicht oder eine Schilddrüsenunterfunktion. Fehlt das sogenannte Gelbkörperhormon, können Beschwerden auftreten, die denen einer Östrogendominanz ähneln. Du erinnerst dich: Nicht die Einzelwerte allein sind entscheidend, sondern auch das Verhältnis der Hormone zueinander.

Typische Symptome eines Progesteronmangels sind: Schlafstörungen, Depressionen, Ängste, Reizbarkeit, Unruhe, Nervosität, Stimmungsschwankungen, Migräne, Wassereinlagerungen, Schmier- oder Zwischenblutungen, eine gestörte Schilddrüsenfunktion, Fehlgeburten oder Schwierigkeiten, schwanger zu werden. Auch Frauen mit PCOS neigen oft zu einem Progesteronmangel, da diese Hormonstörung in vielen Fällen mit seltenen oder ausbleibenden Eisprüngen einhergeht (Seite 44). Nach dem Absetzen hormoneller Verhütungsmittel kann es ebenfalls vorübergehend zu einem Progesteronmangel kommen, weil es meist eine Weile dauert, bis sich der Zyklus stabilisiert und wieder ein Eisprung stattfindet.

Ein Progesteronüberschuss ist eher selten. Er kann durch eine falsch dosierte Hormonersatztherapie ohne regelmäßige Kontrolle, durch Nebennierentumoren oder Eierstockzysten entstehen. Mögliche Symptome einer Progesterondominanz sind: extreme Müdigkeit, Antriebsschwäche, Schwindel, Konzentrationsprobleme, eine träge Verdauung oder Verstopfung.

## Männer und Progesteronbalance

Progesteron übernimmt auch im männlichen Körper wichtige Aufgaben – insbesondere als Vorstufe in der Produktion von Testosteron. Ohne Progesteron könnte der Körper kein Testosteron bilden, denn es ist ein zentraler Baustein in der Hormonsynthese. Darüber reguliert Progesteron im männlichen Körper das Nervensystem, hat eine beruhigende, stressmindernde Wirkung und kann den Schlaf positiv beeinflussen. Progesteron ist zudem am Knochenstoffwechsel beteiligt und kann – ähnlich wie bei Frauen – den Blutzuckerspiegel und die Cortisolproduktion beeinflussen.

Ein Progesteronmangel kann sich unter anderem durch Stimmungsschwankungen, Reizbarkeit, Schlafprobleme und Libidoverlust äußern und auch einen Testosteronmangel begünstigen. Mit zunehmendem Alter ist ein sinkender Progesteronspiegel auch bei Männern natürlich. Zudem können chronischer Stress, Übergewicht, Leberprobleme, Umweltgifte sowie Medikamente ursächlich für einen Mangel sein.

Ein Zuviel an Progesteron ist eher selten. Mögliche Auslöser sind eine gesteigerte Produktion in den Hoden oder Nebennieren, bestimmte Medikamente oder Erkrankungen der Leber, Nebennieren oder Hoden. Symptome können Müdigkeit, Antriebslosigkeit, Gewichtszunahme, Libidoverlust oder ein hormonelles Ungleichgewicht sein.

## DHEA: WICHTIGES VORLÄUFERHORMON

DHEA (Dehydroepiandrosteron) ist ein Hormon, das vor allem in den Nebennieren produziert wird. Es ist ein zentraler Baustein für die hormonelle Balance, weil es als Vorläuferhormon für unsere Sexualhormone dient. Damit spielt es eine wichtige Rolle für Energie, Stimmung und Stoffwechsel und wirkt auch auf das Immunsystem.

Bei Frauen unterstützt DHEA die Bildung von Östrogenen, was sich positiv auf Libido, Muskel- und Knochenstabilität sowie das allgemeine Wohlbefinden auswirkt. Bei Männern dient DHEA als Vorstufe für Testosteron und beeinflusst damit Energie, Muskelaufbau, Stimmung und sexuelle Leistungsfähigkeit. DHEA-Spiegel erreichen ihren Höhepunkt meist um das 20. Lebensjahr und sinken danach kontinuierlich. Im Alter kann sich ein niedriger Spiegel in nachlassender Vitalität und Energie zeigen.

# PCOS – POLYZYSTISCHES OVARIALSYNDROM

Der Name »Polyzystisches Ovarialsyndrom« stammt vom typischen Erscheinungsbild der Eierstöcke bei Betroffenen im Ultraschall. *Poly* bedeutet »viele« und *zystisch* bezieht sich auf die unreifen Eibläschen, die sich perlenkettenartig am Eierstock anordnen können. *Ovarial* meint »den Eierstock betreffend«. Beim PCO-Syndrom bilden sich die Eibläschen aufgrund eines hormonellen Ungleichgewichts nicht richtig aus und das führt meist zu besagtem Erscheinungsbild im Ultraschall. Dieses Bild hat allerdings nicht jede Frau mit PCOS und nicht jede Frau mit polyzystischen Eierstöcken hat PCOS.

Das Polyzystische Ovarialsyndrom ist eine der häufigsten hormonellen Störungen bei Frauen im gebärfähigen Alter. Es betrifft nicht nur Hormonhaushalt und Eierstockfunktion, sondern auch den Stoffwechsel. Da die Eibläschen nicht richtig heranreifen, führt es zu unregelmäßigen oder ausbleibenden Eisprüngen. Zur Erinnerung: Ohne Eisprung kein Progesteron.

Die genaue Ursache für PCOS ist aktuell noch nicht vollständig geklärt, aber es gibt mehrere Faktoren, die eine Rolle spielen. So weisen Frauen mit PCOS häufig erhöhte Androgenspiegel auf, also ein Zuviel an männlichen Hormonen. Dies stört die Eisbläschenreifung in den Eierstöcken und verhindert den Eisprung. Zudem ist oft das Verhältnis zwischen dem luteinisierenden Hormon (LH) und dem follikelstimulierenden Hormon (FSH) gestört, was die Reifung der Eibläschen beeinträchtigt (mehr zum weiblichen Zyklus auf Seite 62). Teilweise haben Frauen mit PCOS eine verminderte Insulinempfindlichkeit, der Körper produziert also mehr Insulin, was wiederum die Eierstöcke anregen kann, mehr Androgene zu produzieren, was die Symptomatik noch verstärkt. Es scheint auch eine genetische Veranlagung zu geben. Wenn Mutter oder Schwester ebenfalls betroffen sind, ist das Risiko für die Entwicklung dieser Hormonstörung höher. Und wie bei jedem Hormonungleichgewicht können auch hier stille Entzündungen und Umweltgifte eine Rolle spielen.

Die Symptomatik kann sich von Frau zu Frau unterschiedlich stark zeigen. Seltene oder keine Eisprünge haben Einfluss auf die Fruchtbarkeit und erschweren eine Schwangerschaft. Häufig haben betroffene Frauen lange Zyklen oder die Periode bleibt ganz aus. Durch die vermehrte Androgenproduktion kann es zum sogenannten *Hirsutismus* kommen: vermehrter Haarwuchs, besonders an Kinn, Oberlippe, Brust oder Bauch. Das hormonelle Ungleichgewicht kann zu einer Gewichtszunahme führen, insbesondere im Bauchbereich, und eine Gewichtsabnahme, sofern dieser Wunsch da ist, erschweren. Zudem besteht ein erhöhtes Risiko für Insulinresistenz und infolgedessen für einen Diabetes Typ 2.[3]

Es gibt die sogenannten Rotterdam-Kriterien aus dem Jahr 2003, die eine Grundlage für die PCO-Diagnose bilden. Demnach müssen mindestens zwei der folgenden drei Merkmale zutreffen:

- unregelmäßige oder ausbleibende Eisprünge
- erhöhte Androgene (im Blut oder durch Symptome sichtbar)
- polyzystische Eierstöcke im Ultraschall (viele kleine, unreife Follikel)

Aktuellere Leitlinien empfehlen, zusätzlich zu diesen Kriterien noch den Anti-Müller-Hormon-Wert für die Diagnosestellung heranzuziehen – einen Marker für die Eizellenreserve und die Eierstockaktivität. Ein erhöhter Wert kann auf PCOS hindeuten.[4]

Eine ausgewogene, hormonfreundliche Ernährung und ein gesunder Lebensstil mit ausreichend Bewegung, wie im Neustartprogramm für die Hormone vorgeschlagen (siehe Kapitel 5), sorgen für eine bessere Insulinsensitivität der Zellen, was die Hormonbalance fördern und das Typ-2-Diabetes-Risiko verringern kann. Zudem helfen Entspannungstechniken wie Yoga oder Meditation dabei, das Nervensystem zu unterstützen und Stresshormone zu regulieren.

## GHRELIN: HUNGERHORMON

*Ghrelin*, auch als Hungerhormon bezeichnet, ist das derzeit einzig bekannte Hormon, das aktiv das Hungergefühl steigert, indem es im Gehirn das Verlangen nach Nahrung auslöst. Produziert wird es hauptsächlich im Magen und der Spiegel steigt an, wenn der Magen leer ist. Ghrelin steigert dann Hungerempfinden und Appetit. Bei einem gesunden Essverhalten steigt der Hormonspiegel also vor den Mahlzeiten an und signalisiert uns: Zeit, etwas zu essen. Nach einer Mahlzeit sinkt der Spiegel in der Regel wieder ab. Neben der Hunger- und Appetitregulation fördert Ghrelin auch die Magenentleerung und beeinflusst die Darmbewegung, es hat Einfluss auf Blutzucker und Insulinspiegel sowie den Fettstoffwechsel.

Auch hier kann ein hormonelles Ungleichgewicht entstehen oder vorhanden sein. Wird der Ghrelinspiegel nicht richtig reguliert, kann dies zu einem ständigen Hungergefühl führen oder bewirken, dass das Sättigungsgefühl nicht lange anhält. Ein nicht vorhandenes Sättigungsgefühl sorgt in der Regel dafür, dass wir mehr Nahrung aufnehmen, als vom Körper benötigt wird, was wiederum zu einer Gewichtszunahme und auch krankhaftem Übergewicht führen kann. Bei einigen adipösen Menschen scheint das Gehirn weniger sensibel auf Ghrelin zu reagieren, was es noch schwerer macht, Hunger- und Sättigungsgefühle zu empfinden. Längere Fastenphasen, ungünstige Diäten, Essstörungen oder emotionales Essen können den Ghrelinspiegel ebenfalls aus der Balance bringen und infolgedessen zum Beispiel Gewichtszunahme, Verdauungsprobleme und Insulinresistenz begünstigen.[5]

## LEPTIN: SÄTTIGUNGSHORMON

*Leptin*, das sogenannte Sättigungshormon, ist der Gegenspieler von Ghrelin und folglich ein weiteres wichtiges Hormon, wenn es um die Regulation des Hunger- und Sättigungsempfindens geht. Leptin wird in den Fettzellen produziert, verringert den Appetit und signalisiert dem Körper, wenn ausreichend Energie vorhanden ist. Allerdings nicht unbedingt immer in Kombination mit unseren Mahlzeiten. Leptin reagiert weniger auf die Nahrungsaufnahme an sich, als vielmehr auf die Energie- und Fettreserven im Körper. Tendenziell bedeuten mehr Reserven höhere Leptinspiegel.

Dem Gehirn wird damit signalisiert, dass ausreichend Energie im Körper verfügbar ist. Bei weniger Reserven sorgt ein sinkender Leptinspiegel für mehr Appetit. Je nachdem, wie viel Fett wir zu uns genommen haben, wird Leptin auch nach Mahlzeiten ausgeschüttet. Aber grundsätzlich regelt das Sättigungshormon unseren Appetit über einen längeren Zeitraum hinweg. Ghrelin hingegen reguliert den Appetit unmittelbar.

Störungen im Leptinspiegel können zu einer Vielzahl an körperlichen Problemen führen. Menschen mit Übergewicht oder Adipositas entwickeln häufig eine Leptinresistenz. Der Körper reagiert dann trotz hoher Werte nicht mehr richtig auf die Sättigungssignale und der Appetit bleibt bestehen, obwohl genug Energie vorhanden ist. Das fördert übermäßiges Essen. Auch extreme Kaloriendefizite können den Leptinspiegel stören, den Körper in einen Hungermodus versetzen und den Appetit massiv verstärken. Dies hat dann natürlich auch Einfluss auf die Psyche, wenn die Gedanken den ganzen Tag um das Thema Essen kreisen, was sie mit großer Wahrscheinlichkeit im Hungermodus tun. Vermehrtes Essen, ohne richtig Hunger zu haben, kann dazu führen, dass der Körper weniger stark auf Leptin reagiert, was langfristig die natürliche Appetitregulation stören und Überessen fördern kann.[6]

## MELATONIN: SCHLAFHORMON

Melatonin wird hauptsächlich in der Zirbeldrüse aus Serotonin hergestellt. Die Produktion wird durch Dunkelheit angeregt und durch Licht gehemmt und bestimmt so unseren Schlaf-wach-Rhythmus. Doch Melatonin sorgt nicht nur dafür, dass wir müde werden, wenn es dunkel wird, und wir ausreichend gut und tief schlafen. Es ist an vielen unterschiedlichen Prozessen im Körper beteiligt. Durch seine antioxidative Wirkung unterstützt es zum Beispiel die Immunabwehr und hilft dem Körper, freie Radikale zu neutralisieren. Freie Radikale sind kleine Teilchen, die innerhalb unseres Stoffwechsels, aber auch durch äußere Einflüsse, wie zum Beispiel UV-Strahlung, Nikotin, Alkohol, Stress und Umweltgifte entstehen. Sie können Zellen und Gewebe schädigen. Antioxidantien, wie Melatonin und zum Beispiel auch Vitamin C und sekundäre Pflanzenstoffe, helfen, freie Radikale unschädlich zu machen und so die Zellalterung zu verlangsamen, das Immunsystem zu stärken und Krankheiten vorzubeugen. Melatonin hat zudem Einfluss auf die Hormonregulation und die Körpertemperatur. Ein Mangel sorgt für Schlafprobleme, die zu einem Cortisolanstieg und damit verbundenen Symptomen wie Ängste und Unruhezustände führen können. Übrigens reduziert Melatonin nachts die Insulinempfindlichkeit der Zellen. Spätes, vor allem kohlenhydratreiches Essen kann den Insulinspiegel erhöhen und eine Gewichtszunahme begünstigen. Kleiner Reminder: Hohe Insulinspiegel aktivieren die Fettspeicherung und blockieren den Fettabbau. Melatonin sorgt außerdem dafür, dass nachts unsere Körpertemperatur leicht sinkt, damit wir erholt und tief schlafen können.

## PROLAKTIN: SCHWANGERSCHAFTSHORMON

Prolaktin ist ein Hormon, das hauptsächlich in der Hypophyse produziert wird. Es wird auch als Schwangerschaftshormon bezeichnet, da es eine wichtige Rolle während der Schwangerschaft und in der Stillzeit spielt. Prolaktin fördert nämlich die Entwicklung der Milchdrüsen und sorgt für die Milchproduktion. Aber das Hormon hat auch weitere Funktionen im Organismus: Es unterstützt den Eisprung bei Frauen, beeinflusst das Immunsystem und ist an der Regulierung des Wasserhaushalts im Körpers beteiligt. Zusätzlich unterliegt Prolaktin einem natürlichen Tagesrhythmus und kann auch von der Schilddrüsenfunktion beeinflusst werden.

Ein aus dem Gleichgewicht geratener Prolaktinspiegel kann die hormonelle Balance stören und sich auf die Fortpflanzung auswirken. Zu viel Prolaktin kann bei Frauen Menstruationsstörungen, Unfruchtbarkeit und eine ungewollte Milchproduktion auslösen, selbst wenn sie nicht schwanger sind. Ein zu niedriger Prolaktinspiegel besteht zwar deutlich seltener, kann aber ebenfalls Probleme bereiten und zu einer verminderten Milchproduktion nach der Geburt führen oder Auswirkungen auf den Eisprung haben. Bei Männern kann es bei einem erhöhten Prolaktinspiegel zu verminderter Libido, Erektionsstörungen und in seltenen Fällen zu einer vergrößerten Brust kommen. Zusätzlich können sowohl erhöhte als auch erniedrigte Werte die Ausschüttung anderer Sexualhormone beeinflussen. Die Ursachen für einen durcheinandergeratenen Prolaktinwert können, wie bei anderen Hormonstörungen auch, Stress, Medikamente oder bestimmte Erkrankungen sein. Auch eine Schilddrüsenunterfunktion, intensive körperliche Belastung oder in seltenen Fällen ein gutartiger Tumor der Hypophyse können die Werte verändern.

## Die wichtigsten Hormone und ihre Hauptfunktionen im Überblick:

- **Insulin** reguliert den Blutzuckerspiegel und fördert die Aufnahme von Glukose in die Zellen.
- **Glukagon** ist der Gegenspieler von Insulin und sorgt über einen komplexen Prozess für einen Blutzuckeranstieg, wenn dieser abgefallen ist.
- **Adrenalin** wird in kurzfristigen Stresssituationen freigesetzt, erhöht dann zum Beispiel die Leistungs- und Konzentrationsfähigkeit.
- **Cortisol** ist ein Aktivitätshormon, das auch als Stresshormon bezeichnet wird und dem Körper hilft, in den Aktivitätsmodus zu wechseln und auf Stress zu reagieren.
- **Schilddrüsenhormone T4 und T3** regulieren den Stoffwechsel und beeinflussen unter anderem Wachstum und Entwicklung.
- **Testosteron** fördert die Entwicklung männlicher Geschlechtsmerkmale und unterstützt die Spermienproduktion, beeinflusst Fett- und Zuckerstoffwechsel sowie Muskelmasse und Knochendichte.
- **Östrogen** steuert den weiblichen Zyklus und die Fruchtbarkeit und ist wesentlich an der Ausbildung der weiblichen Geschlechtsmerkmale beteiligt. Außerdem beeinflusst es Knochen, Haut, Gefäße, Gehirn, Stimmung und Blutzuckerspiegel.
- **Progesteron** wird vor allem nach dem Eisprung vom Gelbkörper gebildet. Es bereitet die Gebärmutter auf eine mögliche Schwangerschaft vor und stabilisiert sie. Außerdem wirkt es ausgleichend auf das Nervensystem und beeinflusst den Schlaf.
- **DHEA:** Dehydroepiandrosteron – kurz DHEA – ist das Vorläuferhormon der Sexualhormone und nimmt Einfluss auf Energie, Stimmung und Stoffwechsel.
- **Ghrelin** regt den Appetit an, signalisiert dem Gehirn, dass der Körper hungrig ist. Vor den Mahlzeiten steigt der Spiegel an, danach sinkt er.
- **Leptin** hemmt den Appetit, vermittelt dem Gehirn ein Sättigungsgefühl. Spielt eine Rolle bei der Regulierung des Körpergewichts.
- **Melatonin** ist ein entscheidendes Hormon für unseren Schlaf und unsere innere Uhr; dabei beeinflusst es die Schlafqualität und wirkt zudem als Zellschutz.

| Häufige und typische Symptome bei Frauen, die auf ein hormonelles Ungleichgewicht hindeuten können | Häufige und typische Symptome bei Männern, die auf ein hormonelles Ungleichgewicht hindeuten können |
|---|---|
| • Zyklusprobleme<br>• PMS-Symptome<br>• Fruchtbarkeitsstörungen<br>• Stimmungsschwankungen<br>• Erschöpfung und Müdigkeit<br>• Schlafprobleme<br>• Gewichtszunahme<br>• Akne, unreine Haut<br>• Hitzewallungen, Schweißausbrüche<br>• dünner werdendes Haar, Haarausfall<br>• vermehrte Gesichtsbehaarung<br>• Libidoverlust<br>• verminderte Knochendichte<br>• trockene Schleimhäute | • Libidoverlust<br>• Erektionsprobleme<br>• Stimmungsschwankungen<br>• Muskelschwäche und/oder Muskelabbau<br>• Gewichtszunahme<br>• Energielosigkeit<br>• reduzierte Leistungsfähigkeit<br>• Schlafprobleme<br>• Haarausfall<br>• Brustwachstum<br>• verminderte Knochendichte |

## • BALANCE-BOX •

Ich weiß, es ist ganz schön viel los in unserem Wunderwerk Körper. Und in deinem Kopf vermutlich gerade auch. Vielleicht ist es Zeit für eine kurze Pause? Steh für einen Moment auf, schließ deine Augen und spüre deine Füße fest am Boden stehen. Nun beginne, leicht in deinen Knien zu federn. Lass den Körper dabei ganz locker, damit er mitschwingen kann. Atme während des Wippens fünfmal durch die Nase in den Bauch ein und über den leicht geöffneten Mund wieder aus. Halte dann inne mit den Bewegungen und spüre mit geschlossenen Augen noch einen Moment nach.

# EIN KLEINER EXKURS ZU DEN NEUROTRANSMITTERN

Diese neuronalen Botenstoffe unterstützen in erster Linie die Signalübertragung im Nervensystem und sind streng genommen keine Hormone. Da sie aber eine bedeutende Rolle im Zusammenspiel von Hormon- und Nervensystem haben, möchte ich kurz auf sie eingehen und dir die wichtigsten dieser Stoffe in Bezug auf das Hormonsystem nennen. Einige Neurotransmitter wirken direkt auf Hormondrüsen oder beeinflussen die Ausschüttung bestimmter Hormone im Gehirn.

- **Adrenalin:** Diesen Neurotransmitter hast du bereits kennengelernt. Adrenalin ist tatsächlich beides – Hormon und Neurotransmitter, je nachdem, wo es im Körper wirkt. Gleiches gilt für Noradrenalin. Beide werden in Stresssituationen ausgeschüttet und wirken nicht nur auf verschiedene Hormondrüsen, sondern auch direkt im Gehirn.
- **Dopamin:** Auch Dopamin gehört zu den wichtigsten Neurotransmittern mit Einfluss auf die Hormonbalance. Es ist essenziell für Motivation, Antrieb und Wohlbefinden. Ein Mangel an Dopamin kann mit hormonellem Ungleichgewicht, Stress oder chronischer Erschöpfung zusammenhängen.
- **Serotonin:** Es ist ein weiterer bedeutsamer Neurotransmitter, den du vielleicht als »Glückshormon« kennst. Er beeinflusst unter anderem Stimmung, Schlaf und Appetit und steht in enger Wechselwirkung mit dem Schlafhormon Melatonin, das aus Serotonin gebildet wird.
- **Gamma-Aminobuttersäure (GABA):** Wichtig ist auch GABA, ein hemmender Neurotransmitter, der die neuronale Aktivität im Gehirn reduziert. GABA hat eine beruhigende, ausgleichende Wirkung auf das zentrale Nervensystem und kann als eine Art natürlicher Stresspuffer dienen.

# HORMONE UND ORGANE IM ZUSAMMENSPIEL

Das Hormonsystem arbeitet eng mit unseren Organen zusammen und viele Körperfunktionen klappen erst durch diese Teamarbeit, da die Hormonproduktion und ihre Wirkung häufig voneinander abhängig sind. Besonders deutlich zeigt sich das am Beispiel von Darm und Leber, die eine zentrale Rolle im Stoffwechsel und bei der Hormonverarbeitung spielen. Doch auch das Fettgewebe, die Muskulatur, das Gehirn, die Haut und die Knochen reagieren mitunter empfindlich auf hormonelle Veränderungen. Schauen wir uns einmal an, wie die verschiedenen Organe mit dem Hormonsystem interagieren und welche Auswirkungen diese Wechselwirkungen auf unsere Gesundheit haben.

## DER DARM – AKTIVER MITSPIELER IM HORMONSYSTEM

Die Darmgesundheit steht im Zentrum unseres Wohlbefindens. Ein gesunder Darm versorgt den Körper nicht nur mit wichtigen Nährstoffen, sondern spielt auch eine zentrale Rolle im Immunsystem. Er beeinflusst unser Hunger- und Sättigungsgefühl, wirkt sich auf den Stoffwechsel aus und ist eng mit dem Hormonsystem verbunden.

Der Darm selbst zieht sich vom Magen bis zum Anus. Er besteht aus dem Dünndarm und seinen verschiedenen Abschnitten sowie dem Dickdarm und seinen verschiedenen Bereichen. Wie zu Anfang des Kapitels erwähnt, soll er eine Gesamtfläche von etwa 30 Quadratmetern haben, also vergleichbar mit einer sehr kleinen Wohnung. Schon ziemlich beeindruckend, oder?

Die enorme Oberfläche des Darms entsteht durch die stark gefaltete Struktur der Darmwand – besonders im Dünndarm, wo der Großteil der Nährstoffe aufgenommen wird. Falten und fingerartige Ausstülpungen, sogenannte Zotten, vergrößern die innere Oberfläche erheblich. Diese maximale Kontaktfläche ist entscheidend, damit die Nährstoffe aus der Nahrung möglichst effizient aufgenommen und ins Blut überführt werden können. Im Dickdarm liegt der Schwerpunkt hingegen auf der Rückgewinnung von Wasser und Elektrolyten sowie der Weiterverarbeitung unverdaulicher Nahrungsreste.

Im Darm wohnen Billionen von Mikroorganismen – unsere Darmbakterien –, die eine entscheidende Rolle für unser Wohlbefinden spielen. Die Gesamtmasse der Darmbakterien beträgt vermutlich 0,2 Kilogramm, je nach Körpergewicht, Ernährung und individueller Zusammensetzung. Rund 39 Billionen Bakterien beherbergt primär der Dickdarm. Das entspricht in etwa der Anzahl unserer körpereigenen Zellen.[7] Die Mikroorganismen im Darm übernehmen viele wichtige Aufgaben: Sie unterstützen die Verdauung, stärken das Immunsystem, fördern die Nährstoffaufnahme und spielen sogar bei der Hormonregulation eine Rolle. Außerdem fungiert der Darm als Schutzbarriere, indem er den Körper vor schädlichen Stoffen und Erregern bewahrt. Spannend ist auch sein direkter Draht zum Gehirn: Über die sogenannte Darm-Hirn-Achse kommuniziert er ständig mit unserem Nervensystem. Zusätzlich produziert der Darm Neurotransmitter wie Serotonin, die als Botenstoffe für die Signalübertragung im Körper wichtig sind.

Mindestens genauso spannend ist die Wirkung des Darms auf die Hormonbalance, insbesondere auf den Östrogenstoffwechsel. Eine zentrale Rolle spielt dabei das sogenannte *Östrobolom* – eine Sammlung von Mikroben im Darm, die an der Regulation des Östrogenspiegels beteiligt sind. Der Prozess läuft folgendermaßen ab: Östrogen wird zunächst in der Leber verstoffwechselt (mehr dazu auf den nächsten Seiten). Dabei entsteht das *konjugierte Östrogen*, das über die Galle in den Darm gelangt. In dieser Form ist es inaktiv, solange es nicht weiterverarbeitet wird. Und genau hier kommt das Östrobolom ins Spiel. Es produziert ein Enzym, das die inaktiven Östrogene reaktivieren kann, sodass sie wieder in den Blutkreislauf aufgenommen werden können. Wenn das Östrobolom in Balance ist, bleibt auch die Regulierung der inaktiven Östrogene stabil. Ist die Enzymaktivität jedoch zu hoch, gelangen zu viele Östrogene zurück in den Blutkreislauf. Eine zu geringe Aktivität hingegen kann zu Östrogenmangel führen. Somit beeinflusst alles, was das Östrobolom verändert, auch das Östrogengleichgewicht im Körper.[8]

Ein gesundes Mikrobiom spielt auch eine wichtige Rolle bei der Reaktivierung anderer Steroidhormone wie Testosteron und Cortisol. Diese Prozesse sind allerdings bislang weniger gut erforscht als die des Östroboloms, das in direktem Zusammenhang mit hormonell bedingten Erkrankungen steht. Es deutet sich jedoch an, dass das Mikrobiom nicht nur das Östrobolom unterstützt, sondern auch beim Recycling weiterer Hormone eine Rolle spielt.

Der Darm beeinflusst unsere Hormone und wird umgekehrt auch durch unsere Hormone beeinflusst. So hat anhaltender Stress einen massiven Einfluss auf die Darmgesundheit und kann durch einen aus der Balance geratenen Cortisolspiegel zu Verdauungsproblemen führen oder diese verstärken sowie die Entstehung von stillen Entzündungen fördern. Ist das Mikrobiom nicht intakt, produziert es auch selbst entzündungsfördernde Substanzen. Diese Entzündungen erhöhen die Gefahr, an einem *Leaky Gut* zu erkranken, bei dem die Darmwand durchlässiger wird und Substanzen in die Blutbahn kommen, die dort nicht hingehören. Dies wiederum verstärkt das Entzündungsgeschehen im gesamten Körper.

Chronische Entzündungen tragen auch dazu bei, dass sich die Insulinwirkung an den Zellen verschlechtert. Die Folge: ein hoher Blutzuckerspiegel mit Insulinresistenz – die Vorstufe von Diabetes Typ 2. Studien zeigen, dass Menschen mit Typ-2-Diabetes oft ein verändertes Mikrobiom haben.[9] Außerdem kann ein Entzündungsgeschehen das Immunsystem überaktivieren und Autoimmunreaktionen im Körper fördern. Dies kann auch die Schilddrüse betreffen.[10] Doch nicht nur das. Ein Teil des inaktiven Schilddrüsenhormons T4 wird im Darm zu T3 umgewandelt. Ein gestörtes Mikrobiom kann diese Umwandlung hemmen und so Symptome einer Schilddrüsenunterfunktion begünstigen. Und umgekehrt: Auch die Schilddrüsenhormone beeinflussen die Darmtätigkeit und ein Zuwenig oder Zuviel kann zu Verstopfungen oder Durchfällen führen.

Die Auswirkungen eines gestörten Mikrobioms sind also massiv und betreffen einfach alle Körpersysteme. Wenn der Darm nicht richtig arbeitet, werden auch Nährstoffe nicht gut genug aufgenommen. Mit der optimalen Ernährung und dem passenden Lifestyle aber können wir den Darm und das Mikrobiom wieder fit machen. Genau das machen wir im Neustartprogramm in Kapitel 5. Anhaltende Magen- oder Verdauungsbeschwerden sollten allerdings immer fachärztlich abgeklärt werden. In bestimmten Fällen lohnt sich auch eine Darmsanierung. Diese sollte jedoch nicht in Eigenregie, sondern nach einer Stuhluntersuchung individuell unter Anleitung einer Therapeutin oder eines Therapeuten erfolgen, damit sie wirklich die gewünschten Resultate bringt.

| | | | |
|---|---|---|---|
| Typ 1 | 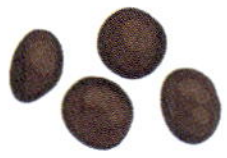 | harter Stuhlgang: einzelne kleine Kügelchen | **(schwere) Verstopfung** |
| Typ 2 | 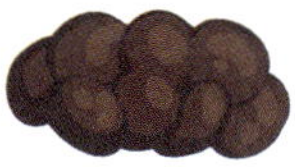 | sehr fester Stuhlgang: wurstartig, aber klumpig | **(leichte) Verstopfung** |
| Typ 3 | 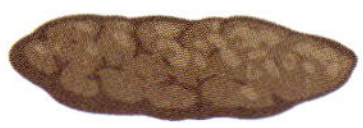 | fester bis weicher Stuhlgang: wurstartig, mit rissiger Oberfläche | **normal** |
| Typ 4 | 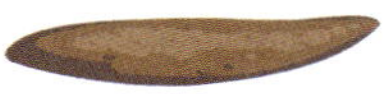 | weicher Stuhlgang: wurstartig mit glatter Oberfläche | **normal** |
| Typ 5 | 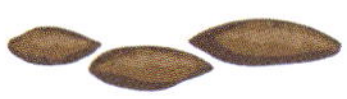 | weicher Stuhlgang: einzelne Klümpchen mit glattem Rand | **Mangel an Ballaststoffen** |
| Typ 6 | 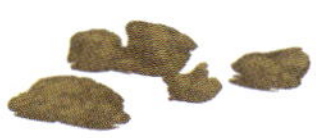 | breiiger Stuhlgang: einzelne Klümpchen mit unregelmäßigem Rand | **(leichter) Durchfall** |
| Typ 7 | 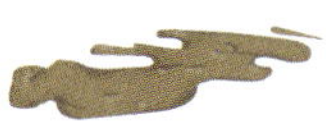 | dünner Stuhlgang: flüssig, ohne feste Bestandteile | **(schwerer) Durchfall** |

*Ist der Darm gesund? Das Bristol-Stuhlformen-Schema hilft dabei, die Stuhlkonsistenz medizinisch einzuordnen.*

## Stille Entzündungen

Akutes Entzündungsgeschehen kennen wir alle: Nehmen wir als Beispiel eine Nagelbettentzündung, die aufgrund eines Nietnagels oder falscher Maniküre entstehen kann. Die Stelle ist in der Regel gerötet, warm oder heiß, geschwollen, druck- und schmerzempfindlich. Das sind die klassischen Entzündungszeichen, wie man sie auch in der medizinischen Literatur beschreibt. Stille Entzündungen hingegen sind, wie der Name schon vermuten lässt, unterschwellige, chronische Entzündungen, die keine so akuten Symptome verursachen. Oftmals entwickeln sie sich schleichend über Jahre. Gründe hierfür können sein:

- **Ungünstige Ernährungsweise:** Stark verarbeitete Lebensmittel und Transfette fördern entzündliche Prozesse im Körper und können hormonelle Beschwerden wie PMS, Regelschmerzen oder Wechseljahresbeschwerden verstärken und möglicherweise sogar mitverursachen. Auch Lebensmittelbestandteile wie Gluten oder Unverträglichkeiten können das Entzündungsgeschehen im Körper befeuern. Dazu mehr im Neustartprogramm ab Seite 166.
- **Darmprobleme:** Wie auf den vorangegangenen Seiten beschrieben, können sie auf Dauer die Darmbarriere schädigen, sodass Toxine und Bakterien in den Blutkreislauf gelangen. Dies kann Autoimmunreaktionen auslösen und das Entzündungsgeschehen im Körper noch verstärken.
- **Chronischer Stress:** Ein dauerhaft erhöhtes Stresslevel bringt das Immunsystem aus dem Gleichgewicht, mit der Folge, dass vermehrt entzündungsfördernde Botenstoffe ausgeschüttet werden – ein Nährboden für stille Entzündungen.
- **Verminderte Schlafqualität oder Schlafmangel:** Im Schlaf finden regenerative Prozesse statt, die superwichtig für unsere Körpersysteme sind. Laufen diese aufgrund von Schlafmangel nur unzureichend ab, nehmen entzündliche Prozesse im Körper zu.
- **Zu viel oder zu wenig Bewegung:** Ein gesundes Maß an körperlicher Aktivität ist wichtig für Blutzucker- und Insulinspiegel. Zu viel körperliche Aktivität ist Stress für den Körper. Zu wenig Bewegung fördert Insulinresistenz und Fettansammlungen. Beides kann entzündliche Prozesse begünstigen.
- **Schadstoffaufnahme:** Die Aufnahme von Umweltgiften, Schwermetallen und chemischen Rückständen lässt sich im Alltag nicht vollständig vermeiden, aber zum Beispiel durch bewusste Kaufentscheidungen minimieren. Diese schädlichen Substanzen können das Immunsystem belasten und Entzündungen fördern oder auslösen.
- **Viren und Bakterien:** Unterschwellige Infektionen wie das Epstein-Barr-Virus, das Herpesvirus oder Borrelien können ebenfalls zu chronischen Entzündungen führen oder diese verstärken.

In den meisten Fällen laufen diese sogenannten *Low-grade Inflammations* ohne erkennbare Symptome ab. Sie erhöhen aber das Risiko für verschiedene chronische Erkrankungen. Das Immunsystem ist die ganze Zeit in einem latenten Alarmzustand und erreicht keinen konstanten Normalzustand, was auf lange Sicht zu einer Überlastung mit weitreichenden Folgen führt.[11] Einige dieser Folgen können sein:

- chronische Müdigkeit und Erschöpfung, weil unsere Zellkraftwerke weniger Energie produzieren,
- Gewichtszunahme, Insulinresistenz und ein damit verbundenes höheres Risiko für Diabetes Typ 2,
- steigendes Risiko für Herz-Kreislauf-Erkrankungen,
- erhöhtes Risiko, an Depressionen, Alzheimer oder Demenz zu erkranken,
- Autoimmunerkrankungen,
- steigendes Risiko, an Krebs zu erkranken,
- erhöhte Cortisolausschüttung (was die Entzündungen noch befeuert),
- Schilddrüsenunterfunktion mit Müdigkeit und Gewichtszunahme,
- Leberbelastung, mit den auf den nächsten Seiten genannten Folgen,
- verstärkte hormonelle Beschwerden oder Erkrankungen (zum Beispiel PCOS, Seite 44).[12]

## DIE LEBER – WICHTIGER PLAYER FÜR DIE HORMONBALANCE

Die Leber liegt im rechten Oberbauch, wiegt etwa 1,5 Kilogramm und ist unser zentrales Entgiftungsorgan. Sie filtert sowohl körpereigene Abfallprodukte als auch körperfremde Substanzen wie Medikamente und Umweltgifte aus dem Blut. Viele der im Darm aufgenommenen Nährstoffe und Substanzen gelangen zunächst in die Leber. Dort werden sie gefiltert, gespeichert oder umgewandelt – auch Medikamente können dabei abgebaut oder aktiviert werden. Zudem ist die Leber am Ab- und Umbau von Hormonen beteiligt, reguliert den Zucker-, Fett- und Eiweißstoffwechsel und speichert Vitamine und Mineralstoffe. Eine weitere zentrale Funktion der Leber ist die Produktion von Galle, die in der Gallenblase gespeichert und bei Bedarf in den Dünndarm abgegeben wird. Die darin enthaltenen Gallensäuren unterstützen die Fettverdauung und helfen dabei, schlecht wasserlösliche Stoffe über den Darm auszuscheiden. Wasserlösliche Abbauprodukte hingegen werden über das Blut zur Niere transportiert und mit dem Urin ausgeschieden. Die dafür notwendigen Enzyme stellt ebenfalls die Leber bereit.

Die Leber ist nicht nur unsere Entgiftungszentrale, sondern auch ein wichtiges Stoffwechselorgan. Nach einer kohlenhydratreichen Mahlzeit – zum Beispiel mit Brot, Nudeln oder Kuchen – speichert sie überschüssigen Zucker und gibt ihn bei Bedarf wieder ins Blut ab. Sind die Vorräte aufgebraucht, kann die Leber sogar selbst Zucker herstellen. Auch Fette speichert und mobilisiert sie bei Bedarf – und auch dabei entsteht Energie für den Körper. Außerdem produziert die Leber wichtige Eiweiße, die der Körper zum Beispiel für den Transport von Stoffen im Blut oder zur Blutgerinnung braucht.

Die Leber produziert zwar keine eigenen Hormone, spielt aber eine wichtige Rolle im Hormonhaushalt. Sie baut überschüssige Hormone ab und hilft, solche zu verarbeiten, die ihre Aufgabe im Körper erledigt haben – zum Beispiel Sexualhormone oder das Aktivitäts- und Stresshormon Cortisol. Auch hormonähnliche Schadstoffe aus der Umwelt (sogenannte *endokrine Disruptoren*) werden von der Leber umgewandelt, damit sie über den Darm ausgeschieden werden können. Ist die Leber überlastet, etwa durch eine ungesunde Ernährung, Medikamente, Alkohol oder andere Giftstoffe, kann sie diesen Aufgaben nicht mehr richtig nachgehen. Das bringt den Hormonhaushalt aus dem Gleichgewicht. Mögliche Folgen sind zum Beispiel ein Überschuss an Östrogen, der Beschwerden wie prämenstruelle Symptome, Zyklusstörungen oder Wechseljahresbeschwerden auslösen oder verschlimmern kann (Seite 39). Auch die Verarbeitung und Umwandlung der Schilddrüsenhormone kann gestört werden – was Symptome einer Schilddrüsenunterfunktion hervorrufen oder verstärken kann (Seite 34).

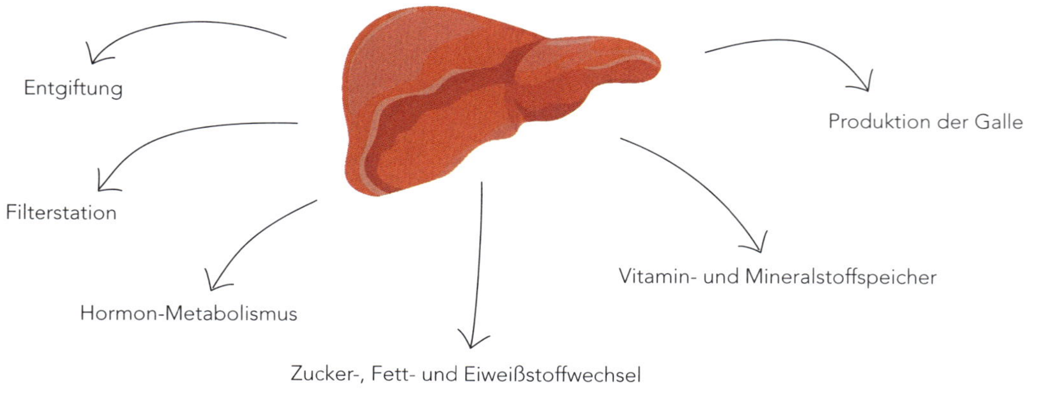


*Ist die Leber gesund, erfüllt sie wichtige Aufgaben wie Entgiftung, Hormonabbau, Stoffwechselregulation und Gallenproduktion.*

Die Lebergesundheit wird auch vom Blutzucker- und Insulinspiegel beeinflusst. Bei dauerhaft erhöhten Werten – etwa durch zuckerreiche Ernährung – kann sich eine Insulinresistenz entwickeln. Die Zellen reagieren dann nicht mehr richtig auf Insulin, sodass mehr davon im Blut bleibt und mehr Fett gespeichert wird, auch in der Leber selbst. Du erinnerst dich: Insulin ist ein Fettspeicherhormon. Dadurch kann sich eine Fettleber entwickeln, die ihre Aufgaben nicht mehr richtig erfüllen kann – eine Abwärtsspirale für den Hormonhaushalt.

Außerdem beeinflusst die Leber mit dem Hormonabbau auch den Blutdruck. Geschieht dies nicht ausreichend, kann es zu Wassereinlagerungen, Gewichtszunahme und Bluthochdruck kommen. Die Lebergesundheit spielt also eine wichtige Rolle für die Gesundheit und die Hormonbalance und sollte, wenn es um das allgemeine Wohlbefinden und um eine natürliche Unterstützung des hormonellen Gleichgewichts geht, immer auch Beachtung finden.

## WIE WEITERE ORGANE DIE HORMONE BEEINFLUSSEN

Vielleicht weniger offensichtlich, aber nicht weniger bedeutsam ist der Einfluss von Fettgewebe, Muskulatur, Gehirn, Haut und Knochen auf die Hormone – ebenso wie ihre Reaktion auf hormonelle Veränderungen.

### Fettgewebe

Vor allem das sogenannte *viszerale Fettgewebe*, das sich im Bauchraum um die inneren Organe herum befindet, ist für seine hormonelle Aktivität bekannt. Es bildet zahlreiche Botenstoffe, die Entzündungsreaktionen fördern und stille Entzündungen begünstigen können. Fettgewebe kann außerdem Östrogene produzieren, insbesondere Östron (Seite 38). Darüber hinaus spielt Fettgewebe auch eine Rolle bei der Regulation von Hunger und Sättigung sowie bei der Insulinsensitivität der Zellen – also der Fähigkeit des Körpers, angemessen auf Insulin zu reagieren.

Mir ist an dieser Stelle wichtig zu betonen, dass nicht jedes Fettgewebe als »böse« zu bewerten ist. Es kommt auf die Art der Fettzellen an, den Ort der Fetteinlagerung und die Botenstoffe, die das entsprechende Fettgewebe produziert. So kann braunes Fett den Energieverbrauch steigern und sich positiv auf den Blutzucker und die Blutfettwerte auswirken. Durch Sport, Kältereize und ein Leben im Einklang mit dem Rhythmus von Tag und Nacht können wir die Aktivität des braunen Fettgewebes fördern und unter bestimmten Bedingungen auch dessen Bildung anregen.[13]

## Muskulatur

Die Muskulatur gilt als Stoffwechselorgan und wird vor allem dann hormonell relevant, wenn wir körperlich aktiv werden, sprich, durch Bewegung. Muskeln produzieren sogenannte *Myokine*. Das sind hormonähnliche Botenstoffe, die Einfluss auf unsere Fettverbrennung haben, die antientzündlich wirken und Schutz vor altersbedingten Erkrankungen bieten. Die Muskulatur hat außerdem Einfluss auf die Insulinsensitivität der Zellen. Eine trainierte Muskulatur sorgt dafür, dass Zellen besser auf Insulin reagieren, wodurch weniger Insulin benötigt wird. Das hält den Blutzucker stabil, liefert ausreichend Energie und reduziert Heißhunger, was wiederum auch allgemein auf das hormonelle Gleichgewicht im Körper wirkt.[14]

## Gehirn

Über den Hypothalamus und die Zirbeldrüse als hormonproduzierende Strukturen haben wir bereits gesprochen. Aber auch außerhalb dieser Bereiche beeinflussen Teile des Gehirns unsere Hormonbalance. So findet die Verarbeitung von Stress, Emotionen und die Verhaltenssteuerung zum Beispiel im limbischen System statt, bevor von dort aus die Reize an den Hypothalamus, die Hypophyse und andere Hirnareale oder das autonome Nervensystem weitergeleitet werden. Das limbische System ist wie eine Art Schnittstelle zwischen Emotionen und Körper und spielt damit ebenfalls eine Rolle bei der Hormonbalance.

## Haut

Die Haut ist nicht nur die äußerste Schutzhülle unseres Körpers, sondern auch ein komplexes Organ, das eng mit dem Hormonsystem verknüpft ist. Beispielsweise werden das Haarwachstum, die Talgproduktion, die Hautregeneration und auch die Pigmentierung von den Hormonen beeinflusst. Östrogen, Progesteron und Testosteron sowie das Zusammenspiel dieser Hormone untereinander sind daran maßgeblich beteiligt. So sorgen hohe Östrogenspiegel unter anderem für eine feine, pralle Hautstruktur, was den *Glow*, den viele Frauen um den Eisprung herum haben, erklärt. Niedrige Östrogenspiegel hingegen führen zu einer eher dünner werdenden und trockenen Haut. Das wirkt sich auch auf die Schleimhäute (Augen, Nase, Mund und Intimbereich) aus und wird insbesondere von vielen Frauen in den Wechseljahren erfahren.[15] Erhöhte Androgene, also männliche Sexualhormone, wirken anregend auf die Talgdrüsen und können fettige Haut und Akne begünstigen, während ein Mangel oft mit trockener, spröder Haut einhergeht.

Erhöhte Cortisolspiegel, zum Beispiel bedingt durch anhaltenden Stress, wirken schwächend auf die Hautbarriere. Hautprobleme wie Ekzeme oder schuppende, entzündliche Prozesse können die Folge sein. Chronischer Stress kann zudem die Hautalterung beschleunigen. Auch Schilddrüsenhormone beeinflussen die Hautbeschaffenheit. So kann eine Schilddrüsenunterfunktion die Haut trocken und blass erscheinen lassen, während eine Überfunktion die Haut tendenziell dünner und feuchter macht.

Die Haut reagiert aber nicht nur auf Hormone, sondern produziert auch selbst hormonähnliche Substanzen. Bestes Beispiel: Sie bildet Vitamin D, einen Hormonvorläufer, der durch Sonnenlicht über komplexe Prozesse, an denen auch Leber und Nieren beteiligt sind, aktiviert wird und eine wichtige Rolle im Kalziumhaushalt spielt. Die Haut-Hormon-Verknüpfung zeigt sich in unterschiedlichen Bereichen. Bei vielen ist es tatsächlich immer zuerst die Haut, die reagiert, wenn sie eine stressige Phase haben oder schlechter schlafen. Ein hormonfreundlicher Lebensstil und eine für die individuelle Hautbeschaffenheit passende Pflege sind optimal, um die Hautgesundheit zu unterstützen.

## Knochen

Auch Knochen können laut endokrinologischer und zellbiologischer Forschung als hormonproduzierende beziehungsweise die Hormonbalance beeinflussende Organe eingeordnet werden. So produzieren Knochenzellen *Osteocalcin*, das auch als Knochenhormon bezeichnet wird. Dieses Hormon wirkt nicht nur im Knochen selbst, sondern beeinflusst über den Blutkreislauf andere Prozesse im Körper. Es spielt eine Rolle für das hormonelle Gleichgewicht, den Stoffwechsel – insbesondere im Hinblick auf die Insulinsekretion und -sensitivität – und scheint bei Männern zudem Einfluss auf die Fruchtbarkeit zu haben.[16]

# HORMONELLE UNTERSCHIEDE ZWISCHEN FRAUEN UND MÄNNERN

Es ist kein Geheimnis, dass das Hormonsystem von Frauen und Männern Unterschiede aufweist. Diese zeigen sich nicht nur in den Geschlechtsmerkmalen. Sie haben auch Einfluss auf den Stoffwechsel, die Emotionen und unsere Gesundheit im Allgemeinen. Das weibliche Hormonsystem unterliegt durch den monatlichen Zyklus natürlicherweise starken Schwankungen, wohingegen die männlichen Hormonspiegel über lange Zeiträume relativ konstant sind. Es dominiert das in den Hoden produzierte Hormon Testosteron, das für Körperbehaarung und Muskelaufbau sorgt, das Verhalten, die Knochendichte und den Fettstoffwechsel beeinflusst. Auch für Frauen ist Testosteron ein wichtiges Hormon. Allerdings kommen noch weitere sehr entscheidende und im Laufe des Zyklus schwankende Hormone dazu: insbesondere Östrogen und Progesteron. Neben der Entwicklung der weiblichen Geschlechtsmerkmale, regeln Östrogene zudem auch den Menstruationszyklus. Progesteron, das Gelbkörperhormon, wird nach dem Eisprung vom Gelbkörper produziert und bereitet den Körper auf eine mögliche Schwangerschaft vor. Östrogen und Progesteron werden primär in den Eierstöcken, in kleineren Mengen jedoch auch in anderen Drüsen gebildet. Und im weiblichen Zyklus spielen noch zwei weitere Hormone eine wichtige Rolle. Das follikelstimulierende Hormon (FSH), das die Eibläschen wachsen lässt, und das luteinisierende Hormon (LH), das unter anderem für den Eisprung sorgt. Genauso, wie Männer Östrogen und Progesteron haben, sind auch FSH und LH in geringeren Dosen bei ihnen vorhanden.

## MENSTRUATIONSZYKLUS

Ein gesunder Menstruationszyklus umfasst in der Regel eine Dauer von 23 bis 35 Tagen. Auch wenn häufig von einem 28-Tage-Zyklus gesprochen wird, entspricht dieser eher einem Durchschnittswert. Tatsächlich ist es ganz normal, dass die Zykluslänge individuell variiert. Der erste Zyklustag ist der erste Tag der Menstruationsblutung und markiert den Startpunkt der verschiedenen Phasen, die im Verlauf des Zyklus aufeinander folgen.

- **Menstruationsphase:** Sie markiert den Beginn eines neuen Zyklus. In dieser Zeit befinden sich Östrogen und Progesteron auf einem niedrigen Niveau. Da sie für den Aufbau und die Aufrechterhaltung der Gebärmutterschleimhaut verantwortlich sind, führt ihr Rückgang dazu, dass die Schleimhaut nicht mehr ausreichend durchblutet wird, sich ablöst und vom Körper ausgeschieden wird – es kommt zur Blutung. Diese Phase dauert normalerweise zwischen drei und sieben Tagen.
- **Follikelphase:** Im Anschluss an die Menstruation beginnt die Follikelphase. Der Östrogenspiegel steigt wieder an und in den Eierstöcken reifen Eibläschen *(Follikel)* heran, von denen sich in der Regel eines durchsetzt und weiter heranreift. Gleichzeitig wird die Gebärmutterschleimhaut erneut aufgebaut, um sich auf eine mögliche Einnistung einer befruchteten Eizelle vorzubereiten.
- **Eisprung:** Etwa zwischen dem 12. und 21. Zyklustag – abhängig von der individuellen Zykluslänge – erfolgt der Eisprung oder die *Ovulation*. Dabei sorgt ein plötzlicher Anstieg des luteinisierenden Hormons (LH) dafür, dass eine reife Eizelle aus dem Follikel im Eierstock freigegeben wird. Die Eizelle wandert dann in den Eileiter und ist dort für etwa 12 bis 24 Stunden befruchtungsfähig. In dieser Zeit besteht die größte Chance, schwanger zu werden.
- **Lutealphase:** Nach dem Eisprung bildet sich aus dem leeren Follikel der sogenannte Gelbkörper, der Progesteron produziert. Dadurch wird die Gebärmutterschleimhaut noch gemütlicher, für den Fall, dass sich eine befruchtete Eizelle einnistet. Bleibt die Befruchtung aus, bildet sich der Gelbkörper zurück, Progesteron und Östrogen sinken, die Menstruation setzt ein und der nächste Zyklus beginnt.

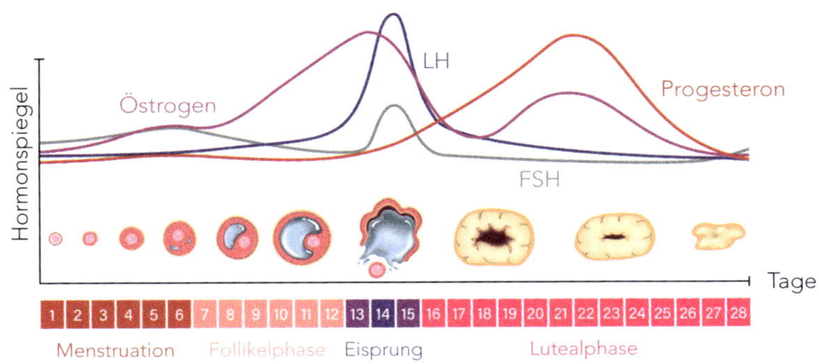


*Der weibliche Menstruationszyklus findet etwa 400- bis 500-mal im Leben einer gesunden Frau statt.*

Diese hormonellen Veränderungen begleiten den gesamten Zyklus und wirken sich dabei nicht nur auf die Fruchtbarkeit aus. Je nach Zyklusphase können sie auch Stimmung, Energielevel, Appetit, Schlafverhalten oder das Hautbild beeinflussen. Viele Frauen nehmen in bestimmten Phasen wahr, dass sie leistungsfähiger oder emotional empfindlicher sind, mehr oder weniger Energie haben oder die Schlafqualität variiert.

## WEIBLICHE UND MÄNNLICHE WECHSELJAHRE

Erste hormonelle Veränderungen fangen bei Frauen bereits mit Mitte 30 an. Der Zyklus wandelt sich dabei in der Regel noch nicht, aber die Eisprünge können in ihrer Qualität variieren und infolgedessen kann es zu ersten Progesteronmangelsymptomen kommen (Seite 42). In den Wechseljahren – genauer: der *Perimenopause*, die meist zwischen dem 45. und 55. Lebensjahr beginnt – gerät der Zyklus zunehmend aus dem Takt. Grund dafür sind ausbleibende Eisprünge und der damit verbundene Progesteronmangel. Denn: Ohne Eisprung kein progesteronproduzierender Gelbkörper. Im weiteren Verlauf sinkt dann teilweise unter starken Schwankungen auch der Östrogenspiegel. Der Testosteronspiegel sinkt ebenfalls, jedoch nicht so stark wie Östrogen und Progesteron. Diese Umstellungen können mit starken Symptomen einhergehen. Die bekanntesten sind Hitzewallungen, Nachtscheiß, Schlafprobleme und Stimmungsschwankungen. Doch es gibt weitaus mehr Beschwerden, die den weiblichen Wechseljahren zugeordnet werden können, wie zum Beispiel depressive Verstimmungen, Gehirnnebel, Konzentrationsprobleme, Tinnitus, Frozen Shoulder, Herzrasen, Schwindel, verstärkte prämenstruelle Beschwerden, Gelenk- und Muskelschmerzen, trockene Schleimhäute, häufiger Harndrang, Blasenentzündungen und fehlende Libido. Auch das Risiko für bestimmte Erkrankungen nimmt in und nach der Perimenopause zu – unter anderem, weil der schützende Einfluss des Östrogens nachlässt. Dazu zählen zum Beispiel Osteoporose, Herz-Kreislauf-Erkrankungen, Stoffwechselstörungen wie erhöhte Blutzucker- oder Cholesterinwerte. Auch Gewichtszunahme ist nicht selten, vor allem im Bauchbereich (mehr dazu auch auf Seite 117).

Bei Männern verläuft der hormonelle Wandel im Alter schleichender als bei Frauen. Etwa ab dem 40. Lebensjahr beginnt der Testosteronspiegel langsam zu sinken. Dieser allmähliche Rückgang wird als *Andropause* oder auch als männliche Wechseljahre bezeichnet. Ein niedriger Testosteronspiegel kann sich auf verschiedene Weise bemerkbar machen: etwa durch verminderte Energie, Stimmungsschwankungen, Reizbarkeit, Schlafprobleme, Libidoverlust, Erektionsstörungen, Muskelabbau oder eine Zunahme des Bauchfetts. Auch das Risiko für Stoffwechselerkrankungen, Osteoporose und Herz-Kreislauf-Beschwerden kann mit einem sinkenden Testosteronspiegel steigen.

Dennoch sind nicht alle Veränderungen im Alter ausschließlich auf den Hormonspiegel zurückzuführen – auch Lebensstil, Ernährung, Stress und Bewegung spielen eine entscheidende Rolle. Zugleich gilt: Nicht alle Frauen und Männer erleben diese hormonellen Umstellungen gleich. Manche spüren deutliche Veränderungen, während andere kaum Symptome wahrnehmen. Wie stark die einzelnen Phasen empfunden werden, ist individuell und hängt auch von körperlichen, seelischen und äußeren Faktoren ab. Das Neustartprogramm in Kapitel 5 ist ein schöner Begleiter, der allen guttut – losgelöst von der Art und Intensität möglicher Beschwerden.

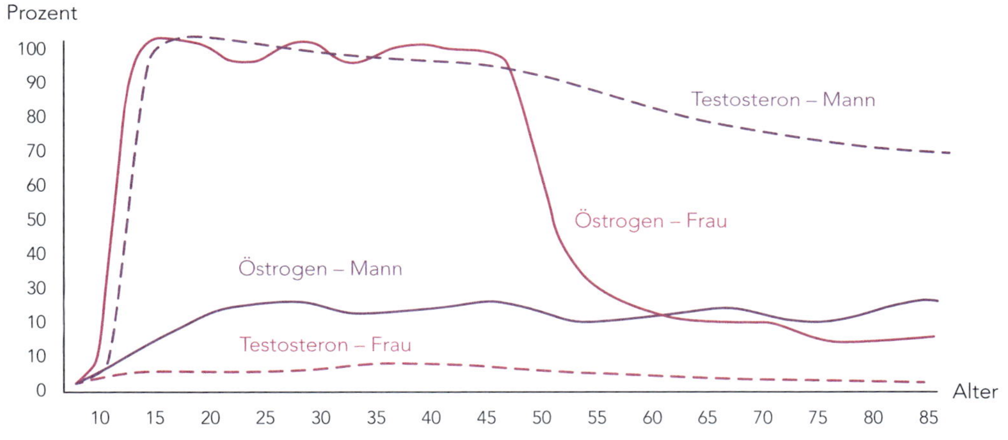


*Der Sexualhormonverlauf bei Frauen und Männern: In den Wechseljahren und darüber hinaus erleben Frauen deutlich stärkere Veränderungen.*

# KA PI TEL 2

# HORMONE IM EINKLANG MIT DEM NERVEN-SYSTEM

# AUFBAU UND FUNKTION DES NERVENSYSTEMS

Stress kennt jeder. Aber was genau passiert dabei im Körper? Wenn Druck und Belastung steigen, laufen Nervensystem und Hormone auf Hochtouren, um das innere Gleichgewicht zu wahren. Ihr Zusammenspiel ist komplex, präzise und lebenswichtig. Warum das so ist und wie der Körper mit Stress umgeht, erfährst du in diesem Kapitel.

Das Nervensystem gehört zu den faszinierendsten und komplexesten Systemen unseres Körpers. Es steuert und koordiniert alle Aktivitäten – von einfachen Bewegungen wie einem Schulterzucken oder Naserümpfen bis hin zu komplexen Denkprozessen und fein abgestimmten Koordinationsabläufen, wie etwa beim Yoga oder Musizieren. In Gefahrensituationen reagiert das Nervensystem blitzschnell: Durch die Ausschüttung von Adrenalin stellt es Energiereserven bereit, damit wir kämpfen oder fliehen können. Gleichzeitig kann es uns in eine Schockstarre versetzen oder instinktive Schutzreflexe auslösen. Um zu verstehen, wie wichtig die Regulierung dieses Systems ist, lohnt sich ein genauerer Blick auf seinen Aufbau und seine Funktionen.

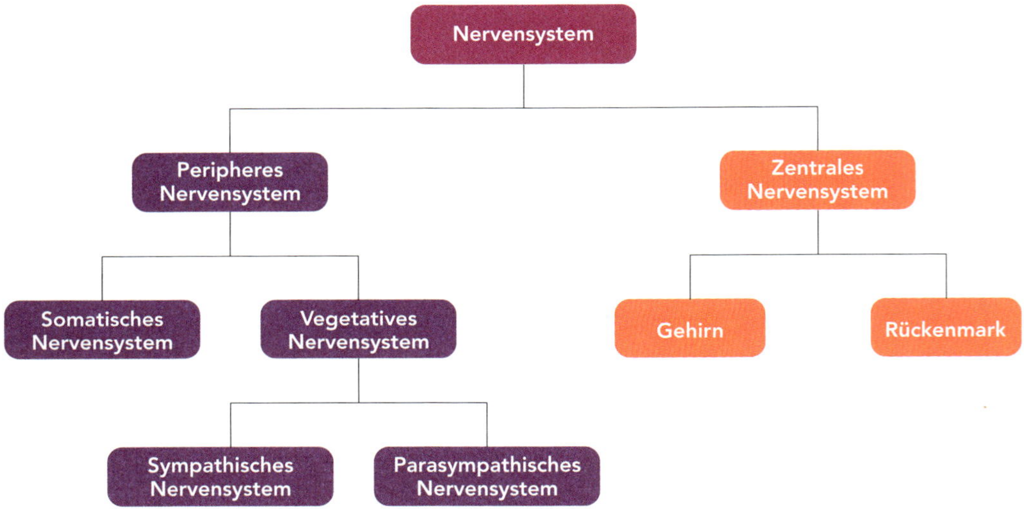


*Das Nervensystem im Überblick: So steuern die verschiedenen Bereiche bewusste und unbewusste Abläufe und Prozesse im Körper.*

Das Nervensystem lässt sich in zwei Hauptbereiche unterteilen: das *zentrale Nervensystem* (ZNS) und das *periphere Nervensystem* (PNS). Im ZNS werden Informationen verarbeitet und komplexe Abläufe gesteuert. Das PNS verbindet das ZNS mit dem restlichen Körper und sorgt dafür, dass Reize wie Bewegungsimpulse oder Berührungen blitzschnell weitergeleitet werden.

## ZENTRALES NERVENSYSTEM

Das ZNS besteht aus dem Gehirn und dem Rückenmark. Du kannst es dir als das Kontrollzentrum deines Körpers vorstellen, in dem alle eingehenden sensorischen Informationen verarbeitet werden, wie der Geruch von frisch gebackenem Brot oder das Gefühl, wenn du eine heiße Tasse berührst. Das Gehirn ist dabei für Funktionen wie Denken, Erinnern und Fühlen verantwortlich: Es hilft dir zum Beispiel, ein Rätsel zu lösen, ein Passwort zu erinnern oder in Gefahrensituationen Angst zu empfinden. Das Rückenmark wirkt wie eine Datenautobahn zwischen Gehirn und Körper. Es leitet Signale in Millisekunden weiter – etwa, wenn du deine Hand reflexartig von der heißen Herdplatte nimmst.

## PERIPHERES NERVENSYSTEM

Das PNS umfasst alle Nerven, die außerhalb des zentralen Nervensystems liegen – also alles, was nicht Gehirn und Rückenmark ist. Es lässt sich wiederum in zwei Bereiche aufteilen: Das somatische Nervensystem kümmert sich um alles, was wir bewusst steuern – wie Bewegungen und die Wahrnehmung unserer Umwelt. Das *vegetative Nervensystem* regelt hingegen alle unbewussten oder unwillkürlichen Abläufe, Dinge wie Atmung, Herzschlag und Verdauung, ohne dass wir daran denken oder darüber nachdenken müssen.

### Vegetatives Nervensystem: Sympathikus und Parasympathikus

Das vegetative Nervensystem, auch autonomes Nervensystem genannt, reguliert lebenswichtige Körperfunktionen und sorgt dafür, dass sie im Gleichgewicht bleiben. Es besteht aus zwei Hauptteilen: dem *Sympathikus* und dem *Parasympathikus*. Der

Sympathikus ist vor allem dann aktiv, wenn der Körper in Aktion tritt – sei es im Alltag, bei körperlicher Anstrengung oder unter Stress. Er stellt uns die nötige Energie zur Verfügung, erhöht die Aufmerksamkeit und bereitet den Körper auf Leistung vor. In besonders herausfordernden Situationen aktiviert er den *Fight-or-Flight*-Modus, also unsere Kampf-oder-Flucht-Reaktion. Dabei erhöht er die Herzfrequenz, erweitert die Atemwege, verbessert die Durchblutung von Armen und Beinen, stellt die Pupillen weit und mobilisiert Energiereserven, um schnelle Reaktionen zu ermöglichen.

Es gibt zwei weitere Reaktionsmuster, die vom Sympathikus gesteuert werden: *Freeze* und *Fawn*. In diesen Zuständen arbeitet der Sympathikus eng mit seinem Gegenspieler, dem Parasympathikus, zusammen – dem Teil des Nervensystems, der für Ruhe, Erholung und Regeneration zuständig ist. Dazu gleich mehr im nächsten Absatz. Der Freeze-Modus beschreibt den Schockmoment, das Erstarren, und ist ein unbewusster Konflikt beider Systeme. Bei einer überwältigenden Bedrohung sorgt das Zusammenspiel von Sympathikus und Parasympathikus dafür, dass wir wie eingefroren sind: bewegungslos, taub oder abgeschaltet. Auch der weniger bekannte Fawn-Modus (das englische Wort *fawn* heißt »Rehkitz«) spielt eine wichtige Rolle bei der Verarbeitung von Stress. Es ist ein aktiverer Schutzmechanismus, durch den der Körper per Anpassung und Unterwerfung auf eine als gefährlich empfundene Situation reagiert. Diese Reaktion zielt darauf ab, Eskalation zu vermeiden – etwa durch übermäßige Freundlichkeit oder Selbstverleugnung. Oft entsteht dieses Muster bereits in der frühen Kindheit, kann sich aber auch im Erwachsenenalter entwickeln – und langfristig zu einer emotionalen Belastung werden, wenn die eigenen Bedürfnisse dauerhaft unterdrückt werden.[17]

Der Parasympathikus ist der Gegenspieler des Sympathikus im vegetativen Nervensystem. Auch er reguliert zahlreiche Körperfunktionen – allerdings mit dem Ziel, Entspannung, Regeneration und Heilung zu fördern. Deshalb wird er häufig als *Rest-and-Digest-Modus* bezeichnet – also Ruhe- und Verdauungsmodus. Er senkt die Herzfrequenz, beruhigt die Atmung, fördert die Durchblutung der Körpermitte und aktiviert die Verdauung. All das schafft die nötigen Voraussetzungen dafür, dass der Körper sich erholen, regenerieren und seine Energiespeicher wiederauffüllen kann.

Der Parasympathikus spielt aber nicht nur in Ruhephasen eine Rolle, er unterstützt uns auch im Umgang mit Stress und Emotionen, indem er Sicherheit vermittelt und das

Nervensystem stabilisiert. Wie bereits erwähnt, ist er auch am Freeze-und-Fawn-Modus beteiligt – Schutzreaktionen, die in bedrohlichen Situationen aktiv werden.

Ein ausgewogenes Zusammenspiel von Sympathikus und Parasympathikus ist entscheidend für unsere körperliche und emotionale Gesundheit – und damit für unser allgemeines Wohlbefinden.

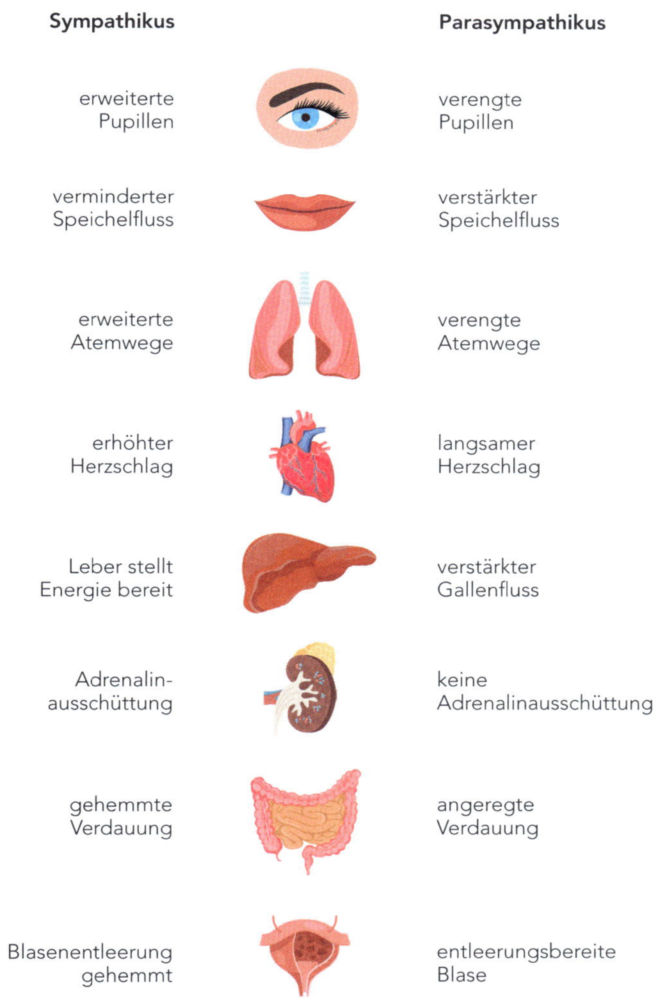


*Das vegetative Nervensystem besteht aus Sympathikus und Parasympathikus und steuert je nach Situation An- oder Entspannung im Körper.*

# WECHSELWIRKUNGEN ZWISCHEN NERVEN- UND HORMONSYSTEM

Für unsere Gesundheit sind regelhafte Abläufe und Balance essenziell – genau das ist auch das Ziel der engen Zusammenarbeit zwischen Nerven- und Hormonsystem. Dabei spielt der Hypothalamus (unser Dirigent im Hormonorchester) eine Schlüsselrolle. Er sorgt dafür, dass bestimmte Hormone aus der Hypophyse freigesetzt werden. Wie in Kapitel 1 besprochen, beeinflussen diese Hormone dann andere Hormondrüsen und regulieren so viele Körperfunktionen. Ein Beispiel für die enge Verbindung zwischen Nerven- und Hormonsystem ist die Stressreaktion. In Stresssituationen werden die Nebennieren aktiviert, Hormone wie Adrenalin und Cortisol freizusetzen. Diese unterstützen den Körper bei der Bewältigung der Situation und beeinflussen zahlreiche physiologische Prozesse auf unterschiedlichen Ebenen. Ein ausgeglichenes Miteinander zwischen Nerven- und Hormonsystem ist daher entscheidend für unser Wohlbefinden.

Nehmen wir beispielsweise an, eine Frau erlebt über einen längeren Zeitraum dauerhaft Stress, ohne die für den Körper nötigen Entspannungs- und Regenerationszeiten. Ob berufliche oder familiäre Belastung, emotionale Herausforderungen oder alles zusammen spielt keine Rolle. Die Reaktion im Körper ist die gleiche: Stress aktiviert das sympathische Nervensystem und führt zu einer vermehrten Ausschüttung von Stresshormonen aus den Nebennieren, insbesondere Cortisol. Ein dauerhaft erhöhter

**• BALANCE-BOX •**

Wo wir gerade über das Thema Stress sprechen, hier eine kleine Einladung an dich: Halte mal kurz inne, schließe deine Augen und spüre bewusst deinen Körper. Sitzt oder liegst du bequem? Wie ist deine Atmung – flach oder tief? Nimm nur wahr und versuche nichts von dem, was dir auffällt, zu bewerten. Fühlst du dich wohl oder gibt es etwas, dass du verändern möchtest, zum Beispiel ein Positionswechsel, ein Glas Wasser trinken oder tief durchatmen? Gib deinem Körper, was er braucht, bevor du weiterliest.

Cortisolspiegel wirkt auf das gesamte Hormonsystem und beeinflusst die Verdauung, den Stoffwechsel, die Stimmung und auch die Produktion von Östrogen und Progesteron. Der Körper fühlt sich in anhaltenden Stressphasen nicht sicher und ist bemüht, Energie zu sparen. Dass kann sogar den Menstruationszyklus, der den Körper viel Energie kostet, verändern. Mögliche Folgen: Es kommt zu Unregelmäßigkeiten im Zyklus, zu Schmerzen während der Periode oder sogar zu Amenorrhoe, dem Ausbleiben der Periode.

# WIE ENTSTEHT UND WIE FUNKTIONIERT EIGENTLICH STRESS?

Die Stressreaktion ist einer von vielen cleveren Mechanismen, über die unser Körper verfügt. Ursprünglich diente sie dazu, uns in bedrohlichen Situationen blitzschnell handlungsfähig zu machen – also dann, wenn es ums Überleben ging. Doch auch heute wird dieses Programm aktiviert, sobald wir unter Druck stehen: bei Prüfungen, in wichtigen Gesprächen oder bei körperlicher Anstrengung. Die Stressreaktion mobilisiert Energie, steigert die Konzentrationsfähigkeit und macht uns kurzfristig leistungsfähiger. Während wir uns früher vor dem berühmten Säbelzahntiger in Acht nehmen mussten, der im Körper den Kampf- oder Fluchtmodus aktivierte, sodass wir all unsere Kräfte fürs Weglaufen mobilisieren konnten (Kämpfen war hier eher aussichtslos), sind es heute die scheinbar harmlosen Situationen, wie zum Beispiel ein Stau auf dem Weg zur Arbeit, der uns viel zu spät zum Meeting kommen lässt, der Anruf aus dem Büro nach Feierabend oder der eigene Erwartungsdruck. Dieser alltägliche Stress sorgt im Körper für die gleiche Reaktion: Er spielt das Programm »Säbelzahntiger« ab.

Verantwortlich für diese Reaktion ist die sogenannte *Amygdala* oder auch der Mandelkern. Die zweigeteilte Amygdala bildet einen kleinen Teil unseres Gehirns. Sie gehört zum limbischen System, der Funktionseinheit im Gehirn, die unter anderem dafür zuständig ist, Emotionen zu verarbeiten. Ob ein Reiz als bedrohlich einzustufen ist, wird von der Amygdala entschieden. Wie eine Art Frühwarnsystem entscheidet sie innerhalb von Millisekunden, ob wir uns in einer potenziell gefährlichen Situation befinden.

Kommt sie zu ebendieser Einschätzung, werden Stresshormone ausgeschüttet. Das macht sie nicht selbst, sondern sie gibt die Information mithilfe des sympathischen Nervensystems und des Hypothalamus an unsere Nebennieren weiter.

Im Körper gibt es zwei Wege, über die eine Stressreaktion ausgelöst wird. Der eine ist schnell und direkt: Über das sympathische Nervensystem wird die Nebenniere aktiviert und schüttet Adrenalin aus. Der andere Weg führt über den Hypothalamus, der eine Hormonkaskade startet, die schließlich die Nebennieren zur Cortisolausschüttung anregt. Dieser zweite, etwas langsamere Mechanismus wird als Stressachse oder HHN-Achse (Hypothalamus-Hypophysen-Nebennierenrinden-Achse) bezeichnet. Dieser Prozess wird in der Regel dann aktiviert, wenn die stressige Situation länger anhält – also nicht nur Sekunden, sondern mehrere Minuten. Er bereitet den Körper auf eine anhaltende Belastung vor, indem er Energie bereitstellt, den Blutzuckerspiegel steigen lässt und Entzündungsprozesse zunächst hemmt. Nach der Stressreaktion kehrt das System normalerweise in den Ruhezustand zurück. Bei chronischem Stress bleibt die HHN-Achse jedoch häufig aktiv, was dann zu gesundheitlichen Problemen führen kann.

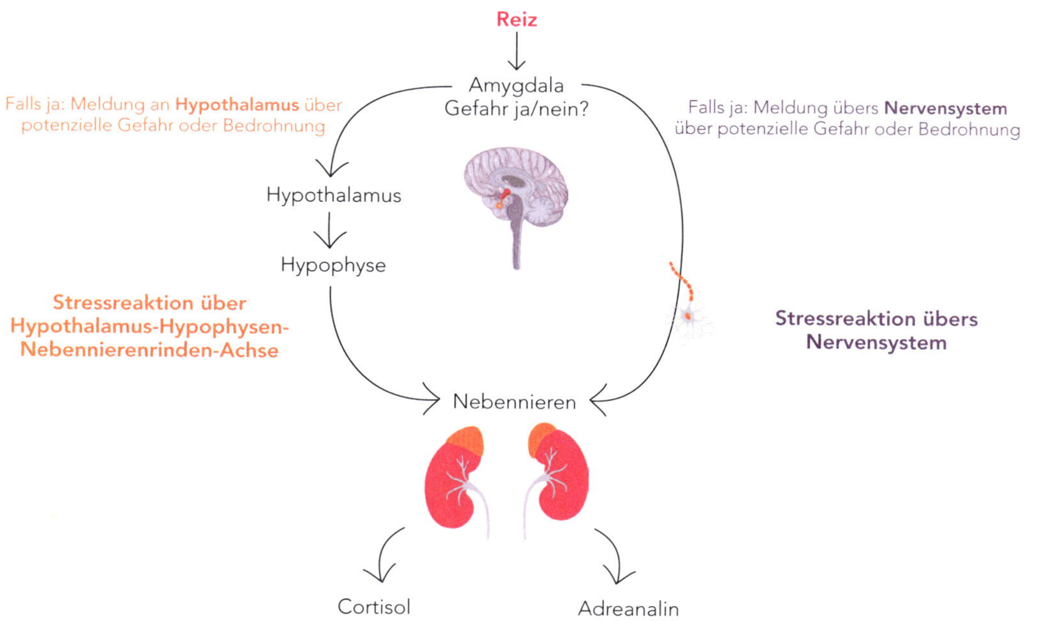


*Es gibt zwei Wege, wie der Körper auf Stress reagiert: über das Nervensystem oder über die HHN-Achse.*

## STRESS ALS SCHUTZMECHANISMUS

Obwohl sich die Lebensumstände für die meisten von uns geändert haben, ist die körperliche Reaktion auf eine Gefahrensituation immer noch dieselbe wie zu Zeiten, in denen wir vor reellen physischen Gefahren die Flucht ergreifen oder kämpfen mussten: Der Körper schüttet Adrenalin aus. Die Amygdala kann nicht unterscheiden, ob der Säbelzahntiger angreift, ob wir versuchen, den Bus in letzter Sekunde zu bekommen, uns in der Familie streiten, eine Vollbremsung machen oder der Chef am Wochenende anruft. Diese akuten Schreckmomente sind in der Regel nach einigen Minuten vorbei. Es folgt Erleichterung: Die Muskeln entspannen sich, Puls und Atmung werden ruhiger, Blutdruck und Blutzucker normalisieren sich. Dafür sorgt der parasympathische Anteil des vegetativen Nervensystems. Zudem werden Wohlfühlhormone als Belohnung ausgeschüttet, wenn wir eine Herausforderung gemeistert haben. Nun hat der Körper wieder Kapazitäten für Reparatur- und Regenerationsprozesse, kann sich um Nährstoffaufnahme, Verdauung oder Fortpflanzung kümmern. Bei anhaltenden Belastungen hingegen, vielleicht sogar über Wochen und Monate, reagiert das System anders.

## DIE FOLGE VON DAUERSTRESS

Anhaltender Stress führt im Körper zu einer vermehrten Ausschüttung des Stresshormons Cortisol. Vielleicht erinnerst du dich: Cortisol ist nicht nur ein Stress-, sondern auch unser Aktivitätshormon, dessen Bereitstellung im Körper einem bestimmten Rhythmus unterliegt. Es macht uns morgens wach und lässt uns energiegeladen in den Tag starten. Im Laufe des Tages sinkt der Spiegel dann immer mehr ab. Abends ist er natürlicherweise niedrig, sodass wir müde werden. Zumindest sieht es der Tag-Nacht-Rhythmus so für uns vor. Gerät dieser natürliche Rhythmus aus der Balance, was bei vielen Menschen aus unterschiedlichen Gründen der Fall ist, hat das langfristig hormonelle und gesundheitliche Folgen.

Ein Cortisolungleichgewicht beeinflusst zahlreiche körperliche Prozesse und verändert deren Abläufe. Ursprünglich dienten diese Veränderungen als Schutzmechanismen in Zeiten von Nahrungsmangel, der vor Jahrhunderten vermutlich die einzige Form von dauerhaftem Stress darstellte. Heute sind es selten Hungersnöte, die Stress auslösen – doch der Körper reagiert immer noch, als befände er sich in einer solchen Situation: Blutzucker- und Insulinspiegel steigen, um Energie für eine vermeintliche Notlage bereitzustellen. Gleichzeitig wird der Stoffwechsel gedrosselt, um Energie zu sparen. Diese Anpassungen bleiben nicht folgenlos: Die Schilddrüse, die den Stoffwechsel wesentlich steuert, kann in ihrer Funktion beeinträchtigt werden. Eine bereits bestehende Unterfunktion beispielsweise kann sich dadurch verschlechtern (mehr dazu auf Seite 89). Auch die Produktion von Sexualhormonen leidet unter chronischem Stress. Der Körper »entscheidet«, dass gerade kein günstiger Zeitpunkt für eine Schwangerschaft ist, oder spart Energie, indem er den Menstruationszyklus unterdrückt.

Diese Schutzmechanismen führen auch dazu, dass Fett eingelagert wird, und erklären, warum die meisten Diäten, die ebenfalls Stress für den Körper bedeuten, zum Scheitern verurteilt sind und im bekannten Jo-Jo-Effekt enden. Zudem wird dabei wertvolle Muskulatur abgebaut. Sie verbraucht aus Sicht des gestressten Körpers unnötig Energie und lässt sich leicht zur Energiegewinnung nutzen. Je länger der Stress anhält, desto mehr Muskelmasse wird ab- und Fettgewebe aufgebaut.

Insbesondere an einer Gewichtszunahme am Bauch zeigt sich ein Cortisolungleichgewicht. Das liegt daran, dass die Fettzellen am Bauch deutlich mehr Cortisolrezeptoren aufweisen als andere Bereiche im Körper. Dieses sogenannte viszerale Fett (Fettschicht um die inneren Organe) ist vor allem ein gesundheitliches Problem. Es ist hormonaktiv und produziert nach momentanem Kenntnisstand rund 200 Botenstoffe, die unter anderem Entzündungen und die weitere Zunahme an Körperfett fördern. Ein Teufelskreis. Zudem wirkt chronischer Stress appetitanregend und kann Heißhunger auslösen. Geben wir dem Verlangen nach, schüttet das Gehirn Glückshormone aus – wir fühlen uns kurzfristig besser. So kann sich allerdings auch ein Muster entwickeln, das emotionales oder suchartiges Essen fördert.

Unser Körper reagiert auf alle Informationen, die ihn erreichen, und reguliert entsprechend seine Abläufe. Die Hormonproduktion wird ständig angepasst. Je bewusster wir mit unseren persönlichen Störfaktoren und Stressauslösern umgehen, desto besser können wir lernen, unseren Körper zu unterstützen. Stressmanagement, Achtsamkeit und Selbstreflexion helfen, den Teufelskreis zu durchbrechen und die hormonelle Situation wieder ins Lot zu bringen. Zu all dem kommen wir ab Kapitel 4.

# EUSTRESS UND DISSTRESS

Psychologen unterscheiden zwischen positivem und negativem Stress. Als *Eustress* wird dabei der Stress bezeichnet, den wir bei kurzzeitiger positiver Aufregung empfinden. Zum Beispiel frischverliebt vor einem Date oder vor einem großen Tag, auf den wir uns schon lange freuen (Hochzeit, Wettkampf, Auftritt). Dieser positive Stress setzt Energie frei, die uns ermöglicht, in dieser Phase leistungs- und widerstandsfähiger zu sein. Ein entscheidender Punkt beim Eustress: Er wechselt sich mit Entspannung ab. Der Körper ist also nicht dauerhaft im angespannten Zustand.

Fühlen wir uns in bestimmten Situationen hingegen ängstlich, überfordert, gereizt oder ausgezehrt, wird dies als *Disstress*, also negativer Stress, bezeichnet. Das ist diese Art von Stress, die uns oft unterschwellig über einen längeren Zeitraum begleitet. Teilweise ist uns diese Dauerbelastung gar nicht so richtig bewusst. Digitalisierung und Dauererreichbarkeit sind hier passende Stichworte. Bei Disstress handelt es sich also um andauernde oder wiederkehrende Überlastungen, die Energie rauben, erschöpfen und teilweise auch ein Gefühl von Handlungsunfähigkeit oder Hilflosigkeit der Situation gegenüber hinterlassen. Da die Auslöser unterschwellig immer wirken, fehlen dem Körper die nötigen Entspannungs- und Regenerationsphasen, was dann schlussendlich zu den schon erwähnten Problemen wie Gewichtszunahme, Heißhunger, Muskelabbau oder Zyklusunregelmäßigkeit führen kann. Auch Erschöpfung, Müdigkeit, Magen- und Verdauungsbeschwerden, Herz-Kreislauf-Erkrankungen und Probleme mit dem Blutzucker sind oftmals stressbedingt.

Eustress und Disstress liegen nah beieinander. Der Körper kann nicht unterscheiden, ob es sich um positiven oder negativen Stress handelt. Die Reaktion und der Ablauf im Körper sind gleich. Zudem hat jeder eine individuelle Belastungsgrenze. Was für den einen Eustress ist, kann für den anderen Disstress sein. Auch zu Beginn empfundener positiver Stress kann in eine ungesunde Überlastung übergehen. Die gute Nachricht: Jeder kann lernen, Stress neu oder anders zu begegnen und gelassener mit Herausforderungen umzugehen.

# STRESS UND SEINE VIELEN GESICHTER

Stress ist eine völlig natürliche Reaktion des Körpers auf Herausforderungen und Bedrohungen. Der Körper reagiert mit der beschriebenen Stressreaktion, die automatisch ausgelöst wird. Stressoren – also stressverursachende Umstände – können physische oder psychische Ursachen haben, ungünstigen Ernährungs- und Verhaltensgewohnheiten oder der Umwelt geschuldet sein. Grundsätzlich kann der Körper gut mit Stress umgehen, vorausgesetzt, das System bekommt auch die Möglichkeit, sich in Entspannungsphasen wieder zu regenerieren. Doch alltägliche Belastungen und andauernde Herausforderungen machen dies zeitweise beinahe unmöglich. Gründe für Stressreaktionen sind zudem sehr individuell und manchmal sind wir uns dieser gar nicht bewusst. Um etwas Licht ins Dunkel zu bringen, nachfolgend ein Überblick über typische Faktoren, die Stress auslösen können.

## Ungünstige Ernährung

Der Körper benötigt eine ausreichende und ausgewogene Zufuhr an allen Makronährstoffen, um gut funktionieren zu können. Das heißt, Proteine, Fette und Kohlenhydrate sollten in zum individuellen Körperbau und Verbrauch passenden Mengen mit der Nahrung aufgenommen werden. Nahrungs- oder Nährstoffentzug ist Stress für den Körper. Für ihn gibt es keinen Unterschied zwischen »Ich esse wenig, weil ich abnehmen will« und »Ich esse wenig, weil Krise ist und es nichts gibt«. Unter ständig eingeschränkter Kalorienzufuhr oder einer Energiezufuhr unter den vom Organismus benötigten Mengen schaltet der Körper durch die Ausschüttung von Stresshormonen ins Überlebensprogramm, das heißt, der Stoffwechsel wird auf Sparflamme heruntergefahren und jede Kalorie wird »gehortet«.

Ungünstige Ernährungsgewohnheiten haben in der Regel auch Nährstoffmängel zur Folge. Wenn es an Mikronährstoffen wie Vitaminen und Mineralien fehlt, laufen auch Energie- und Hormonproduktion im Körper nicht mehr optimal. Lebensmittel, die industriell stark bearbeitet wurden, sind entsprechende Nährstoffräuber. Das sind zum Beispiel Tiefkühlpizzen, Fertigsuppen, Wurstprodukte, Süßigkeiten, Gebäck, Chips, Softdrinks und Cerealien. Häufig enthalten sie nicht nur ungesunde Transfette und viel Zucker, sondern auch Konservierungsmittel, Aromen, Emulgatoren, Farbstoffe und Süßungsmittel. Diese Stoffe schaden dem Körper, bedeuten Stress für ihn und verwirren das Hormonsystem. Zucker gilt als Nährstoffräuber, weil der Darm jede Menge Mikronährstoffe allein für seine Verarbeitung benötigt. Hier macht wie so oft die Dosis das Gift. Die meisten Menschen essen, ohne es zu wissen, zu viel davon. Nikotin, Alkohol- und Kaffeekonsum sowie bestimmte Medikamente wie die Pille können ebenfalls die Nährstoffaufnahme stören und den Nährstoffbedarf erhöhen.

## Stille Entzündungen

Stille Entzündungen im Körper sind immer wieder ein großes Thema. Man kann sie leider weder spüren noch sehen. Sie scheinen eine der Hauptursachen für chronische Erkrankungen zu sein und versetzen das Immunsystem in einen Dauer-Alarmzustand. Dies wirkt sich negativ auf das Energielevel aus und bringt die Hormone aus dem Gleichgewicht, da diese *Silent Inflammations* zu hohen Cortisolspiegeln führen, Insulinresistenz und Schilddrüsenunterfunktionen begünstigen und auch die Sexualhormone aus dem Takt bringen. Ein gestörtes Darmmikrobiom scheint häufig die Ursache stiller Entzündungen zu sein. Eine gesunde, ausgewogene Ernährung, wie im Neustartprogramm in Kapitel 5 vorgeschlagen, trägt zu einem gesunden Mikrobiom bei und kann daher auch Entzündungsgeschehen reduzieren. (Mehr zu stillen Entzündungen auf Seite 55 in Kapitel 1.)

## Schlafmangel

Auch Schlafmangel und ein gestörter Tag-Nacht-Rhythmus bedeuten Stress für den Körper. Unsere Hormonausschüttungen folgen bestimmten Rhythmen, die sich am Tag-Nacht-Zyklus, auch *zirkadianen Rhythmus*, orientieren. Dieser wird durch unsere Lebensumstände und unser Umfeld beeinflusst. Licht hat natürlich den größten Einfluss auf unsere innere Uhr. Aber auch unsere Ernährung und unsere Gewohnheiten beeinflussen diesen Ablauf, der frühes Schlafengehen und nächtliches Fasten vorsieht. Statt nach diesem naturgegebenen Rhythmus zu leben, setzen sich allerdings viele von uns bis spät in die Nacht, wenn natürlicherweise Dunkelheit herrscht, künstlichem oder blauem Bildschirmlicht aus, essen spät am Abend, naschen oder trinken kalorische Getränke noch kurz vorm Schlafengehen. All das verhindert die Ausschüttung des Schlafhormons Melatonin und erhöht die Ausschüttung von Insulin und Cortisol. Das bringt nicht nur den zirkadianen Rhythmus durcheinander und beeinträchtigt regenerative Prozesse, sondern kann auch die Fettverbrennung hemmen.

## Training und Bewegung ohne rechtes Maß

Sowohl zu intensives Training als auch Bewegungsmangel wirken als körperliche Stressoren. Übertraining führt zu einer verstärkten Ausschüttung von Stresshormonen, während mangelnde Aktivität zu erhöhten Blutzucker- und Insulinwerten führen kann, wodurch der Körper ebenfalls in einen Stresszustand gerät. Wer sich wenig bewegt, dem fehlt es meist auch an Muskulatur, die vermeidet, dass überschüssige Kalorien im Fettgewebe gespeichert werden. Im Hinblick auf unseren Energieverbrauch sind Muskeln unser größtes Stoffwechselorgan. Moderates und der körperlichen Konstitution angepasstes Training und regelmäßige Bewegung sind also nicht nur wichtig, um in Form zu bleiben, sondern auch wertvoll, um Stresshormone abzubauen. Sie sind ein absolut nötiger Ausgleich für den Körper, wenn man einer sitzenden Tätigkeit nachgeht. Zudem werden wir bei Bewegung mit Glückshormonen belohnt. Für Stress auf körperlicher Ebene sorgen nebenbei bemerkt auch Verletzungen, Fehlhaltungen, Verspannungen und Krankheitserreger.

## Schadstoffe

Mit Umweltgiften kommen wir täglich in Kontakt – Abgase, Strahlung, Elektrosmog. Das lässt sich leider nicht vollständig vermeiden. Umso wichtiger ist es, dass wir die Dinge im Blick behalten, die wir aktiv beeinflussen können. Dazu gehören vor allem sogenannte *Xenoöstrogene* – auch bekannt als *endokrine Disruptoren* oder Umwelthormone. Diese chemischen Substanzen sind körperfremd, können aber im Körper ähnlich wirken wie unsere eigenen Hormone, insbesondere wie Östrogene. Durch diese Wirkung können sie hormonelle Regelkreise stören und stehen im Verdacht, eine der Hauptursachen für Hormonbeschwerden und Übergewicht zu sein. Die WHO listete bereits 2012 rund 800 chemische Stoffe auf, die bekanntermaßen oder vermutlich endokrine Wirkungen zeigen.[18] Die Dunkelziffer dürfte allerdings um einiges höher liegen, da nur ein Bruchteil der existierenden chemischen Substanzen in der Hinsicht untersucht wurde. Zu finden sind sie zum Beispiel in Kosmetika, Parfüms, Duftkerzen, Raumerfrischern, Reinigungsprodukten, hormonellen Verhütungsmitteln, Pflanzenschutzmitteln und Dünger. Sie verstecken sich als Weichmacher in Produkten, Verpackungen und Plastikflaschen. Der Körper kann sie nur schwer abbauen und sie belasten Verdauungs- und Entgiftungsorgane. Wenn diese nicht richtig arbeiten, sammeln sich die Umwelthormone im Körper an und werden ins Fettgewebe eingelagert. Besonders bekannt sind *Bisphenol A* (BPA) in Beschichtungen aus Plastik und Kunststoff sowie *Phtalate* (Weichmacher) in Kosmetikprodukten.

### Emotionaler Stress

Auch emotionaler Stress wirkt sich auf unser hormonelles Gleichgewicht aus. Geraten wir seelisch aus der Balance, verändern sich die biochemischen Prozesse im Körper. Besonders belastend sind einschneidende Erlebnisse, wie der Verlust eines geliebten Menschen, eine schmerzhafte Trennung oder existenzielle Krisen. Sie können den Körper in einen anhaltenden Zustand der Alarmbereitschaft versetzen.

Doch es sind nicht nur die großen Schicksalsschläge, die Nerven- und Hormonsystem nachhaltig belasten können. Auch Selbstzweifel, Perfektionismus, Erwartungsdruck, das Gefühl, es allen recht machen zu müssen oder nicht Nein sagen zu können, lösen kontinuierlich Stress aus und belasten den Körper. Anhaltende Überforderung, negative Glaubenssätze und auch Einsamkeit sind oft unsichtbare Lasten, die unser System überreizen und tief im gesamten Organismus wirken können.

## STRESSVERURSACHENDE UMSTÄNDE ERKENNEN

Bei hormonellen Beschwerden beziehungsweise Symptomen, die ein hormonelles Ungleichgewicht vermuten lassen, ist es wichtig, den gesamten Lebensstil ehrlich anzuschauen. Das ist ein Prozess, der durchaus schmerzhaft sein kann, für die Balance im Körper und die Wirksamkeit anderer Maßnahmen aber unverzichtbar ist. Jede Stressreaktion löst Verhaltensweisen aus. Diese teilweise automatisierten oder antrainierten Muster können uns selbst schaden und sich auch negativ auf unser Umfeld auswirken. Stressreaktionen im Körper laufen grundsätzlich gleich ab, können aber in der Intensität schwanken. Je nach Situation und vorangegangenen Erfahrungen können sie bei unterschiedlichen Personen für unterschiedliche Reaktionen sorgen. Was mich nervös, wütend, traurig oder ängstlich macht, kann völlig unbemerkt an deinem Nervensystem vorbeigehen und umgekehrt.

### Persönliche Stressauslöser ermitteln

Sich über persönliche Empfindlichkeiten und Trigger klar zu werden, ist ein erster wichtiger Schritt für den bewussteren Umgang mit Stressauslösern. Für einen Überblick habe ich dir meinen Stresskreis mitgebracht – siehe Abbildung Seite 83. Die Übung geht ganz einfach. Am besten suchst du dir einen ruhigen Ort, an dem du für dich bist und gut in die Selbstreflexion gehen kannst. Nimm ein paar entspannte Atemzüge in den Bauch, schließe dabei gern kurz deine Augen. Und wenn du bereit bist, male jedes Tortenstück im Kreis dem aktuellen Stresszustand nach aus – ganz ehrlich dir selbst gegenüber und genauso, wie du diesen Bereich gerade in deinem Leben wahrnimmst. Je stärker dich Bereiche herausfordern, traurig machen oder je mehr Kraft sie dich kosten, desto mehr malst du das jeweilige Tortenstück von der Mitte zum Rand hin aus. So erhältst du einen sehr guten ersten Überblick, in welchem Bereich du näher hinsehen und etwas verändern darfst. Es gibt hier kein Richtig oder Falsch. Es ist nicht schlimm, wenn du ein Tortenstück voll ausmalst und es gibt keine Extrapunkte, wenn in einem Stück weniger los ist. Wenn es Bereiche gibt, in denen du überhaupt keinen Stress empfindest, lässt du sie einfach frei. Du findest im Anhang auf den Seiten 234 und 235 den Stresskreis auch noch einmal als ganzseitiges Arbeitsblatt.

Es ist hilfreich, regelmäßig eine kleine Bestandsaufnahme zu machen, um frühzeitig belastende Situationen zu erkennen und entsprechend zu handeln. Du kannst dir auch deinen eigenen Stresskreis erstellen und die Tortenstücke so benennen, dass sie perfekt zu deiner Lebenssituation passen. Auch dafür findest du eine ganzseitige Abbildung im Anhang. Der Stresskreis ist eine einfache Möglichkeit, den Istzustand zu reflektieren, Überlastungen in unterschiedlichen Lebensbereichen zu erkennen und mögliche Ursachen für Symptome wie Erschöpfung, Müdigkeit, Zyklusprobleme oder Gewichtszunahme zu erkennen.

Bevor wir zum nächsten Kapitel kommen, möchte ich dir noch kurz von einer Klientin erzählen. Claudia kam mit extremen Hormonbeschwerden zu mir. Mit Anfang 40 hatte sie bereits Wechseljahresanzeichen und konnte nachts seit Monaten nicht mehr gut schlafen. Im ersten Schritt schaue ich mir immer an, wie gestresst eine Person ist und was die Hauptursachen dafür sind. Claudia trank viel Kaffee, um ihrem Körper tagsüber immer wieder zu einem vermeintlichen Energieschub zu verhelfen, und war aufgrund der Geräuschkulisse im Großraumbüro sehr unglücklich über ihren Arbeitsplatz. Jeder, der schon mal eine Nacht wenig bis gar nicht geschlafen hat, wird vermutlich bestätigen können, dass man am nächsten Tag weniger leitungsstark ist und sich auch schlechter konzentrieren kann. Wenn dieser Zustand über Wochen anhält und dann auch noch die Lautstärke eines Großraumbüros dazukommt – eine echte Herausforderung für das Nervensystem.

Wir nahmen nach und nach einige Änderungen an Claudias Lebensstil vor, aber im ersten Schritt suchte Claudia ein Gespräch mit ihrer Chefin, um für ihre persönlichen Bedürfnisse Verantwortung zu übernehmen. Was für Claudia damals der schwerste Schritt war, stellte sich als ganz leicht heraus. Sie durfte ab sofort den oft leerstehenden Konferenzraum zum Arbeiten nutzen und nach besonders schlimmen Nächten einen Homeoffice-Tag einlegen. Claudia kommunizierte die Sonderlösung offen innerhalb ihres Teams. Allein dadurch, dass sie sich arbeitstechnisch diese Möglichkeiten erschuf, löste sich viel Druck und Anspannung in ihrem System, besonders, wenn sie nachts mal wieder wach lag. Durch eine Reduzierung ihres Koffeinkonsums, mehr Bewegung im Alltag und ein paar Anpassungen in der Ernährung (mehr dazu im Neustartprogramm in Kapitel 5), ist Claudias beginnende Wechseljahressymptomatik weitestgehend zurückgegangen, sodass sie vom Homeoffice und dem Konferenzraum nur noch selten Gebrauch macht. Claudias Geschichte ist nur eine von vielen, die aufzeigt, wie powervoll es ist, in die Selbstverantwortung zu gehen. Durch ehrliche Reflexion, Kommunikation sowie hormonfreundliche Anpassungen im Alltag ist eine Symptomlinderung und damit auch eine Steigerung der Lebensqualität möglich. Bevor wir ganz praktisch zu diesen Möglichkeiten kommen, lass uns zunächst noch einmal differenzierter schauen, welche Probleme sich aus einer Dysbalance im Hormonsystem ergeben können.

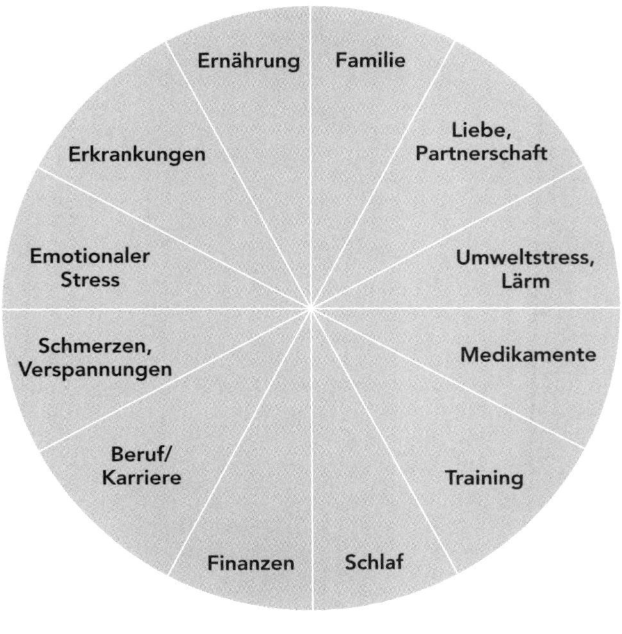


*Der Stresskreis unterstützt dich dabei, dir einen Überblick über die Belastungen in unterschiedlichen Lebensbereichen zu verschaffen.*

# KAPITEL 3

# WENN DIE BALANCE KIPPT

# WAS UNS BESCHWERDEN SAGEN WOLLEN

Wenn das feine Zusammenspiel der Hormone aus dem Gleichgewicht gerät, kann sich das auf ganz unterschiedliche Weise zeigen – zum Beispiel durch Stimmungsschwankungen, Gewichtszunahme oder anhaltende Erschöpfung. In diesem Kapitel bekommst du einen verständlichen Überblick über typische Beschwerden, die mit hormonellen Ungleichgewichten zusammenhängen können. So lernst du, die Signale deines Körpers besser zu deuten – und gut für dich zu sorgen.

Viele Menschen, insbesondere Frauen, sind im Laufe ihres Lebens mit ganz unterschiedlichen hormonell bedingten Beschwerden konfrontiert: anhaltende Müdigkeit, scheinbar grundlose Erschöpfung, Schlafprobleme, Stimmungsschwankungen, plötzliche Gewichtszunahme trotz unveränderter Ernährung, Zyklusunregelmäßigkeiten, Hautprobleme, Haarausfall, Verdauungsbeschwerden, Konzentrationsschwäche oder Libidoverlust. Auch verstärkte Symptome während der Wechseljahre gehören dazu. Mal treten diese Beschwerden schleichend auf, mal ganz plötzlich – manchmal einzeln, häufig auch in Kombination. Die Suche nach der eigentlichen Ursache gestaltet sich dabei oft schwierig, da die hormonellen Abläufe im Körper komplex sind. Hormone beeinflussen sich gegenseitig. Gerät ein System aus dem Gleichgewicht, kann das Auswirkungen auf viele andere Bereiche haben.

Nicht immer lässt sich die konkrete Ursache einer hormonellen Dysbalance finden – und folglich lassen sich Beschwerden nicht immer ursächlich behandeln. Doch selbst wenn keine eindeutige Diagnose vorliegt, lassen sich anhand der Symptome mögliche Zusammenhänge erkennen. Wer genau hinsieht und versteht, wie Hormone wirken, kann häufig durch gezielte Maßnahmen eine deutliche Besserung erzielen – auch dann, wenn die Symptome diffus erscheinen oder sich keiner klaren Störung zuordnen lassen.

Teilweise hält die Vorstellung noch immer an, dass hormonelle Schwankungen vor allem Frauen in den Wechseljahren betreffen. Doch hormonelle Ungleichgewichte können in jedem Alter auftreten – und betreffen selbstverständlich auch Männer. In unserer heutigen Zeit vermutlich mehr denn je. Denn die häufigen Auslöser für hormonelles Ungleichgewicht nehmen immer mehr zu. Dazu zählen insbesondere chronischer Stress, Überlastung im Alltag, Schlafmangel, falsche Ernährung, Umweltbelastungen, Medikamenteneinnahme oder unterschwellige Entzündungsprozesse im Körper. All diese Faktoren beeinflussen unser Hormonsystem – oft lange unbemerkt, da der Körper Stress, Bewegungsmangel, Fast Food und Co eine Weile kompensieren kann. Aber irgendwann sind seine Energiereserven erschöpft – mit spürbaren Folgen.

In diesem Kapitel geht es um die häufigsten Anzeichen, die durch hormonelles Ungleichgewicht ausgelöst oder verstärkt werden können – von Erschöpfung über Schlafprobleme und Stimmungsschwankungen bis hin zu Zyklusstörungen, Verdauungsbeschwerden oder Libidoverlust. Es geht mir nicht darum, jede kleine Unregelmäßigkeit zu problematisieren. Es ist vollkommen normal, dass wir gelegentlich müde sind, weniger Energie haben oder unsere Lust nachlässt. Entscheidend ist, wie häufig und intensiv solche Symptome auftreten und ob sie über längere Zeit bestehen bleiben. Denn dann sind sie keine bloßen »Befindlichkeiten« mehr, sondern mögliche Hinweise auf hormonelle Dysbalancen, die ernst genommen werden sollten. Die genannten Beschwerden werden oft zu lange ignoriert oder als belanglos abgetan. Doch je früher wir verstehen, was der Körper uns sagen will, desto besser können wir gegensteuern – mit bewusster Ernährung, gezielter Bewegung, Stressregulation oder gegebenenfalls auch medizinischer Begleitung. Wer lernt, die Sprache der Hormone und des eigenen Körpers zu deuten, entwickelt ein neues Gespür für seine Gesundheit und findet oft zu mehr Energie, Klarheit und Wohlbefinden zurück.

Auf den folgenden Seiten findest du die häufigsten hormonellen Beschwerden – jeweils mit einer kurzen Erklärung, möglichen Ursachen und den daran beteiligten Hormonen. So kannst du deine eigenen Symptome besser einordnen und Zusammenhänge erkennen. Denn Wissen ist der erste Schritt zu Veränderung – und zu mehr Balance im eigenen Körper.

Bevor wir loslegen, noch ein kleiner, aber wichtiger Hinweis: Dieser Überblick ersetzt keine medizinische Diagnose. Wenn Beschwerden plötzlich auftreten, sehr stark sind oder über längere Zeit bestehen bleiben, solltest du ärztlichen oder therapeutischen Rat einholen. Insbesondere bei gravierenden Veränderungen des Wohlbefindens ist es wichtig, mögliche körperliche oder hormonelle Erkrankungen durch Fachpersonal abklären zu lassen.

# MÜDE UND ERSCHÖPFT – DAS NEUE NORMAL UNSERER ZEIT?

**TYPISCHE SYMPTOME**

- energie- und kraftlos
- müde, trotz ausreichend Schlaf
- tagsüber erschöpft und abends wach
- Konzentrationsprobleme
- Abnahme der Leistungsfähigkeit
- wenig belastbar
- schnell überfordert
- ängstlich, besorgt

**BETEILIGTE HORMONE**

- Cortisol
- Schilddrüsenhormone
- Insulin
- Melatonin
- Sexualhormone
- Serotonin
- Dopamin

Müdigkeit und Erschöpfung haben wir phasenweise sicher alle schon einmal erlebt und sie sind völlig normale körperliche Reaktionen auf eine anstrengende Zeit, eine stressige Phase oder ein traumatisches Ereignis. Doch für viele Menschen – und das bekomme ich auch häufig von meinen Klientinnen geschildert – ist ein müder, erschöpfter Zustand das neue Normal geworden. Und damit meine ich nicht die Müdigkeit, die auftritt, wenn wir mal weniger schlafen oder einen langen Tag hatten, sondern eine tiefsitzende, anhaltende Erschöpfung, die sich nicht einfach »wegschlafen« lässt. Diese Form der Abgeschlagenheit kann mit den oben genannten Hormonen zusammenhängen. Insbesondere unser Stresshormon Cortisol, aber auch die Schilddrüsenhormone, Insulin, Melatonin und die Geschlechtshormone spielen eine Rolle bei der Regulierung unseres Energiehaushalts. Ein Ungleichgewicht kann zu anhaltender Müdigkeit, Konzentrationsproblemen, Abnahme der Leistungsfähigkeit, Ängsten und körperlicher Schwäche führen.

## MÖGLICHE URSACHEN

Es gibt einige Hormone, die unser Energielevel steuern und beeinflussen und folglich auch diverse Ursachen, die bei Müdigkeit und Erschöpfung eine Rolle spielen können.

Auf der linken Seite sind die Hormone aufgelistet, die häufig aus der Balance geraten sind, wenn das Energielevel nicht mehr stimmt und die Leistungs- und Konzentrationsfähigkeit immer mehr abnehmen. Um die Ursachen besser zu verstehen, ist es wichtig, die Symptome und die Zusammenhänge zu beachten und gegebenenfalls auch ärztliche Untersuchungen in Erwägung zu ziehen, insbesondere dann, wenn Müdigkeit und Erschöpfung über einen längeren Zeitraum bestehen oder plötzlich scheinbar grundlos auftreten.

## Chronischer Stress

Stressige Phasen können anfänglich zu einem Cortisolüberschuss führen, der uns zunächst gut mit Energie ausstattet und uns durchpowern lässt. Hält diese Phase über einen längeren Zeitraum an, erschöpfen nicht nur wir, sondern auch die Nebennieren. Sie sind dann nicht mehr in der Lage, ausreichend Cortisol zu produzieren. Das führt dazu, dass Betroffene trotz ausreichend Schlaf morgens müde aufwachen und meist nicht ohne viel Koffein und Zucker durch den Tag kommen und erst zum Abend hin so richtig wach werden. Dies kann dann auch zu Problemen beim Einschlafen führen. Die natürliche Cortisolkurve – morgens hoch, im Tagesverlauf unter leichten Schwankungen abfallend – kann sich bei chronischem Stress verändern: Der Morgenwert ist dann oft flach, während die Werte abends ansteigen. Ein solches Muster lässt sich bei entsprechender Symptomatik über ein Cortisol-Tagesprofil im Speichel sichtbar machen. Auf Dauer kann ein Cortisolmangel entstehen, der zu anhaltender Erschöpfung, Konzentrationsproblemen und Immunschwäche führt und bei dem dann auch der abendliche Energiekick ausbleibt.

## Schilddrüsenunterfunktion

Die Schilddrüse ist maßgeblich am Energiestoffwechsel beteiligt. Produziert sie zu wenig Hormone, verlangsamt sich der gesamte Stoffwechsel, was zu einer verminderten Energieproduktion in den Zellen führt. Betroffene fühlen sich oft müde und antriebslos und haben aufgrund des Einflusses der Schilddrüsenhormone auf den Hirnstoffwechsel häufig auch Konzentrationsprobleme und depressive Verstimmungen.

## Blutzuckerschwankungen und Insulinresistenz

Dass der Blutzuckerspiegel nach einer Mahlzeit steigt, ist völlig normal. Er kann allerdings bei kohlenhydratreichen Mahlzeiten oder Snacks sehr stark ansteigen und infolgedessen auch wieder rasant sinken. Diese Schwankungen kosten den Körper Energie und häufig entwickelt sich Heißhunger auf Süßes oder schnell verfügbare Kohlenhydrate. Geben wir dem nach, steigt der Blutzuckerspiegel wieder an und das Spiel beginnt von vorn.

Starke Blutzuckerschwankungen können eine Insulinresistenz begünstigen. Dabei hat der Körper Probleme, Glukose gut in die Zellen zu schleusen, wo Zucker für die Energiegewinnung genutzt wird. Infolgedessen bleibt die Glukose im Blut, den Zellen fehlt es an Energie – sie »hungern« im wahrsten Sinne. Der Körper produziert immer mehr Insulin, in der Hoffnung, Zucker in die Zellen zu bekommen, was auch Blutzuckerschwankungen, Gewichts- und Körperfettzunahme sowie chronische Entzündungen nach sich ziehen kann. Erschöpfend für den Körper.

## Ungleichgewicht von Geschlechtshormonen

Unsere Sexualhormone spielen ebenfalls eine entscheidende Rolle im Energiestoffwechsel und beeinflussen die Stressregulation. Besonders, wenn es zu einem Mangel kommt, beziehungsweise in den weiblichen und männlichen Wechseljahren, kann dies zu Müdigkeit und Erschöpfung führen sowie den Schlaf negativ beeinflussen. Aber nicht nur ein Mangel, auch ein Hormonüberschuss fordert den Körper an unterschiedlichen Stellen heraus und kostet ihn mehr Energie.

## Melatoninmangel

Dass ein Melatoninmangel zu Müdigkeit und Erschöpfung führt, hast du dir bestimmt schon gedacht, schließlich ist es unser Schlafhormon. Wenn es in ausreichender Menge vorhanden ist, reguliert Melatonin den Tag-Nacht-Rhythmus und beeinflusst damit auch unsere Regenerationsfähigkeit. Zudem interagiert es mit Cortisol und gilt dabei als stressabpufferndes Hormon. So kann ein Mangel Stress noch mal verstärken. Als starkes Antioxidans schützt Melatonin die Zellen vor freien Radikalen. Fällt dieser Schutz weg oder verringert sich, ist dies ebenfalls Stress für den Körper. All diese Belastungen erschöpfen den Organismus und erhöhen die Stressanfälligkeit.

## Vitamin- und Mineralstoffmangel

Damit unser Körper optimal funktioniert, bedarf es ausreichender Mikronährstoffe, und zwar für alle Prozesse. Fehlt es an Vitaminen und Mineralstoffen, fehlt es dem

Körper an wichtigen Bausteinen, was sich sowohl auf energetischer Ebene als auch im hormonellen Bereich zeigen kann. Müdigkeit und Erschöpfung sind auch hier ein Kommunikationsmittel des Körpers, auf diesen Mangel aufmerksam zu machen. Welche Nährstoffe häufig in zu geringen Mengen vorliegen, erfährst du ab Seite 104 im Detail.

## Post-Pill-Syndrom

Viele Frauen, die die Pille absetzen, leiden unter dem sogenannten *Post-Pill-Syndrom*. Einen Zyklus zu »produzieren«, kostet den Körper unglaublich viel Energie. Während der Zyklus unter Einnahme der Pille in eine Art Winterschlaf versetzt wird, muss er sich nach dem Absetzen erst mal wieder einpendeln, was von Müdigkeit und Erschöpfung begleitet werden kann. Außerdem ist die Pille ein Mikronährstoffräuber und kann das Darmmikrobiom beeinflussen. Jede Form von Ungleichgewicht und Umstellung kostet den Körper zusätzlich Energie, kann ihn erschöpfen und ermüden.

## Entzündungen und Autoimmunerkrankungen

Chronische Entzündungen sind wahre Energieräuber und bereiten dem Körper massiven Stress. Er reagiert wie auf eine Infektion: Bestimmte Botenstoffe werden freigesetzt, sogenannte Zytokine, die das Immunsystem aktivieren, um die Entzündung zu bekämpfen. Das ist grundsätzlich erst mal gut. Sind diese Zytokine jedoch dauerhaft erhöht, versucht der Körper also permanent, dieses Entzündungsgeschehen in den Griff zu kriegen. Dafür wird sehr viel Energie aufgebracht, die dann an anderer Stelle fehlt. Auch die Energieproduktion in den Zellen kann beeinträchtigt sein, der Körper ist kraftlos. Die Hormone können so aus dem Gleichgewicht geraten, man fühlt sich zusätzlich müde und träge. Entzündungen erhöhen zudem den Nährstoffverbrauch und lassen uns Nährstoffe schlechter aufnehmen. Fehlt es an Vitaminen und Mineralstoffen, verstärkt das die Erschöpfung noch weiter.

Bei Autoimmunerkrankungen kommt hinzu, dass das Immunsystem fälschlicherweise körpereigenes Gewebe angreift und so Zytokine teilweise ständig in erhöhter Menge freisetzt. Diese Prozesse können Organe und Gewebe schädigen und dazu führen, dass sich die Betroffenen häufig ausgelaugt fühlen, unabhängig davon, wie viel sie schlafen oder sich ausruhen.

# SCHLAFPROBLEME – EINE UNTERSCHÄTZTE URSACHE FÜR HORMONBESCHWERDEN

**TYPISCHE SYMPTOME**

- Probleme beim Durchschlafen
- aufwachen und nicht mehr einschlafen können
- Gefühl von nicht erholsamem Schlaf
- Tagesmüdigkeit
- Konzentrationsprobleme
- Reizbarkeit

**BETEILIGTE HORMONE**

- Melatonin
- Cortisol
- Serotonin
- Schilddrüsenhormone
- Östrogen
- Progesteron
- GABA

Hormonelle Beschwerden gehen oft mit Schlafproblemen einher. Insbesondere bemerkbar macht sich das bei Frauen, die kurz vor oder in der Perimenopause sind, und bei Personen, die viel Stress haben. Doch auch umgekehrt kann ein gestörter Tag-Nacht-Rhythmus dafür sorgen, dass die Hormone aus dem Gleichgewicht geraten. So sorgt bereits eine schlafgestörte oder zu kurze Nacht dafür, dass das Tagescortisol nicht vollständig abgebaut werden kann.[19] Außerdem werden durch unsere Schlafqualität Hunger- und Sättigungsgefühl sowie Blutzucker- und Insulinspiegel beeinflusst. In der Nacht findet neben diversen regenerativen Prozessen auch der Abbau von Körperfett statt. Ein hoher Cortisolspiegel verhindert dies oder bewirkt sogar das Gegenteil: Fett wird gespeichert.

## MÖGLICHE URSACHEN

Unser Körper hat eine innere biologische Uhr und die schlägt im zirkadianen Rhythmus. Der umfasst 24 Stunden und steuert lebenswichtige Prozesse. Er reguliert nicht nur den Schlaf-wach-Rhythmus, sondern auch die Hormonproduktion und den Stoffwechsel. Ausschlaggebend dafür ist eine Region im Gehirn, die durch Licht beeinflusst wird. Morgens unterdrückt Licht die Produktion des Schlafhormons Melatonin, während sie abends bei Dunkelheit ansteigt, um den Körper auf das Schlafen einzustimmen. Ist dieser Rhythmus gestört, können langfristig neben Schlafproblemen auch gesundheitliche Probleme entstehen. Stress und Veränderungen unserer Sexual- und Schilddrüsenhormone können unseren Schlaf ebenfalls nachhaltig stören.

## Stress und psychische Belastung

Andauernder oder chronischer Stress, zu dem auch psychische Belastung zählt, ist heutzutage keine Seltenheit. Die Folge: erhöhte Cortisolwerte, die die Melatoninproduktion beeinflussen und infolgedessen auch unseren Schlaf und die Schlafqualität. Da Cortisol und Melatonin gegensätzlich wirken, führt ein dauerhaft erhöhter Cortisolspiegel dazu, dass weniger Melatonin produziert wird. Das macht es dem Körper sehr schwer, zur Ruhe zu kommen und ein- oder durchzuschlafen.

## Schlafhygiene

Die Sorge für Verhaltensweisen und Umgebungsfaktoren, die einen erholsamen und gesunden Schlaf fördern, bezeichnet man als Schlafhygiene. Dazu gehören regelmäßige Schlafzeiten, eine angenehme Schlafumgebung sowie der Verzicht auf schlafstörende Aktivitäten und Substanzen vor dem Zubettgehen. Wer also bis spät am Abend vor dem Bildschirm sitzt oder in den sozialen Medien unterwegs ist, sich in einer hell beleuchteten Umgebung aufhält oder immer zu unterschiedlichen Zeiten ins Bett geht, beeinflusst das abendliche Runterfahren und das nächtliche Ruheerlebnis massiv. Auch eine unruhige oder laute Umgebung, Ablenkung im Schlafzimmer durch einen laufenden Fernseher, schlechte Luft, die falsche Matratze oder Bettwäsche sind Faktoren, die negativ auf unseren Schlaf wirken.

## Hormonelle Veränderungen

Von unseren Stresshormonen wissen wir bereits, dass sie die Art und Weise, wie wir schlafen, entscheidend mitbeeinflussen. Doch auch Veränderungen oder ein Ungleichgewicht unserer Sexualhormonspiegel und Schilddrüsenprobleme bestimmen mit, ob und wie gut wir schlafen. Östrogen unterstützt die Bildung von Serotonin und Melatonin, wichtigen Hormonen für guten Schlaf. Folglich können niedrige Östrogenspiegel zu Einschlafproblemen oder nächtlichem Aufwachen führen. Progesteron wirkt beruhigend und fördert den Tiefschlaf, kann aber durch seinen Einfluss auf die Körpertemperatur auch einen unruhigen Schlaf hervorrufen. Während eine Schilddrüsenüberfunktion häufig Nervosität, innere Unruhe sowie eine gesteigerte Wärmeproduktion mit Hitzegefühlen oder Nachtschweiß mit sich bringt und dadurch vor allem den Durch- und Tiefschlaf stört, führt eine Unterfunktion eher zu einer niedrigeren Körpertemperatur, die das Einschlafen erschweren kann. Normalerweise sinkt die Körpertemperatur abends leicht ab – ein wichtiges Einschlafsignal. Da die Grundkörpertemperatur bei einer Unterfunktion meist niedriger ist, findet dieser Temperaturabfall häufig in abgeschwächter Form statt. Zudem läuft der Stoffwechsel insgesamt langsamer, was sich ebenfalls nachteilig auf die Tiefschlafphasen auswirken kann.

## Ernährung und Stimulanzien

Wann und was wir essen, hat ebenfalls Einfluss auf unsere Schlafqualität. So belasten späte, schwere Mahlzeiten und können das Ein- und Durchschlafen erschweren. Und auch wenn es viele nicht hören wollen: Koffein und Alkohol stören den Schlaf nachweislich. Koffein, insbesondere nachmittags oder abends konsumiert, kann bis zur Nacht nicht gänzlich abgebaut werden. Die Schlafqualität wird dadurch beeinträchtigt. Alkohol macht zwar tendenziell zunächst müde, stört aber die Tiefschlafphase, mit der Folge, dass wir häufiger aufwachen oder morgens nicht erholt sind. Genauso wie aufputschender Sport oder aufregende Filme zu später Stunde. Sie lassen den Cortisolspiegel steigen und wirken dem natürlichen Entspannungsprozess am Abend entgegen.

## Erkrankungen

Natürlich können auch bestimmte Krankheiten unsere Schlafqualität maßgeblich beeinflussen. Die Schlafapnoe ist zum Beispiel eine Schlafstörung, bei der es zu Atemaussetzern kommt. Dies führt zu Sauerstoffmangel und häufigem Aufwachen, ohne dass die betroffene Person davon etwas mitbekommt. Dies geht mit Tagesmüdigkeit und Konzentrationsproblemen einher. So auch das *Restless-Legs-Syndrom* (RLS), eine neurologische Erkrankung, die durch einen extremen Bewegungsdrang in den Beinen gekennzeichnet ist. Vor allem abends oder in Ruhephasen belastet es die Betroffenen und kann so folglich auch den Schlaf stark beeinträchtigen.

# GEFÜHLSCHAOS UND ÄNGSTE – NICHT IMMER SIND ES DEPRESSIONEN

**TYPISCHE SYMPTOME**

- Reizbarkeit
- depressive Verstimmungen, Traurigkeit
- schnelle Überforderung
- Schlafprobleme
- innere Unruhe, Nervosität
- Antriebslosigkeit
- übermäßiges Grübeln und Sorgen
- Neigung, sich zurückzuziehen
- Angst, Panikattacken
- Herzrasen, Schwitzen

**BETEILIGTE HORMONE**

- Sexualhormone
- Adrenalin
- Cortisol
- Schilddrüsenhormone
- Serotonin
- Dopamin
- GABA

Stimmungsschwankungen, Ängste, emotionale Höhen und Tiefen gehören zum Leben dazu. Die Freude, die wir erfahren dürfen, können wir nur in dem Maße erleben, wie wir auch die andere Seite der Medaille kennen. Nichtsdestotrotz können diese Schwankungen auch ungewöhnlich stark ausfallen oder von anhaltenden Ängsten begleitet werden. Mir ist wichtig, an dieser Stelle noch einmal zu erwähnen, dass du dir Unterstützung oder Hilfe holen solltest, wenn du das Gefühl hast, dass Stimmungstiefs und Angstgefühle deinen Alltag beeinträchtigen oder bestimmen. Sie können auf komplexe Zusammenhänge im Körper und in der Psyche hinweisen, die ernst genommen werden sollten. Eine gute ärztliche Abklärung ist wichtig. Gerade weil dieses ernstzunehmende Thema so komplex ist, herrschen darüber auch immer wieder Missverständnisse. Ein besseres Verständnis der Symptome, eine Übersicht der beteiligten Hormone sowie mögliche Ursachen bekommst du auf den nächsten Seiten. So kannst du gegebenenfalls präventiv tätig werden oder dir Hilfe suchen.

# MÖGLICHE URSACHEN

Stimmungsschwankungen und Ängste können viele verschiedene Ursachen haben. Treten sie verstärkt auf, handelt es sich nicht selten um ein Zusammenspiel mehrerer Auslöser, die sich gegenseitig verstärken. Dabei spielt Stress auch wieder eine sehr große Rolle. Einen gestressten Organismus kannst du dir für die Empfänglichkeit diverser Hormonbeschwerden genauso vorstellen wie einen trockenen Waldboden für Brände. Neben Stress können auch die Sexual- und Schilddrüsenhormone, traumatische Erfahrungen oder besondere Herausforderungen Auslöser für starke Stimmungsschwankungen oder Ängste sein.

## Chronischer Stress

Dauerhafter Stress führt zu einer konstant erhöhten Cortisolausschüttung, zumindest anfänglich und so lange dafür Energie im Körper vorhanden ist. Dieser Zustand der Angespanntheit und des Drucks kann zu innerer Unruhe, Erschöpfung, Konzentrationsproblemen und Angstzuständen führen oder einen Nährboden dafür bereiten. Der Körper ist ständig in Alarmbereitschaft – ein Zustand, der dünnhäutig und reizbar macht und in dem sich sehr leicht zusätzlich Angstgefühle breitmachen können, mit direkten Auswirkungen auf das emotionale und auch körperliche Wohlbefinden.

## Hormonelle Veränderungen

Besonders bei Frauen kann es in hormonell sensiblen Lebensphasen wie in der Schwangerschaft, während des Wochenbetts oder in den Wechseljahren verstärkt zu Stimmungsschwankungen und Ängsten kommen. Auch die hormonellen Schwankungen während des Menstruationszyklus wirken sich bei einigen Frauen stark auf die Stimmung aus. Die Veränderungen im Hormonhaushalt beeinflussen direkt das emotionale Erleben und können bei einem Ungleichgewicht Panik- und Angstgefühle sowie depressive Verstimmungen fördern oder auslösen.

## Ungleichgewicht im Neurotransmittersystem

Gefühle, Gedanken und Verhalten beeinflussen die Kommunikation im Gehirn – und die läuft über sogenannte Neurotransmitter. Das sind Botenstoffe wie Serotonin und Dopamin, die Informationen zwischen Nervenzellen übertragen. Sie sorgen dafür, dass alles rundläuft – von der Stimmung über die Konzentration bis hin zu innerer Ruhe. Ein

Ungleichgewicht dieser Botenstoffe kann die Ursache für emotionale Instabilität sein und tritt bei vielen psychischen Erkrankungen auf. Auch Medikamente, Drogen oder Mangelernährung können ursächlich sein oder dazu beitragen. Das hat massive Auswirkungen auf die Stimmung und kann zu Antriebslosigkeit, Traurigkeit und Ängsten führen oder auch Unruhe, Schlafprobleme oder manische Phasen begünstigen.

## Schlafmangel

Ein Mangel an erholsamem Schlaf beeinträchtigt die Regeneration des Gehirns und wirkt sich negativ auf die Stimmung aus. Schlafmangel zeigt sich oft in Reizbarkeit und Überforderung. Emotionen werden dann schlechter verarbeitet und das Denken und die Konzentrationsfähigkeit können beeinträchtigt sein. Die Serotoninbildung, die auch für die Stimmung wichtig ist, findet bei Schlafmangel aus unterschiedlichen Gründen nicht in ausreichender Menge statt. Schon wenige Nächte mit zu wenig Schlaf können Nervosität und Angstgefühle verstärken.

## Allgemein ungünstiger Lebensstil

Ernährung, Bewegung, Entspannung, Tageslicht und soziale Kontakte haben einen großen Einfluss auf unseren Hormonhaushalt und unsere mentale Gesundheit. Eine Lebensweise, die den körperlichen und seelischen Bedürfnissen in diesen Bereichen nicht gerecht wird, kann die Hormonbalance aus dem Gleichgewicht bringen – und dadurch emotionale Instabilität, depressive Verstimmungen oder Ängste begünstigen oder auslösen.

## Traumatische Erfahrungen

Traumatische Ereignisse können sich tief ins Unterbewusstsein einprägen, losgelöst davon, ob wir uns an sie erinnern können oder nicht. Solche Erfahrungen können die Art und Weise, wie das Gehirn mit Stress umgeht, oft dauerhaft verändern. Als Folge reagieren Betroffene empfindlicher auf Belastungen. Es kann zu plötzlichen Ängsten, Stimmungseinbrüchen oder emotionalen Ausbrüchen kommen – scheinbar ohne direkten Auslöser.

## Psychische Erkrankungen

Depressionen, Angststörungen, bipolare Störungen oder posttraumatische Belastungsstörungen gehen oft mit ausgeprägten Stimmungsschwankungen und

Ängsten einher. Im Vergleich zu vorübergehenden Stimmungsschwankungen – etwa, wenn man nach einem stressigen Tag genervt ist – halten diese Symptome bei psychischen Erkrankungen oft länger an und treten häufiger auf.[20] Die Gefühlswelt ist dadurch nachhaltig beeinträchtigt und die emotionale Stabilität kann ins Wanken geraten.

## GEWICHTSVERÄNDERUNGEN UND VERLUST DER MUSKELMASSE

**TYPISCHE SYMPTOME**

- Gewichtszunahme oder -abnahme
- Verlust von Kraft und Muskeln trotz Bewegung
- Veränderung der Körperform bei gleichbleibendem Gewicht
- Energielosigkeit und körperliche Schwäche
- stärkerer Muskelabbau

**BETEILIGTE HORMONE**

- Insulin
- Cortisol
- Schilddrüsenhormone
- Testosteron
- Östrogen
- Leptin
- Ghrelin
- Wachstumshormon

Gewichtsveränderungen, weil man mehr oder weniger isst, die Ernährung umstellt oder sein Bewegungspensum verändert, sind nicht ungewöhnlich und in den meisten Fällen vorhersehbar. Und wer Gewichte stemmt oder bestimmte Sportarten betreibt, baut in der Regel Muskeln auf, wer mit dem Training aufhört, verliert die Muskeln wieder. Es kann jedoch auch zu Gewichtsveränderungen und Muskelabbau kommen, obwohl Ernährung und Bewegung gleichgeblieben sind. Und da kommen die Hormone ins Spiel. Insulin, Cortisol, Schilddrüsenhormone oder Sexualhormone bestimmen, wie unser Körper Energie speichert, ob er Muskeln auf- oder abbaut und wo er Fett einlagert.

# MÖGLICHE URSACHEN

Wenn sich Körperform oder Gewicht verändern, Muskulatur und Kraft schwinden, ohne dass man etwas an Ernährung, Bewegung oder Training geändert hat, lohnt sich ein Blick auf die Hormone. Denn oftmals sind diese Veränderungen keine Frage von Disziplin oder Willenskraft, sondern Ausdruck eines inneren Ungleichgewichts und einer sich verändernden hormonellen Situation, der wir nun unsere Aufmerksamkeit schenken dürfen.

## Chronischer Stress

Dauerstress erhöht den Cortisolspiegel und das hat gleich mehrere ungünstige Effekte auf die Muskelmasse und die Fettverteilung im Körper. Zur Erinnerung: Cortisol fördert den Muskelabbau, da der Körper unter Stress schnell verfügbare Energie benötigt. Statt auf Fettreserven zurückzugreifen, baut er bevorzugt Muskulatur ab – das kostet ihn weniger Energie. Gleichzeitig begünstigt Cortisol die Einlagerung von Fett, insbesondere im Bauchraum. Stress beeinflusst zudem unsere Hunger- und Sättigungshormone: Heißhunger auf Süßes oder Salziges ist eine häufige Folge. Hinzu kommt, dass chronischer Stress oft den Schlaf stört – was wiederum hormonelle Ungleichgewichte verstärken, den Muskelabbau fördern und die Fetteinlagerung weiter erhöhen kann.

## Hormonungleichgewicht

Nicht nur unser Stress- und Aktivitätshormon Cortisol beeinflusst Muskulatur und Körpergewicht. Insulin gehört – neben Cortisol – zu den einflussreichsten Hormonen, wenn es um Gewichtsregulation, Fettspeicherung und Muskulatur geht. So kann eine Insulinresistenz die Hauptursache für Muskelabbau und einen gestörten Fettstoffwechsel sein. Aber auch die Schilddrüsenhormone spielen eine wichtige Rolle in unserem Stoffwechsel. Sowohl ein Zuviel als auch ein Zuwenig können Gründe für den Muskelabbau sein, jeweils gepaart mit Gewichtszunahme (Schilddrüsenunterfunktion) und Gewichtsabnahme (Schilddrüsenüberfunktion). Die Sexualhormone beeinflussen ebenfalls, wie viel Muskelmasse wir aufbauen und wie viel Fett der Körper speichert. Das zeigt sich bei beiden Geschlechtern besonders deutlich in den Wechseljahren beziehungsweise der hormonellen Umstellungsphase: Mit sinkenden Hormonspiegeln steigt die Fettzunahme – vor allem im Bauchraum – und der Erhalt oder gar Aufbau von Muskelmasse wird deutlich schwieriger.

## Ungünstige Ernährungsformen

Es liegt nahe, dass die Ernährung einen erheblichen Einfluss auf das Körpergewicht und auch die Muskelmasse hat. Fehlt es an Nährstoffen, laufen viele Prozesse im Körper auf Sparflamme – so auch der Stoffwechsel. Für Gewichtsmanagement und den Erhalt der Muskelmasse oder den Muskelaufbau sind Proteine entscheidend. Eiweiß ist der Baustoff unserer Muskulatur. Ohne hochwertiges Eiweiß kann der Körper keine Muskeln bilden oder schlimmer noch: Er greift auf vorhandene Muskelmasse zurück, um einen Mangel an Energie auszugleichen. Wer dauerhaft zu wenig isst oder von einer Diät zur nächsten wechselt, betreibt Raubbau am Körper. Aufgrund mangelnder Energiezufuhr wird der Notfallmodus aktiviert. Das heißt für den Organismus: die Stoffwechselaktivität runterregulieren, an Fettreserven festhalten beziehungsweise diese erhöhen und Muskeln abbauen. Auch eine ungünstige Ernährungsweise mit vielen schnellen Kohlenhydraten und Zucker fördert die Fetteinlagerung und begünstigt eine Insulinresistenz. Das erschwert das Abnehmen und den Muskelaufbau.

## Bewegungsmangel und falsches Training

Mit unseren Muskeln ist es wie mit einer Fremdsprache: *Use it or lose it.* Wenn wir sie nicht regelmäßig nutzen, verlieren wir sie. Fehlt es der Muskulatur an Reizen, wird sie nach und nach abgebaut. Unser Körper ist dafür gemacht, bewegt zu werden. Leider aber findet Bewegung im Alltag bei den meisten von uns viel zu wenig und viel zu selten statt. So schön Homeoffice-Möglichkeiten auch sind, unserem Körper tun wir damit oft keinen Gefallen. Spaziergänge, Strecken mit dem Rad zurücklegen oder eine Yogasession sind hervorragend – für Nerven- und Hormonsystem. Für die Muskulatur reichen diese Bewegungsformen aber leider nicht aus. Bereits ab dem 30. Lebensjahr nimmt die Muskelmasse jährlich ab.[21] Ohne gezieltes Krafttraining lässt sich dieser »Alterungsprozess« leider nicht aufhalten. Es geht nicht darum, den Bizeps von Arnold Schwarzenegger nachzubauen, sondern um eine solide Grundkräftigung, die dem Muskelabbau entgegenwirkt. Das wirkt sich auch positiv auf den Stoffwechsel, das Herz-Kreislauf-System, das Gehirn und die Knochen aus.

## Natürliche Alterungsprozesse

Mit dem Alter ändern sich hormonelle und körperliche Prozesse, die auch das Körpergewicht und die Muskelmasse beeinflussen. Zudem verändert sich bei vielen von uns auch der Lebensstil. Den altersbedingten Muskelabbau, der um das 30. Lebensjahr herum beginnt, habe ich bereits angesprochen. Dieser natürliche Prozess beschleunigt sich mit den Jahren. Gezieltes Krafttraining hilft, auch um dem sinkenden Grundumsatz und einer oft damit zusammenhängenden Gewichtszunahme entgegenzuwirken. Die Veränderung der Sexualhormone in den weiblichen und männlichen Wechseljahren tragen – wie schon beim Thema Hormonungleichgewicht beschrieben (Seite 99) – ebenfalls dazu bei, dass sich Muskel- und Fettverhältnis im Körper verändern. Zur Erinnerung: Mit sinkenden Hormonwerten nimmt häufig das Bauchfett zu und gleichzeitig wird es schwieriger, Muskeln zu erhalten.

## Chronische Erkrankungen

Erkrankungen belasten den Körper immer auf mehreren Ebenen. Oftmals ist die Nährstoffaufnahme und die -verwertung schlechter – gerade bei entzündlichen Darmerkrankungen. Gleichzeitig steigt der Nährstoffbedarf. Bei medikamentöser Begleitung und Schmerzen kann es auch zu Störungen im Essverhalten und Appetitmangel kommen, was eine ausreichende Nährstoffaufnahme zusätzlich erschwert. Daraus resultierende Gewichtsabnahme, Kraft- und Energielosigkeit sorgen nicht unbedingt dafür, dass man Lust auf Bewegung hat – und dies wirkt sich natürlich auch negativ auf die Muskulatur aus. Bei Diabetes Typ 2 und auch bereits bei der Vorstufe, einer Insulinresistenz, spielt die Muskulatur eine zentrale Rolle bei der Unterstützung der Blutzuckerregulation und folglich auch für das Körpergewicht.

## Medikamente

Es sind nicht immer Lebensstil oder Alter die Gründe für eine Veränderung der Körperzusammensetzung oder des Gewichts. Viele Medikamente wirken direkt oder indirekt auf den Stoffwechsel oder die hormonelle Situation ein. Blutdrucksenker können zum Beispiel den Energieverbrauch senken und so zu einer Gewichtszunahme beitragen. Kortison, häufig bei Autoimmunerkrankungen verschrieben, wirkt, über einen längeren Zeitraum in höheren Dosen eingenommen, muskelabbauend und fettaufbauend. Antidepressiva sind ein weiteres Beispiel eines oft verschriebenen Medikaments, dass den Stoffwechsel bremsen kann. Hier kommt noch hinzu, dass die Einnahme teilweise auch mit einer Appetitsteigerung einhergeht. Einige Medikamente beeinflussen zudem die Nährstoffaufnahme und auch die Motivation, sich überhaupt zu bewegen.

# ZYKLUSBESCHWERDEN

**TYPISCHE SYMPTOME**

- Regelschmerzen
- unregelmäßige oder ausbleibende Periode
- sehr starke oder sehr schwache Blutung
- Schmier- und Zwischenblutungen
- Stimmungsschwankungen
- Wassereinlagerungen
- Erschöpfung, Schlafprobleme
- Hautveränderungen
- zyklusbedingte Kopfschmerzen oder Migräne
- Brustspannen

**BETEILIGTE HORMONE**

- Sexualhormone
- FSH
- LH
- Prolaktin
- Cortisol
- Insulin
- Schilddrüsenhormone
- Serotonin
- Dopamin

Starke Periodenschmerzen, unregelmäßige Zyklen, das prämenstruelle Syndrom oder Gewichtszunahme gehören für viele Frauen zum Zyklus dazu, was nicht heißt, dass diese Beschwerden normal sind. Der weibliche Menstruationszyklus ist ein fein aufeinander abgestimmtes Miteinander unterschiedlicher Hormone, das bereits durch kleine Verschiebungen aus dem Gleichgewicht geraten kann. Zyklusbeschwerden sollten ernst genommen werden und können im Verlauf der Zeit, wenn wir nichts gegen sie unternehmen, immer schlimmer werden oder andere Ungleichgewichte auf hormoneller und auch auf körperlicher Ebene nach sich ziehen.

## MÖGLICHE URSACHEN

Obwohl Zyklusbeschwerden weit verbreitet sind und vermutlich fast jede Frau schon mal Erfahrung damit gemacht hat, ist die Ursache häufig uneindeutig oder besteht in einem Zusammenspiel aus mehreren Ursprüngen oder Ungleichgewichten. Der weibliche Zyklus reagiert, wie auch andere Prozesse im Körper, natürlich auf die Hormone, und damit sind nicht nur die Sexualhormone gemeint. Zudem sind Nährstoffe, ein gesunder Lebensstil, eine funktionierende Verdauung, eine gesunde Schilddrüse und eine gut arbeitende Leber wichtig für einen regelhaften Menstruationszyklus. Und natürlich spielt Stress auch in diesem Bereich wieder eine große Rolle.

## Ungleichgewicht der Sexualhormone

Fangen wir mit dem Offensichtlichsten an. Wenn das Verhältnis zwischen Östrogen und Progesteron aus dem Gleichgewicht geraten ist, was zum Beispiel aufgrund einer belastenden Lebenssituation, einer ungünstigen Ernährung, eines ungesunden Lebensstils oder bei Schilddrüsenproblemen schnell passiert, und was ab einem gewissen Alter der natürliche Lauf der Dinge ist, kann sich dies in den beschriebenen Symptomen zeigen.

## Hormonelle Erkrankungen

Bestimmte hormonelle Erkrankungen wie das Polyzystische Ovarialsyndrom (Seite 44), Endometriose und Adenomyose (siehe unten) sowie Zysten und Myome sind bei vielen Frauen Ursache für oft starke Zyklusbeschwerden, die sich in ausbleibenden Eisprüngen und unerfülltem Kinderwunsch, heftigen Schmerzen vor und während der Menstruation sowie starken Blutungen zeigen können. Die Symptome und auch die Folgen der Erkrankungen können sehr belastend sein und sollten je nach Ausprägung ärztlich oder therapeutisch begleitet werden.

### Endometriose und Adenomyose – weit verbreitet und oft unerkannt

Beides sind chronische Erkrankungen, von denen viele Frauen betroffen sind – häufig ohne es zu wissen, da die Beschwerden oft als »normale Regelschmerzen« abgetan oder übersehen werden und viele Betroffene lange keine Diagnose erhalten. Die genauen Ursachen sind bislang nicht vollständig geklärt.

Bei der Endometriose wächst Gewebe, das der Gebärmutterschleimhaut ähnelt, außerhalb der Gebärmutter, zum Beispiel an den Eierstöcken, dem Darm oder im Bauchraum. Das kann zu sehr starken Regelschmerzen, chronischen Unterbauchschmerzen, Entzündungen und Schmerzen beim Geschlechtsverkehr führen sowie Grund für einen unerfüllten Kinderwunsch sein.[22] Bei der Adenomyose wächst die gebärmutterähnliche Schleimhaut in die Muskelschicht der Gebärmutter ein. Auch das kann zu schmerzhaften und starken Monatsblutungen, Krämpfen und Unfruchtbarkeit führen.[23]

Bei entsprechenden Symptomen sollte ärztlicher Rat eingeholt werden. Medikamente, hormonelle Therapien oder operative Eingriffe können die Beschwerden oft lindern, auch wenn keine vollständige Heilung möglich ist. Ein hormonfreundlicher

Lebensstil – wie im Neustartprogramm in Kapitel 5 vorgestellt – kann zusätzlich unterstützen, die Symptome zu reduzieren. Viele Frauen berichten beispielsweise von positiven Effekten durch eine entzündungshemmende Ernährung, Stressabbau und regelmäßige Bewegung.

## Chronischer Stress

Über Stress und wie schädlich er für unseren Körper sein kann, hast du auf den vorangegangenen Seiten schon viel erfahren und du weißt inzwischen auch, dass er unsere Sexualhormone massiv beeinflussen kann. Hintergrund ist nicht zuletzt, dass es für den Körper in einer stressigen Phase nicht sicher ist, schwanger zu werden. So kann Stress den Eisprung hemmen – doch ohne Eisprung nicht nur keine Schwangerschaft, sondern auch kein Progesteron. Dies fördert unter anderem prämenstruelle Beschwerden. Teilweise bleibt die Periode auch ganz aus.

## Nährstoffmängel

Ohne eine ausreichende Versorgung mit allen Makro- und Mikronährstoffen läuft es nicht rund im Körper und folglich kann auch die Hormonproduktion nicht ordnungsgemäß erfolgen. Für einen regelhaften Zyklus sind besonders Magnesium, Eisen, Zink, Vitamin D, B-Vitamine und Omega-3-Fettsäuren wichtig. Details zum Thema findest du im Mikronährstoff-Guide ab Seite 213. Genauso wichtig sind unsere Makronährstoffe: hochwertige Proteine, gesunde Fette und komplexe Kohlenhydrate. Diese sind nicht nur für einen regelhaften Zyklus und die Balance der Sexualhormone von Bedeutung, sondern für unseren ganzen Körper.

## Blutzuckerspiegel

Ein schwankender Blutzuckerspiegel kann den Zyklus beeinflussen und die empfindliche Balance zwischen Östrogen, Progesteron und anderen Hormonen ins Wanken bringen. Das kann Zyklusstörungen begünstigen, PMS-Beschwerden verschlimmern, den Eisprung behindern oder Entzündungsprozesse im Körper verstärken. Auch bei der häufigen Hormonstörung PCOS (Seite 44) spielt der Blutzucker eine zentrale Rolle: Viele Betroffene leiden unter einer Insulinresistenz, die die Hormonproduktion weiter aus dem Gleichgewicht bringt. Typische Folgen sind unregelmäßige Zyklen, unerfüllter Kinderwunsch, vermehrter Haarwuchs im Gesicht sowie Gewichtszunahme und Schwierigkeiten beim Abnehmen.

## Schilddrüsenerkrankungen

Die Schilddrüsengesundheit beeinflusst einfach alle Prozesse im Körper und hängt auch sehr eng mit unseren Sexualhormonen zusammen. Sowohl eine Schilddrüsenunterfunktion, bei der zu wenig Schilddrüsenhormone produziert werden, als auch eine Schilddrüsenüberfunktion mit einer zu hohen Hormonproduktion beeinflussen den Zyklus. Störungen in diesem Bereich können zu ausbleibenden Perioden führen, die Blutung verstärken und für weitere Unregelmäßigkeiten sorgen. Gerade das Gelbkörperhormon Progesteron hat einen engen Zusammenhang zur Schilddrüse. Diese hat nämlich Einfluss auf die Progesteronproduktion, umgekehrt wirkt Progesteron auf die Schilddrüse. Funktionsstörungen in dieser Drüse können es außerdem erschweren, schwanger zu werden und sie erhöhen das Risiko einer Fehlgeburt.[24]

## Lebensstil

Nicht nur die Ernährung und die Nährstoffversorgung beeinflussen das Zyklusgeschehen, sondern auch der allgemeine Lebensstil. Schlaf ist dabei ein großes Thema, denn Schlafprobleme bringen nicht nur die innere Uhr, sondern auch den weiblichen Zyklus durcheinander, was sich in den genannten Symptomen zeigen kann. Auch extremes Training mit wenig Regeneration oder in Kombination mit Untergewicht kann den Eisprung unterdrücken oder die Periode gar nicht erst stattfinden lassen. Übergewicht kann sich ebenfalls auf den Zyklus auswirken. Das betrifft vor allem den Östrogenspiegel, da Fettgewebe auch Östrogene produziert (Kapitel 1, ab Seite 37). Gifte wie Alkohol oder Nikotin sowie ein übermäßiger Koffeinkonsum belasten den Zyklus ebenso wie den Rest des Körpers.

## Absetzen hormoneller Verhütungsmittel

Das Absetzen hormoneller Verhütungsmittel ist meist mit weitaus mehr Zyklusproblemen verbunden als die Zeit vor der Einnahme. Auch mir haben die Post-Pill-Reaktionen meines Körpers jahrelang zu schaffen gemacht. Für die allermeisten Frauen läuft es zum Glück nicht so dramatisch ab. Dennoch brauchen viele Körper nach Pille und Co eine Weile, bis sie wieder einen regelhaften Zyklus produzieren können.

# DIE PILLE UND DAS POST-PILL-SYNDROM

Viele Frauen glauben nach wie vor, dass die Pille den Zyklus reguliert. Und teilweise wird uns die Pille auch genauso verkauft: als ein Medikament, das die Hormone wieder ins Gleichgewicht bringt. Das ist jedoch ein Trugschluss. Eigentlich ist sogar das Gegenteil der Fall. Die Pille bringt die körpereigene Hormonproduktion nämlich weitgehend zum Erliegen und hormonelle Probleme werden damit nicht ursächlich behandelt, sondern lediglich überdeckt. Dass während der Einnahme eine natürliche Periode stattfindet, ist ein weiterer Irrglaube. Wird eine Einnahmepause gemacht, kommt es zu einer Hormonentzugsblutung. Diese ist in der Regel kürzer und schwächer als die Blutung im natürlichen Zyklus und eine Reaktion auf den plötzlichen Abfall der künstlichen Hormone, bei der die nur gering aufgebaute Gebärmutterschleimhaut abgestoßen wird.

Es gibt verschiedene Arten der Pille, die auch unterschiedlich wirken können. Die meisten Präparate – sogenannte Kombinationspillen – enthalten synthetisch hergestellte Östrogene und Gestagene, mit progesteron-ähnlicher Wirkung. Durch die regelmäßige Einnahme dieser Hormone wird gezielt in die natürliche Hormonproduktion eingegriffen und in der Regel der Eisprung verhindert. Zusätzlich verändert das enthaltene Gestagen den Schleim im Gebärmutterhals: Er wird zähflüssiger und macht es Spermien damit nahezu unmöglich, in die Gebärmutter zu gelangen. Außerdem baut sich die Gebärmutterschleimhaut unter dem Einfluss der Pille nur unzureichend auf, sodass die Wahrscheinlichkeit, dass sich eine eventuell befruchtete Eizelle einnisten könnte, sehr gering ist. Der natürliche Zyklus kommt damit weitgehend zum Stillstand. Diese Grundmechanismen – vor allem das Eingreifen in den natürlichen Zyklus und die Unterdrückung der körpereigenen Hormonproduktion – gelten auch für viele andere hormonelle Verhütungsmittel.

Nach dem Absetzen der Pille erleben viele Frauen Zyklusunregelmäßigkeiten, Stimmungstiefs, PMS oder starke Regelblutungen. Teilweise wird die Haut unrein oder hormonell begründete Akne kehrt zurück. Es sind oft Symptome, die bereits vor der Pilleneinnahme existierten, oder eben solche, die durch das Wiedereinpendeln des hormonellen Gleichgewichts entstehen. Der Körper muss erst mal wieder in seinen eigenen Rhythmus zurückfinden. Der hormonelle Regelkreis muss aus seinem Dornröschenschlaf erwachen, in den er künstlich versetzt wurde. Das ist ein komplexer Vorgang, der Zeit braucht. Erst wenn die körpereigene Hormonproduktion wieder ins Laufen gekommen ist, kann der Eisprung stattfinden und sich ein regelmäßiger Zyklus einpendeln.

Die Pille kann den Körper auch auf anderen Ebenen beeinflussen – nicht nur hormonell. Es gab bereits in den 1980ern Studien, die zeigten, dass bestimmte Mikronährstoffe wie B-Vitamine, Magnesium, Zink und Selen durch die langfristige Einnahme stärker verbraucht oder weniger gut aufgenommen werden.[25] Ein solcher Nährstoffmangel macht sich nicht immer sofort bemerkbar, kann aber nach dem Absetzen der Pille Symptome wie Müdigkeit, Stimmungstiefs, Hautprobleme oder ein schwaches Immunsystem begünstigen. Auch das Darmmikrobiom kann durch die Pille aus dem Gleichgewicht geraten. Und da Darm und Hormonhaushalt eng miteinander verbunden sind, kann ein gestörtes Mikrobiom umgekehrt ebenfalls Einfluss auf Stimmung, Zyklusregulation und Entzündungsprozesse im Körper haben.

Das Post-Pill-Syndrom ist keine offiziell anerkannte medizinische Diagnose. Es beschreibt eher eine Sammlung typischer Beschwerden, die nach dem Absetzen hormoneller Verhütungsmittel auftreten können. Medizinisch betrachtet handelt es sich um eine Übergangsphase, in der sich der Hormonhaushalt neu sortiert. Je nachdem, wie lange und mit welchem Präparat verhütet wurde – und wie das individuelle hormonelle Gleichgewicht aussieht –, kann diese Phase nur wenige Wochen oder mehrere Monate dauern. Halten mit dem Absetzen der Pille assoziierte Beschwerden länger an, rate ich dazu, eine Ärztin oder einen Arzt aufzusuchen.

# HAUTPROBLEME UND HAARAUSFALL

**TYPISCHE SYMPTOME**

- Akne und Hautunreinheiten
- fettige Haut
- trockene, schuppige Haut
- Rötungen, Entzündungen
- dünner werdendes Haar
- Haarausfall
- sprödes, brüchiges Haar
- vermehrte Körper- und Gesichtsbehaarung

**BETEILIGTE HORMONE**

- Sexualhormone
- Cortisol
- Insulin
- Schilddrüsenhormone
- Prolaktin

Bei auftretenden Haut- und Haarveränderungen dürfen wir bei der Ursachenforschung auch immer die Hormone mit in Betracht ziehen. Es gibt einige hormonelle Situationen, auf die Haut und Haare sensibel reagieren können. Hormone beeinflussen die Zellregeneration und die Talgproduktion sowie den Haarwachstumszyklus. Folglich können ein hormonelles Ungleichgewicht oder natürliche hormonelle Veränderungen, zum Beispiel in der Pubertät, während der Schwangerschaft oder in den Wechseljahren, zu unreiner Haut, fettigem oder dünner werdendem Haar führen oder diese Symptomatik begünstigen.

## MÖGLICHE URSACHEN

Die Ursachen für hormonell bedingte Haut- und Haarreaktionen sind vielfältig. Sie reichen von natürlichen hormonellen Veränderungen in den unterschiedlichen Lebensphasen bis hin zu hormonell bedingten Erkrankungen. Auch hier spielt der Lebensstil eine entscheidende Rolle, da er sowohl direkt als auch indirekt beeinflusst, wie gut der Körper den eigenen Hormonhaushalt regulieren kann. Wer sich über diese Zusammenhänge im Klaren ist und den Körper ganzheitlich betrachtet, kann gezielt nach Lösungen suchen – sei es mit ärztlicher oder naturheilkundlicher Begleitung oder allein durch bewusste Veränderungen im Alltag.

## Hormonelle Umstellungen

Unterschiedliche Lebensphasen halten unterschiedliche hormonelle Herausforderungen sowohl für unseren Körper als auch für unsere Psyche bereit: die Pubertät, der weibliche Zyklus, Schwangerschaft und Stillzeit sowie die weiblichen und männlichen Wechseljahre. Diese natürlichen hormonellen Umstellungen betreffen vor allem die Sexualhormone und können sich direkt auf Haut und Haare auswirken. Dies zeigt sich an typischen Symptomen wie unreiner, fettiger Haut mit erhöhter Talgproduktion und Akne, besonders in der Pubertät, aber auch zyklusbedingt. Mit zunehmendem Alter ist dann oft das Gegenteil der Fall: trockene Kopfhaut oder vermehrter Haarausfall und trockene, schuppige Haut im Gesicht.

## Hormonelle Erkrankungen

Es gibt einige hormonelle Erkrankungen, die häufig auftreten und Haut sowie Haare verändern können und dann zum Beispiel zu Akne, dünner werdendem oder brüchigem Haar oder unerwünschter Körperbehaarung führen. Dazu zählen das polyzystische Ovarialsyndrom (PCOS, Details ab Seite 44), Probleme mit der Schilddrüse, chronische Erschöpfung oder Insulinresistenz. Es sind dabei oft mehrere Hormone aus dem Gleichgewicht, besonders Androgene, Schilddrüsenhormone, Cortisol oder Insulin sind hier beteiligt.

## Hormonelle Verhütungsmittel

Pille, Hormonspirale oder Verhütungsring – es steht außer Frage, dass hormonelle Verhütungsmittel den Hormonhaushalt beeinflussen, das ist schließlich das Ziel. Sowohl die Einnahme als auch das Absetzen können jedoch für ordentlich Chaos im Körper sorgen und das Gleichgewicht der Sexualhormone und damit auch anderer Hormone stören, was sich auf Hautbild und Haarwachstum auswirken kann. Hautprobleme oder Haarausfall treten oft vor allem nach dem Absetzen auf, wenn sich die Hormonspiegel wieder einpendeln und der Körper zum natürlichen Zyklus zurückfindet (siehe auch »Die Pille und das Post-Pill-Syndrom«, Seite 106).

## Lebensstil

Stress, Schlaf- und Bewegungsmangel, eine unausgewogene Ernährung, Darm- und Leberschwächen, Schadstoffbelastung, hormonaktive Substanzen aus der Umwelt und auch die Einnahme von Medikamenten sind nur ein paar der Faktoren, die unsere Hormone beeinflussen und sich infolgedessen auch auf die Haut- und Haarbeschaffenheit auswirken. Darüber hinaus können starke Gewichtsveränderungen, strenge Diäten oder Essstörungen einen negativen Effekt auf den Haut- und Haarstoffwechsel haben, denn oft gehen diese mit einem Nährstoffmangel einher.

### Veranlagung

Ob wir zu einer bestimmten Hormonstörung oder hormonellen Erkrankung neigen, die zu unreiner Haut oder einem gestörten Haarstoffwechsel führt, kann auch Veranlagung sein. Das heißt allerdings nicht, dass wir dem dann ausgeliefert wären. Durch unseren Lebensstil können wir positiv beeinflussen, welche Gene aktiviert werden. Diese Aussage bezieht sich natürlich nicht nur auf Haut und Haare, sondern generell auf unsere Gesundheit. Das zeigt die sogenannte Epigenetik eindrucksvoll. Besteht eine bestimmte Veranlagung, ist die Wahrscheinlichkeit für bestimmte Beschwerden zwar erhöht, es heißt aber nicht zwingend, dass diese auch auftreten müssen. Das haben wir ein Stück weit tatsächlich selbst in der Hand.

## VERDAUUNGSBESCHWERDEN

**TYPISCHE SYMPTOME**

- Blähungen, Völlegefühl
- Verstopfung
- Durchfall
- Sodbrennen, Reflux
- Übelkeit
- gestörtes Hunger- und Sättigungsgefühl
- Heißhunger

**BETEILIGTE HORMONE**

- Cortisol
- Sexualhormone, insbesondere Östrogen und Progesteron
- Schilddrüsenhormone
- Insulin
- Serotonin
- Dopamin
- GABA

Verdauungsbeschwerden gehören zu den häufigsten gesundheitlichen Problemen und können den Alltag stark beeinträchtigen. Bauchschmerzen, Blähungen, Verstopfung oder Durchfall sind nur einige der Symptome, mit denen Betroffene zu kämpfen haben.

Oft treten die Beschwerden schubweise auf oder begleiten sie über längere Zeiträume hinweg. Die Ursachen sind vielfältig und reichen von Ernährungsgewohnheiten und Stress bis hin zu hormonellen Einflüssen. Wie Darmgesundheit und Hormonbalance zusammenhängen, kannst du ab Seite 52 nachlesen. Um die Hintergründe besser zu verstehen und gezielte Lösungen zu finden, lohnt es sich, mögliche Auslöser genauer zu betrachten.

# MÖGLICHE URSACHEN

Verdauungsbeschwerden können vielfältige Ursachen haben und sich auf unterschiedliche Weise äußern. Wie in Kapitel 1 bereits besprochen, spielen Hormone dabei eine maßgebliche Rolle: Sie beeinflussen das Verdauungssystem, die Produktion von Verdauungsenzymen und das Darmmikrobiom. Dabei können sie sowohl ein Side-Gig als auch der Haupt-Act sein, wenn es um Blähungen, Verstopfungen, Durchfall und ähnliche Beschwerden geht. Umgekehrt wirkt sich auch die Darmgesundheit auf die Hormonbalance aus und kann, wenn nicht intakt, hormonelle Probleme fördern oder auslösen. Werfen wir einen Blick auf die möglichen Ursachen, die zu Verdauungsbeschwerden führen oder diese verstärken können.

## Chronischer Stress

Dauerstress beeinflusst das gesamte Hormonsystem und hat damit auch massive Einwirkungen auf unseren Darm. Nährstoffaufnahme und Verdauung regelt der Körper im *Rest-and-Digest*-Modus (»Ruhe-und-Verdauungs«-Modus) und nicht unter Daueranspannung. Genau da befinden sich jedoch viele von uns zu häufig und über zu lange Zeiträume. Die dadurch erhöhten Cortisolspiegel hemmen die Verdauung und verändern das Darmmikrobiom, was Entzündungen und Darmerkrankungen begünstigen kann. Dies führt häufig zu Beschwerden wie Blähungen, Durchfall oder Verstopfung.

## Ernährung und Nährstoffmängel

Unsere Ernährung und die Nährstoffaufnahme beeinflussen direkt die Gesundheit unserer Verdauungsorgane – und damit auch das hormonelle Gleichgewicht. Eine unausgewogene Nahrungsaufnahme kann Blutzuckerschwankungen verursachen, die Heißhunger und ein Auf und Ab aus Unter- und Überzuckerung in Gang setzen. Diese Achterbahnfahrt bringt nicht nur die Insulinregulation aus dem Takt, sondern kann auch

Verdauung, Mikrobiom und Nährstoffaufnahme nachhaltig stören. Die Folgen reichen von Blähungen, Müdigkeit und Erschöpfung bis hin zu Reizdarm-Symptomatiken, chronischen Entzündungen im Darm und wiederum hormonellen Dysbalancen.

## Ungleichgewicht im Darm

So wie die Hormone den Darm beeinflussen, beeinflusst der Darm auch die Hormonregulation. Ein bereits bestehendes Ungleichgewicht im Mikrobiom oder entzündliche Darmerkrankungen können zum Beispiel den Östrogenstoffwechsel erheblich belasten und Entzündungsprozesse im gesamten Organismus fördern. Völlegefühl, Blähungen, Bauchschmerzen sowie zyklusabhängige Darmbeschwerden sind keine Seltenheit.

## Gestörter Schlafrhythmus

Leidet unsere Schlafqualität, leidet auch die Regenerationsfähigkeit, die ganz allgemein natürlich für den Körper, aber auch für Darmgesundheit und Verdauung wichtig ist. Direkt beeinflusst durch den Schlaf werden Insulin- und Cortisolspiegel, die Probleme im Zuckerstoffwechsel machen können, was dann wiederum negative Folgen für die Darmgesundheit und die Nährstoffaufnahme hat. Das macht einmal mehr deutlich, wie eng die Abläufe im Körper miteinander verbunden sind.

## Hormonelle Verhütungsmittel

Synthetische Hormone beeinflussen die natürlichen Hormonspiegel und verändern nicht selten das Darmmikrobiom (Seite 107). Daraus können sich nicht nur Verdauungsbeschwerden, Nährstoffmängel und weitere Hormonstörungen ergeben, sondern es werden gerade unter dem Einsatz hormoneller Verhütungsmittel oft auch Pilzinfektionen und Blasenentzündungen häufiger, weil die Mikrobiom-Zusammensetzung aus dem Gleichgewicht gerät.

## Schilddrüsenprobleme

Dass sich Schilddrüsenerkrankungen aufgrund der direkten Wirkung auf den Stoffwechsel auch auf Verdauungsebene bemerkbar machen können, darüber haben wir schon gesprochen. Da insbesondere viele Frauen von einer Schilddrüsenunterfunktion betroffen sind, darf dieser Punkt auch hier nicht fehlen. Eine träge Verdauung mit Blähungen und eingeschränkter Nährstoffaufnahme, Müdigkeit und einem Energiedefizit kommt in Zusammenhang mit zu wenig Schilddrüsenhormonen oft vor.

## Hormonelle Veränderungen

Zyklusabhängige Verdauungsbeschwerden mit Vorstopfungen und Durchfällen, Blähungen, Unverträglichkeiten und Stimmungsschwankungen sind häufig. Das hat mit den sich verändernden Hormonspiegeln innerhalb des Zyklus oder in den Wechseljahren zu tun. Zudem haben Hormone Einfluss auf die Darmbewegung und die Serotoninproduktion im Darm. Und auch hormonelle Erkrankungen wie Endometriose (Seite 103) können die Verdauung massiv beeinflussen.

## Bewegungsmangel

Bewegung reguliert nicht nur Blutzucker- und Insulinspiegel und beeinflusst die Cortisolausschüttung, sondern wirkt sich auch auf unsere Darmperistaltik – die Muskelbewegungen der Darmwand – aus. Zu wenig Bewegung führt langfristig nicht nur zu einem trägen Stoffwechsel und einer damit verbundenen Gewichtszunahme oder Veränderung der Körperzusammensetzung. Bewegungsmangel kann auch die Verdauung verlangsamen, Verstopfung begünstigen und die Nährstoffaufnahme beeinträchtigen.

# LIBIDOVERLUST

### Typische Symptome

- geringes oder kein sexuelles Interesse
- keine Lust auf körperliche Nähe oder Zärtlichkeiten
- Schwierigkeiten, Erregung aufzubauen oder zu halten

### Beteiligte Hormone

- Sexualhormone
- DHEA
- Cortisol
- Schilddrüsenhormone
- Dopamin
- Serotonin
- Oxytocin
- Noradrenalin

Unsere Sexualhormone steuern auch unser sexuelles Verlangen, das sich mit zunehmendem Alter aufgrund der sinkenden Hormonspiegel verändern kann und dann meist nicht mehr so stark ausgeprägt ist. Ob wir Lust auf Sex haben oder nicht, wird zudem von Lebensumständen, unterschiedlichen Lebensphasen wie Schwangerschaft oder Wechseljahre und weiteren Hormonen bestimmt. Auch unsere Stress- und Schilddrüsenhormone sind an der sexuellen Lust nicht unbeteiligt. Sie beeinflussen Energie und Stimmung und können durch Veränderungen in ihrem fein aufeinander abgestimmten Zusammenspiel Grund für den Libidoverlust sein oder diesen verstärken.

## MÖGLICHE URSACHEN

Körperlich, hormonell, psychisch oder auch medikamentös – die Ursachen für Libidoverlust sind weitreichend. Meist ist ein Zusammenspiel mehrerer Faktoren der Auslöser. Veränderungen, Stress und emotionale Belastungen, Erschöpfung, bestimmte Erkrankungen oder Medikamente können dabei eine Rolle spielen. Es ist nichts Ungewöhnliches, dass sich sexuelles Verlangen im Laufe des Lebens, im Verlauf des weiblichen Zyklus oder in unterschiedlichen Lebensabschnitten verändert. Häufig lassen sich nachvollziehbare Gründe oder Lebensumstände finden, die den Libidoverlust erklären – und in vielen Fällen sind diese veränderbar oder behandelbar.

### Hormonelle Veränderungen

Sowohl die im Laufe des Lebens stattfindenden natürlichen hormonellen Veränderungen als auch hormonelle Störungen beeinflussen unser sexuelles Verlangen. Sinkende Sexualhormonspiegel oder ein unausgewogenes Verhältnis von Testosteron, Östrogen und Progesteron kann sich körperlich als Libidoverlust ausdrücken. Die Wechseljahre und hormonelle Erkrankungen, aber auch die Geburt eines Kindes sowie Schilddrüsenprobleme verändern den Hormonhaushalt oft spürbar. Die Folge: Das Interesse an Sexualität nimmt ab.

### Stress und emotionale Belastungen

Hohe Cortisolspiegel verändern die Ausschüttung der Sexualhormone – was neben vielen anderen Symptomen auch die Libido beeinträchtigen kann. Sexuelles Verlangen wird zudem neurobiologisch über das Belohnungssystem im Gehirn gesteuert. Bei anhaltendem Stress und chronischer Erschöpfung werden Berührung, Intimität und Nähe oft nicht mehr als freudvoll erlebt. Das System ist gehemmt – in Zeiten dauerhafter Anspannung, die der Körper als permanente Bedrohung wahrnimmt, haben Lust, Nähe und Fortpflanzung keine Priorität. Das kann emotional sehr belastend sein – und dann führen seelischer Druck, Überforderung oder depressive Verstimmungen oft dazu, dass das Bedürfnis nach Nähe und Sexualität weiter abnimmt.

## Medikamente

Es gibt eine Vielzahl von Medikamenten, die – teils stärker, teils subtiler – die sexuelle Erregbarkeit beeinflussen können. Abhängig von der Wirkstärke und der zugrunde liegenden Erkrankung kann es dabei zu einem deutlichen Libidoverlust kommen. Einige Medikamente wirken direkt auf den Hormonhaushalt, andere beeinflussen das zentrale Nervensystem und damit ebenfalls die sexuelle Lust. Klassiker sind hormonelle Verhütungsmittel, Antidepressiva und Blutdrucksenker – Medikamente, die millionenfach verschrieben werden. Vor allem hormonelle Verhütungsmittel wie die Pille, der Vaginalring oder die Hormonspirale greifen in die körpereigene Hormonregulation ein – mit teilweise unterschiedlichen Auswirkungen auf die Libido. Auch Antidepressiva sind dafür bekannt, das sexuelle Verlangen zu dämpfen. Ursache ist meist die Erhöhung des Serotoninspiegels, die zwar stimmungsstabilisierend wirkt, aber das Lustempfinden mindern kann. Blutdrucksenker wiederum können die Durchblutung, besonders im Genitalbereich, beeinträchtigen und damit die Erregbarkeit verringern.

## Schmerzen beim Sex

Schmerzen, ob körperlich oder seelisch, beeinträchtigen das sexuelle Verlangen teilweise stark. Wenn Sex selbst Schmerzen verursacht, verknüpft das Gehirn Intimität mit einer negativen Erfahrung. Statt Lust und Nähe treten Angst, Anspannung oder Vermeidung in den Vordergrund. Bereits die Erwartung von Schmerzen kann dazu führen, dass sich der Körper verkrampft, in diesem Fall vor allem der Beckenboden, was das Schmerzempfinden zusätzlich verstärkt. Rückzug, Schamgefühle oder Versagensängste, die daraus folgen können, sind dann zusätzlich belastend, auch für die Partnerschaft. Ist der Körper in Schutzmechanismen verstrickt, ist Erregung kaum möglich oder die sexuelle Situation wird komplett vermieden. Mit der hormonellen Lage im Blick kann eine therapeutische Begleitung helfen, die Lust und Freude an der eigenen Sexualität behutsam wiederherzustellen.

# VERSTÄRKTE WECHSELJAHRESBESCHWERDEN

**TYPISCHE SYMPTOME**

- verstärktes PMS
- Hitzewallungen und Nachtschweiß
- Schlafstörungen
- starke Blutungen
- Konzentrationsprobleme und Gehirnnebel
- Gelenk- und Muskelschmerzen
- Libidoverlust
- Harnwegsinfekte
- Gewichtszunahme

**BETEILIGTE HORMONE**

- Sexualhormone
- DHEA
- FSH
- LH
- Cortisol
- Insulin
- Schilddrüsenhormone
- Adrenalin
- Serotonin
- Dopamin
- GABA

Die Wechseljahre – sowohl bei Frauen als auch bei Männern – sind natürliche Lebensphasen, in denen sich die Hormonproduktion verändert. Während dieser Wandel bei Männern meist schleichend verläuft und oft nur geringe Beschwerden verursacht, erleben viele Frauen eine Phase tiefgreifender körperlicher und emotionaler Veränderungen (weshalb ich im Folgenden auch nur auf sie eingehen werde). Die Produktion der weiblichen Geschlechtshormone nimmt kontinuierlich ab, was eine Vielzahl an Beschwerden auslösen kann, darunter Hitzewallungen, Schlafstörungen, Ängste sowie verstärktes PMS mit Stimmungsschwankungen, Brustspannen und Wassereinlagerungen. Auch kognitive Beschwerden wie Konzentrationsprobleme, Wortfindungsstörungen oder Gehirnnebel sind keine Seltenheit. Begleiterscheinungen können zudem Gelenk- und Muskelschmerzen, trockene Haut und Schleimhäute, wiederkehrende Harnwegsinfekte oder Tinnitus sein. Hinzu kommt: Mit dem sinkenden Östrogenspiegel entfällt auch dessen schützende Wirkung auf das Herz-Kreislauf-System, die Knochen und die Haut. Der weibliche Körper reagiert auf diese Veränderungen oft sehr sensibel, weshalb viele Frauen die Wechseljahre auch als gesundheitlich belastenden Einschnitt erleben. Auch wenn es sich um einen natürlichen Prozess handelt, sollten die Symptome und Begleiterscheinungen ernst genommen und der Körper entsprechend unterstützt werden.

# MÖGLICHE URSACHEN

Die Wechseljahre sind eine natürliche Lebensphase, die jede Frau unterschiedlich erlebt. Während einige kaum Beschwerden verspüren, leiden andere unter teils erheblichen körperlichen und seelischen Symptomen. Die Ursachen für verstärkte Wechseljahresbeschwerden sind vielfältig. Die Hormonspiegel spielen dabei natürlich eine ausschlaggebende Rolle. Aber auch der Lebensstil, individuelle körperliche Voraussetzungen sowie genetische Faktoren beeinflussen, wie diese Zeit des Wandels wahrgenommen wird. Hinzu kommt, dass psychische Belastungen und chronischer Stress Beschwerden extrem verstärken können. Für einen besseren Überblick schauen wir uns nachfolgend häufige Ursachen an.

## Hormonabfall und hormonelles Ungleichgewicht

Die abnehmende Hormonproduktion in den Eierstöcken ist die wichtigste Ursache für Wechseljahresbeschwerden. Nachlassende Eisprünge sorgen zunächst für einen Progesteronmangel und auch die Östrogenproduktion nimmt unter teilweise starken Schwankungen immer mehr ab. Diese meist über viele Jahre anhaltenden Hormonschwankungen beeinflussen den Körper auf vielen Ebenen, da das normalerweise fein aufeinander abgestimmte Verhältnis zwischen Östrogen und Progesteron nicht mehr passt. Veränderungen im Zyklusverlauf, im Schlaf, bei der Temperaturregulation, der Stimmung, der Schleimhautgesundheit und im Stoffwechsel sind nur einige Symptome. Östrogenmangel zeichnet sich zum Beispiel durch Hitzewallungen, Trockenheit der Haut und Schleimhäute und auch durch Schlafstörungen aus, während zeitgleich die beruhigende und ausgleichende Wirkung von Progesteron fehlt und Stimmungsschwankungen und Reizbarkeit zunehmen können.

## Chronischer Stress

Nicht selten stehen Frauen in der Lebensmitte unter starkem Druck. Berufliche Verantwortung, die Sorge, nicht mehr voll leistungsfähig zu sein, heranwachsende oder ausziehende Kinder, Veränderungen in der Partnerschaft, die Sorge um alt werdende Eltern – all das sind emotionale und psychische Belastungen, die vielen gleichzeitig begegnen. Zudem verändert sich auch die hormonelle Grundlage, auf der wir bislang mit Stress umgehen konnten: Hormone wie Progesteron und DHEA – die früher wie natürliche Puffer gegen Stress wirkten – nehmen ab. Dadurch verändert sich die Wirkung von Cortisol. Das Ergebnis: Frauen empfinden Stress jetzt intensiver, sind schneller gereizt, schlafen schlechter und fühlen sich häufiger erschöpft. Genau die Symptome, die ohnehin schon durch die sinkenden Sexualhormonspiegel gefördert werden. Deshalb sind gerade in den Wechseljahren ein gutes Stressmanagement und wahrhaftige Selbstfürsorge essenziell (wir kommen ab Kapitel 4 konkret dazu).

## Blutzuckerschwankungen und Insulinresistenz

Auch der Stoffwechsel reagiert auf die sinkenden Hormonspiegel. Östrogen beeinflusst die Insulinsensitivität der Zellen. Mit Abnahme des Östrogenspiegels reagieren die Zellen oft schlechter auf Insulin, mit der Folge, dass weniger Zucker in die Zellen gelangt und Blutzucker- und Insulinspiegel steigen. Mögliche Konsequenz: Gewichtszunahme – besonders am Bauch, Heißhunger, Müdigkeit und Zunahme von stillen Entzündungen im Körper. Ein instabiler Blutzuckerspiegel kann zudem Stimmung und Schlaf negativ beeinflussen und so den Hormonhaushalt weiter belasten.

## Schilddrüsenerkrankungen

Schilddrüsenerkrankungen treten besonders häufig bei Frauen in der Lebensmitte auf, darunter vor allem die Schilddrüsenunterfunktion und die Autoimmunerkrankung Hashimoto-Thyreoiditis. Viele ihrer Symptome – wie Müdigkeit, Gewichtszunahme, depressive Verstimmungen oder Haarausfall – ähneln klassischen Beschwerden der Wechseljahre und werden daher leicht übersehen oder fehlgedeutet. Hinzu kommt: Die hormonellen Veränderungen rund um die Menopause können die Schilddrüsengesundheit zusätzlich belasten. So kann etwa der altersbedingte Progesteronmangel die Immunregulation beeinflussen und Autoimmunprozesse verstärken. All das zeigt, wie wichtig es ist, Symptome in der Lebensmitte nicht isoliert zu betrachten, sondern im Zusammenspiel ganzheitlich zu bewerten.

## Ungünstige Ernährungsgewohnheiten und Nährstoffmängel

Nicht nur die hormonelle Situation ändert sich in den Wechseljahren. Auch Stoffwechsel und Verdauung verändern ihren Anspruch: So werden Aufnahme und Verwertung bestimmter Nährstoffe schwerer und der Körper entwickelt gleichzeitig einen erhöhten Bedarf. Lücken in der Ernährung, kleine Sünden oder ungünstige Gewohnheiten machen sich spätestens jetzt stärker bemerkbar. Fehlt es dem Körper an wichtigen Mikronährstoffen wie Magnesium, B-Vitamine, Omega-3-Fettsäuren oder Vitamin D, um einige wichtige zu nennen, kann das weitreichende Folgen für Nervensystem, Schlafqualität, Stimmung, Muskulatur, Haut und Knochen haben und damit auch für das hormonelle Gleichgewicht. Gerade in dieser sensiblen Lebensphase ist eine hormonfreundliche, nährstoffreiche Ernährung, wie du sie mithilfe des Neustartprogramms in Kapitel 5 Schritt für Schritt etablieren kannst, essenziell, um die Hormonregulation bestmöglich zu unterstützen und Beschwerden ganzheitlich zu lindern. Tiefer in das Thema Mikronährstoffe kannst du ab Seite 213 eintauchen.

## Bewegungsmangel

Bewegung spielt eine zentrale Rolle für das hormonelle Gleichgewicht – und in den Wechseljahren wird das noch einmal besonders deutlich. Gewicht, Stoffwechsel, Stimmung und Knochengesundheit profitieren von einem regelmäßigen, ausgewogenen Bewegungs- und Sportprogramm. Ich erlebe es dennoch sehr oft in meinen Coachings und Kursen, dass Bewegung gerade in dieser Lebensphase bei vielen Frauen viel zu kurz kommt. Häufig stehen Erschöpfung, Müdigkeit und körperliche Beschwerden im Weg. Dabei verstärkt Bewegungsmangel eine Vielzahl an Symptomen. Durch den natürlichen Rückgang des Östrogenspiegels nimmt die Knochendichte ab und wertvolle Muskelmasse wird bereits ab 30 vom Körper abgebaut – und das im Alter zunehmend. Beides erhöht das Risiko für Osteoporose. Wenig Sport und Bewegung verstärken diesen Prozess zusätzlich. Krafttraining, für Muskelerhalt und Stärkung der Knochen, sowie sanfte Bewegungsformen wie Yoga oder Spaziergänge, sind eine gute Kombi, die die Hormonbalance unterstützen, das Nervensystem beruhigen und den Stressabbau fördern.

## Veranlagung und individuelles Wahrnehmen

Jede Frau und jeder Körper ist einzigartig und so können auch die Wechseljahre ganz individuell wahrgenommen werden. Es gibt Frauen, die durchlaufen diese Phase fast ohne jegliche Begleiterscheinungen, während andere mit massiven Symptomen zu tun haben. Veranlagung kann eine Rolle spielen, aber vor allem auch die individuelle Empfindlichkeit gegenüber hormonellen Veränderungen sowie frühere hormonelle Belastungen, persönliche Lebenserfahrungen, Traumata und Lebensstilfaktoren fließen mit ein. Ein hormongesunder Lebensstil wirkt sich immer positiv aus.

# KAPITEL 4

# ZURÜCK IN DIE BALANCE

# DEIN WEG IN DIE PRAXIS: ÜBUNGEN UND IMPULSE

In diesem Kapitel lernst du Wege und Möglichkeiten kennen, die deinen Körper gezielt unterstützen und dir Ruhe und einen achtsamen Umgang mit dir selbst schenken. Oft sind es die kleinen Veränderungen im Alltag, die eine spürbar große Wirkung haben. Auch auf die Hormone.

In diesem Kapitel wird es praktisch. Du findest eine Sammlung von wirkungsvollen Übungen, bewährten Tools und alltagstauglichen Impulsen, die dich bei bestimmten Symptomen konkret unterstützen können. Vielleicht spürst du in manchen Situationen ganz genau, was dein Körper braucht. In anderen Phasen ist das vielleicht nicht so eindeutig. Das macht nichts. Du kannst die Übungen dennoch immer für dich nutzen: Wähle das, was dich im Moment anspricht – passend zu deinen Symptomen, deiner Lebensphase, deiner Stimmung oder deiner Tagesform. Die Übungen und Tipps sind keine starren Regeln, sondern liebevolle Angebote. Du darfst auswählen, was dir guttut. Manches wird dich vielleicht direkt ansprechen und sich sofort richtig anfühlen. Anderes möglicherweise nicht – und auch das ist völlig in Ordnung. Spüre in dich hinein. Auch das ist Teil der Reise: Wieder wahrnehmen, was der Körper wirklich braucht, und entsprechend zu handeln.

Wichtig: Wenn sich eine Übung nicht gut oder stimmig anfühlt, führe sie bitte nicht aus. Manchmal ist einfach der Zeitpunkt nicht der richtige oder der Körper ist noch nicht so weit. Wenn du Spannungen oder Unwohlsein wahrnimmst, schüttele dich kurz aus, atme laut seufzend oder stöhnend über den Mund aus, nimm einige tiefe Atemzüge am offenen Fenster oder gehe intuitiv vor und mach, was dir von deinem Körper in dem Augenblick signalisiert wird.

Auch wenn du dich von einer Symptomatik nicht konkret angesprochen fühlst, lohnt es sich, offen zu bleiben: Alle Übungen und Tipps tun dem hormonellen Gleichgewicht gut, fördern die Entspannung und unterstützen dich, wieder in die Balance zu finden. Du weißt ja bereits, dass innerhalb deines Körpers alles miteinander verbunden ist und jedes System das andere beeinflusst. Nichts geschieht losgelöst vom Ganzen. Zudem sind der Körper und das Leben in ständiger Veränderung und jeder Tag ist anders. So können sich die Wirkungen der Übungen innerhalb deines Systems auch immer wieder unterschiedlich ausdrücken.

Losgelöst von den Symptomen, die du mitbringst, und von den Übungen und Tipps, die ich dir in diesem Kapitel mit auf den Weg gebe, empfehle ich dir, das Neustartprogramm für die Hormone in Kapitel 5 zu durchlaufen. Es begleitet dich ganzheitlich in eine gesunde und ausgewogene Lebensweise, die nicht nur deine Hormone, sondern deinen ganzen Körper glücklich machen kann.

## ÜBUNGEN FÜR BALANCE UND MEHR ENERGIE

Unabhängig von der Ursache gibt es Möglichkeiten, den Körper bei Erschöpfung, Müdigkeit und einem niedrigen Energielevel zu unterstützen. Wichtig ist vor allem, diese Signale ernst zu nehmen. Wenn der Zustand plötzlich auftritt oder über längere Zeit anhält, solltest du unbedingt eine Ärztin oder einen Arzt aufsuchen. Auch der Austausch mit deinem näheren Umfeld kann Entlastung bringen. Offen zu kommunizieren, wie es dir geht, kann große Erleichterung verschaffen. Wenn andere wissen, was los ist, fällt es dir zudem leichter, dir selbst Pausen und Ruhe zuzugestehen. Missverständnisse lassen sich so vermeiden – und vielleicht kommt auch Unterstützung von außen, mit der du gar nicht gerechnet hättest.

Zugegeben, Hilfe anzunehmen ist für viele Menschen nicht leicht. Vielleicht spürst du mal kurz in dich hinein: Trifft das auch auf dich zu? Auf Dauer alles allein stemmen zu wollen, bedeutet großen Stress für Körper und Geist. Deshalb überlege, wie du dir Unterstützung holen oder annehmen kannst – sei es im Alltag oder im Beruf. Wenn du wieder mit mehr Energie durchs Leben gehen möchtest, braucht dein Körper vor allem eines: Ruhe. Entspannung ist essenziell, um die inneren Akkus aufzuladen. Je nach Tiefe der Erschöpfung kann dieser Regenerationsprozess Wochen oder sogar Monate dauern. Das soll dir keine Angst machen, sondern dich ermutigen, dir die Zeit zu nehmen, die dein Körper braucht. Wenn du dich stark und dauerhaft erschöpft fühlst, kann es hilfreich sein, eine Therapeutin oder einen Therapeuten an deiner Seite zu wissen – jemanden, der dich auf diesem Weg eng begleitet und dich ganzheitlich unterstützt.

Wenn uns der Körper Erschöpfungssymptome sendet, hat er seine Gründe. Für die Erholung und die Regeneration nützt es leider nichts, die Zähne zusammenzubeißen und einfach so weiterzumachen wie bisher. Neben der ärztlichen Abklärung gibt es eine Reihe natürlicher Maßnahmen, die leicht in den Alltag integrierbar sind und Körper und Geist in dieser Phase behutsam unterstützen können. Dazu zählen auch Atemübungen und sanfte Bewegungen. Sie helfen uns, das Nervensystem zu regulieren, Stress auszugleichen beziehungsweise abzubauen, und sie fördern die Entspannung. Die folgenden Übungen habe ich als besonders wirksam in meiner Arbeit rund um das Thema Hormonsystem und Erschöpfung erlebt. Du bekommst außerdem noch eine kleine Toolbox an die Hand, die deinen Körper bei der Regeneration unterstützt.

## RICHTIG ATMEN

In meinen Coachings und Yogakursen bemerke ich sehr oft, dass nicht richtig geatmet wird. Das liegt mitunter daran, dass viele Menschen gar nicht wissen, wie die Atmung eigentlich funktioniert. Ein weiterer häufiger Grund für falsche Atemmuster sind Anspannung und Stress. Umgekehrt kann eine falsche Atmung zu Müdigkeit und Erschöpfung beitragen. Die Atembewegungen sind nicht nur wichtig für das Zwerchfell – unseren Hauptatemmuskel – und unsere Bauchorgane, sondern auch für Verdauung, Beckenboden, den Zellstoffwechsel und das Nerven- und Herz-Kreislauf-System. Eine flache oder falsche Atmung kann folglich auch zu einer Bandbreite von Beschwerden wie beispielsweise zu Verspannungen und Konzentrationsstörungen führen, Kopfschmerzen auslösen und Angst- und Panikattacken verstärken oder begünstigen. Außerdem führt sie zu einer Minderversorgung des Gehirns mit Sauerstoff. Kurzum: Sie erschöpft uns.

Oft zeigt sich ein falsches Atemmuster darin, dass sehr flach und nach oben in den Schulterbereich geatmet wird, während Bauch und Rippen nahezu unbeweglich bleiben. Viele Menschen halten den Bauch unbewusst permanent angespannt – sei es aus Stress, aufgrund eines verspannten Zwerchfells oder wegen vermeintlicher Schönheitsideale, die einen flachen Bauch suggerieren. Dadurch kann der Atem nicht frei fließen, das Zwerchfell arbeitet eingeschränkt und es entsteht ein Teufelskreis aus flacher Atmung, innerer Unruhe und körperlicher Anspannung. Diese Art zu atmen fördert verspannte Schultern, einen steifen Nacken und Schmerzen im unteren Rücken. Auch die Bauchorgane leiden, wenn die natürlichen Atembewegungen und damit der massierende Druck des Zwerchfells ausbleiben.

Bei einer natürlichen, entspannten Atmung bewegt sich die Körpermitte. Der Bauch wölbt sich sanft nach vorn, mal mehr, mal weniger. Das ist ganz normal und sollte keinesfalls unterdrückt werden. Auch dass der Bauch am Abend runder erscheint als am Morgen, ist völlig natürlich. Anders sieht es aus, wenn diese Veränderung mit Blähungen oder Schmerzen einhergeht – dann lohnt es sich, genauer hinzuschauen. Mehr über den Darm erfährst du in Kapitel 1, Seite 52.

## Aber wie atmet man richtig?

Als physiologisch günstige Atmung gilt die sogenannte Bauch- oder Zwerchfellatmung. Sowohl Brust- als auch Bauchraum sind dabei an der Atembewegung beteiligt. Bei der Einatmung senkt sich das Zwerchfell nach unten in den Bauchraum, wodurch sich die Bauchdecke sanft nach vorn wölbt. Diese Atembewegung erzeugt einen leichten Druck auf die inneren Organe und kann sich positiv auf die Beckenbodengesundheit sowie die Verdauung auswirken. Zudem ermöglicht die Zwerchfellatmung eine besonders effiziente Sauerstoffaufnahme im Körper.

Um zu testen, ob du richtig, also in den Bauch, atmest, gibt es eine ganz einfache Übung. Sie hilft dir nicht nur, den Atemfluss zu spüren und zu lokalisieren, sondern auch deine Wahrnehmung und die Atmung zu schulen.

**So gehts:**

- Komm in die Bauchlage, am besten auf dem Boden auf einer Gymnastik- oder Yogamatte. Lege deine Hände aufeinander und deine Stirn auf dem oberen Handrücken ab. Bring deine Aufmerksamkeit zum Bauch. Spürst du, wie deine Bauchdecke mit jeder Einatmung gegen den Boden »schiebt«? Sehr gut.
- Ist das gerade schwierig für dich? Ebenfalls gut. Das ist eine wertvolle Erkenntnis. Versuche, deine Aufmerksamkeit noch einmal zu deinem Bauch zu lenken, und stell dir vor, du wolltest mit jeder Einatmung gegen den Boden atmen. Versuche, den Körper dabei locker zu halten, und fokussiere dich auf die Atemwellen in deinem Bauch. Einatmen, Bauch wölbt sich sanft gegen den Boden; ausatmen, die Atemwelle zieht sich zurück.
- Drehe dich nun auf den Rücken. Lege beide Hände auf deinen Bauch und versuche, deine Einatemzüge in den Bauch zu schicken. Spüre auch hier ganz bewusst die Atemwellen. Mit jeder Einatmung strömt die Welle in deine Hände, die Bauchdecke hebt sich. Mit jeder Ausatmung spürst du, wie Hände und Bauch wieder sinken. Diese Übung kannst du auch gut abends vor dem Einschlafen und morgens vor dem Aufstehen im Bett ausführen. Gerade dann, wenn die Bauchatmung (noch) nicht dein natürliches Atemmuster widerspiegelt, ist das eine gute Gelegenheit, sich mehr und mehr damit vertraut zu machen.

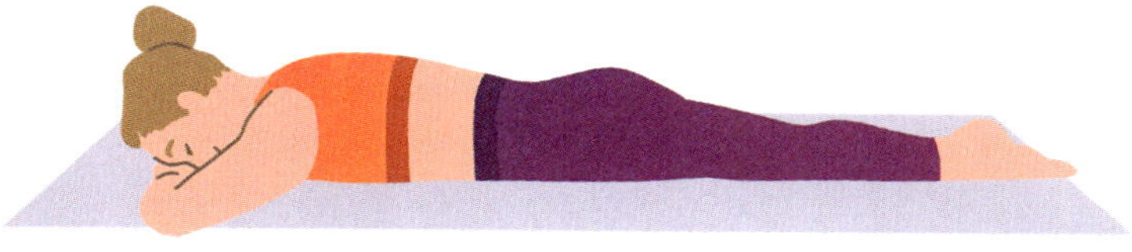

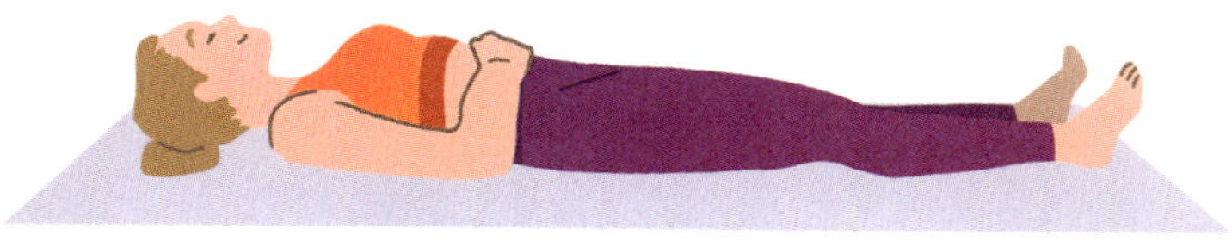

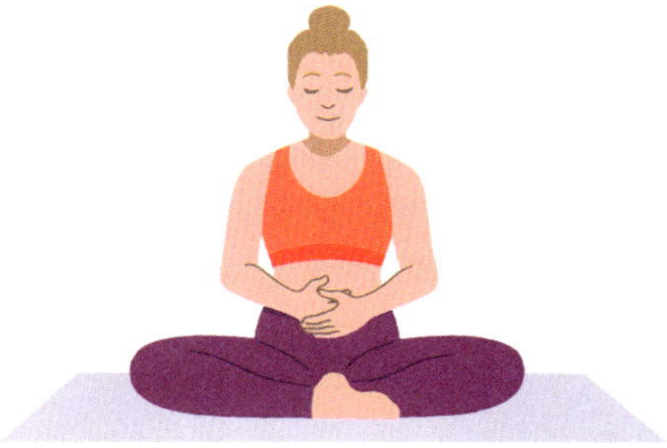

- Versuche diese Atmung jetzt auch im Sitzen zu kultivieren. Sitze aufrecht auf einem Stuhl oder im Meditationssitz am Boden und lege deine Hände erneut auf den Bauch. Spürst du die Atemwelle unter deinen Händen? Falls nicht, mach dich mehr und mehr mit einer entspannten Bauchatmung vertraut. Sei dabei freundlich zu dir und geduldig mit deinem Körper. Vergiss nicht, dass dein Körper wahrscheinlich jahrelang an den anderen Rhythmus gewöhnt war und etwas Zeit braucht, sich neu einzugrooven.

## Bienenatmung – *Bhramari*

Eine wunderschöne, regulierende Atemübung, ein sogenanntes *Pranayama* aus dem Yoga, ist die Bienenatmung. Sie wirkt beruhigend, hilft, Stress zu reduzieren, den Geist zu klären und das Nervensystem zu entspannen.

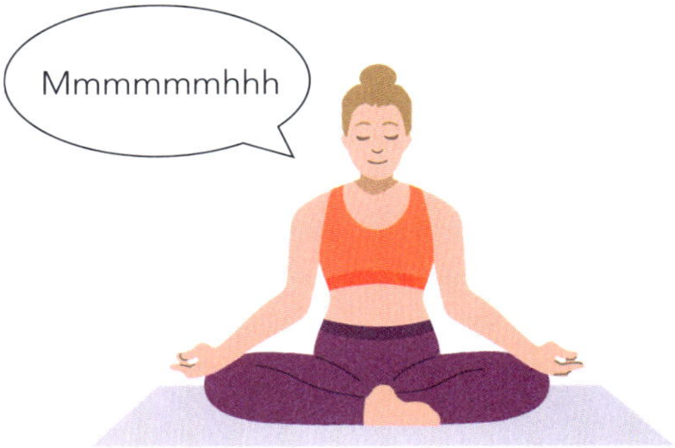


**So gehts:**

- Finde einen bequemen aufrechten Sitz. Der Rücken ist gerade, Nacken und Schultern sind entspannt. Lege deine Hände locker auf die Oberschenkel. Wenn du magst, schließe deine Augen.
- Atme ein paar Mal entspannt durch die Nase ein und aus. Wenn du dann das nächste Mal ausatmest, lass bei geschlossenem Mund ein Summen entstehen, das sich bis zum Ende deiner Ausatmung zieht. Der Ton darf weich und angenehm sein, fast wie ein inneres Summen. Wiederhole dies für fünf bis zehn Atemzüge und spüre, wie der Klang Kopf, Hals und Brustraum sanft zum Vibrieren bringt. Nimm wahr, wie der summende Ton deinen Geist beruhigt.

**Steigerung:** Wenn du dich mit der Übung wohlfühlst, kannst du sanft deine Ohren verschließen. Lege die Zeigefinger dafür auf den Knorpelvorsprung vor deinen Ohreingängen und drücke sie leicht nach innen. Atme locker in den Bauch ein und begleite die Ausatmung wieder mit einem Summen.

# HÜFT-RELEASE

Emotionen setzen sich oft ungefiltert im Hüftbereich fest. Die Hüften, insbesondere der *Psoas*-Muskel, der tief im Inneren des Körpers verläuft, sind bekannt dafür, eng mit dem Kampf- und Fluchtmodus in Verbindung zu stehen. Dieser Muskel reagiert auf Stress, Ängste und traumatische Erlebnisse, indem er sich zusammenzieht. Auch die andere Muskulatur rund um die Hüfte wird durch Emotionen beeinflusst. Diese Verspannungen können nicht nur zu körperlichen Beschwerden führen, sondern den Stresspegel im Körper weiter verstärken. Höchste Zeit, da etwas Bewegung reinzubringen. Die nachfolgende Übung hilft, die Hüften zu lockern, den unteren Rücken zu massieren und die Wirbelsäule zu mobilisieren. Bereiche, die eng mit dem Nervensystem verbunden sind.

**So gehts:**

- Komm in die Rücklage und stelle die Füße breiter als dein Becken auf. Strecke die Arme seitlich auf Schulterhöhe aus, drehe die Handflächen Richtung Boden.
- Nun beginne in Zeitlupe, deine Knie nach links und rechts sinken zu lassen. Führe die Bewegungen behutsam aus und bring die Knie nur so weit zu einer Seite, wie es dir gelingt, beide Arme und beide Schultern am Boden zu halten. Beim Seitenwechsel erlaube dem unteren Rücken, sich schwer Richtung Boden zu entspannen.
- Führe fünf bis zehn Wiederholungen pro Seite aus und nimm die Bewegung im Hüftbereich wahr. Im Anschluss zieh deine Knie zu dir heran und genieße die Ausdehnung im unteren Rücken.

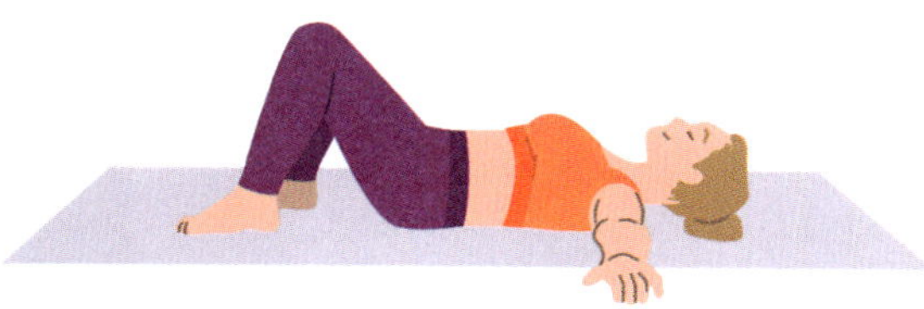

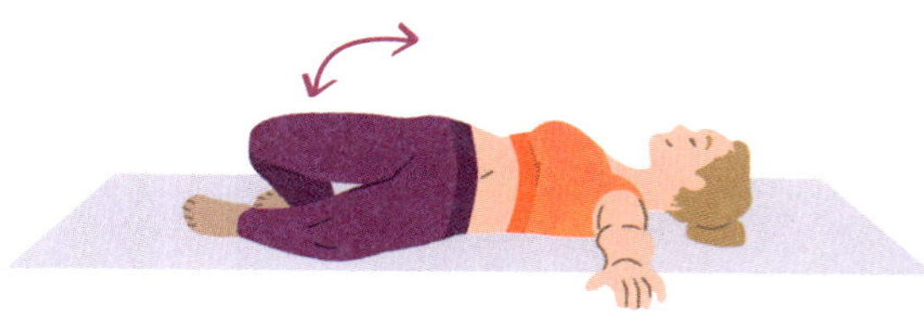

**• SOS-TIPPS BEI MÜDIGKEIT UND ERSCHÖPFUNG •**

- **Wasser statt Koffein:** Müdigkeit und Erschöpfung sind oft Zeichen von Dehydration. Trinke bewusst ein großes Glas stilles Wasser – das bringt mehr als der dritte Espresso.
- **Ätherische Öle:** Gib einen Tropfen ätherisches Öl auf deine Handgelenke oder einen Duftstein. Zum Beispiel sind Pfefferminze, Zitrone oder Rosmarin sanft anregend. Nimm ein paar bewusste Atemzüge und genieße den Duft. Achte auf naturreine Öle. Gegebenenfalls Hautverträglichkeit vorher testen.
- **Ohrenmassage:** Wunderbar belebend, erdend und stresslösend – ideal für zwischendurch. Wandere langsam mit den Spitzen von Daumen und Zeigefinger vom Ohrläppchen nach oben, entlang der Außenseite des Ohres. Streiche dabei das Ohr behutsam nach außen und oben aus.
- **Powernapping:** Lege dich bequem hin oder lehne dich entspannt zurück. Stelle am besten einen Wecker auf maximal 20 Minuten. Dunkelheit oder eine Schlafmaske helfen beim Abschalten. Genieße das Wegnicken … Danach kurz recken und strecken. Am besten um die Mittagszeit und nicht zu spät am Tag.

# SO SCHLÄFST DU WIEDER BESSER

Gesunder Schlaf ist eine der wichtigsten Säulen für die Hormonbalance – und für viele ein großes Thema. Schlafmangel oder unruhige Nächte bringen nicht nur Erschöpfung mit sich, sondern wirken sich unmittelbar auf unsere hormonelle Regulation aus. Ein Hauptgrund für Ein- und Durchschlafprobleme liegt darin, dass wir nicht mehr im Einklang mit unserem natürlichen zirkadianen Rhythmus leben. Der innere Taktgeber, der eng an den Wechsel von Licht und Dunkelheit gebunden ist und diverse Körperfunktionen steuert, wird ständig ausgetrickst.

Die nachfolgenden Übungen und Impulse helfen dir dabei, deinen natürlichen Rhythmus schrittweise neu zu synchronisieren. Sie unterstützen dich darin, tagsüber mehr Energie und Klarheit zu spüren und abends leichter in einen Zustand von Entspannung und innerer Ruhe zu finden. So wird Schlaf wieder zu dem, was er sein sollte: eine tiefe, nährende Quelle der Regeneration.

Gerade beim Thema Schlaf können kleine Veränderungen Großes bewirken. Das ist der sogenannte *Compound*-Effekt: Viele Mini-Anpassungen summieren sich über die Zeit zu einer spürbaren Verbesserung. Es sind oft die kleinen, konsequenten Schritte, die deinen Körper zurück in seinen natürlichen Rhythmus führen.

## SCHLAFHYGIENE

Ein wertvoller erster Schritt ist, die Schlafhygiene unter die Lupe zu nehmen. Ideal sind: eine ruhige, dunkle und gut belüftete Schlafumgebung, ein bequemes Bett mit einer passenden Matratze, einem guten Kissen und für die Körper- und Außentemperatur angenehmer Bettdecke und, sofern relevant, atmungsaktive, angenehme Nachtkleidung. Auch regelmäßige Schlaf- und Aufstehzeiten helfen dem Körper, seinen natürlichen Rhythmus zu stabilisieren. Je wohler und sicherer du dich in deiner Schlafumgebung fühlst, desto leichter kann dein Körper loslassen und regenerieren. Eine bewusste Gestaltung deines Schlafplatzes, möglichst ohne technisches Equipment oder Fernseher im Raum, ist wie eine stille Einladung an dein System, zur Ruhe zu kommen und in einen tiefen, erholsamen Schlaf zu sinken. Das Schlafzimmer sollte nach Möglichkeit nichts als dein Rückzugsort für tiefe Erholung darstellen.

Schau dich doch einmal in deinem Schlafzimmer um und achte auf die Details:

- Ist es ein geordneter Raum, in dem du dich wohlfühlst?
- Kannst du den Raum nachts ausreichend abdunkeln?
- Steht dein Bett an der für dich passenden Stelle?
- Unterstützt deine Matratze deinen Körper so, dass du gut entspannen kannst?
- Wird der Raum regelmäßig gelüftet?
- Passt die Raumtemperatur für dich?
- Entsprechen Kissen und Bettdecke deinen Ansprüchen?
- Fühlst du dich in der Bettwäsche wohl?

Wenn sich bei dieser Bestandsaufnahme etwas unpassend für dich anfühlt, prüfe, welchen Mini-Step du vielleicht jetzt gleich umsetzen kannst, um deinem Wohfühl-Schlafzimmer etwas näherzukommen. Und dann gehe nach und nach die nächsten Schritte an.

## Abendroutine

Eine bewusste Abendroutine ist wie ein schöner Tagesausklang, der deinem Körper und deinem Nervensystem ein klares Signal gibt: Jetzt wird das System langsam runtergefahren. In unserem teilweise sehr schnellen und reizüberfluteten Alltag fehlt abends oft der Übergang zu etwas mehr Ruhe. Fernseher oder Handys vorsorgen uns mit wachmachendem Licht und je nachdem, was auf dem Display läuft, bleibt der Körper mehr oder weniger im Aktivitätsmodus hängen, auch wenn wir längst im Bett liegen. Mit festen Ritualen am Abend kannst du den Übergang zum Schlafengehen bewusster gestalten. Du förderst damit die natürliche Ausschüttung von Melatonin, regulierst dein Nervensystem und schaffst emotionale Sicherheit. Es gibt diverse harmonisierende Möglichkeiten, den Tag ausklingen zu lassen. Als besonders effektiv erlebe ich in meiner Arbeit die folgenden Rituale.

- **Digitaler Mini-Detox:** Schalte alle digitalen Geräte ein bis zwei Stunden vor dem Schlafengehen aus. Die Blaulichtreduktion ermöglicht deinem Körper, in einen natürlichen Entspannungsmodus zu finden. Reizüberflutung durch Nachrichten, Social Media oder Serien sind Stress für den Körper und halten dich unnötig wach und aktiv. Indem du abends bewusst offline gehst, schenkst du dir selbst Raum für echte Erholung und stärkst nachhaltig dein hormonelles Gleichgewicht.
- **Entspannungsritual für den Körper:** Gönne dir eine kurze, achtsame Körperreise oder eine sanfte Dehnungseinheit. Du kannst auch langsam und bewusst deine Arme und Beine ausstreichen oder deine Gelenke kreisen. Diese kleinen Bewegungen helfen, Spannungen des Tages abzubauen, und bringen Körper und Geist zur Ruhe.
- **Dankbarkeit:** Beende deinen Tag mit drei Dingen, für die du dankbar bist. Du kannst sie in ein Notizbuch schreiben oder einfach still für dich aufzählen, auch gern direkt vor dem Einschlafen im Bett. Dieser kleine Fokuswechsel hat einen immensen Einfluss auf die Stimmung und das Nervensystem: Du lenkst deine Gedanken weg von Problemen hin zu Fülle – gute Schwingungen für einen erholsamen Schlaf.

## Morgenroutine

Bereits das Ritual, mit dem du in den Tag startest, hat einen Einfluss darauf, wie gut du schläfst. Dein Morgen bestimmt nämlich maßgeblich deinen inneren Rhythmus: Kommt dein Körper frühzeitig in einen natürlichen Wachzustand, kann er abends leichter zur Ruhe und auch besser in den Schlaf finden. Schenke dir einen achtsamen, bewussten Start in den Tag – idealerweise verbunden mit natürlichem Licht, ein paar bewussten Atemzügen und einer kleinen Bewegungseinheit.

Besonders helles Morgenlicht wirkt wie ein Signal für den Körper: Es hilft dabei, die Produktion von Cortisol sanft anzukurbeln, den Kreislauf in Schwung zu bringen und den Körper auf den Tag einzustimmen. Gleichzeitig sorgt es dafür, dass am Abend leichter das schlaffördernde Hormon Melatonin ausgeschüttet werden kann. Deshalb ist es sinnvoll, möglichst täglich draußen zu sein – am besten direkt morgens. Das erhöht dein Energielevel und deine Konzentrationsfähigkeit – du bist tagsüber produktiver. Kurz gesagt: Ein bewusster Start in den Tag legt den Grundstein für einen entspannten Abend. Eine gute, erholsame Nacht legt den Grundstein für einen energiegeladenen Tag.

### • SOS-TIPPS BEI SCHLAFPROBLEMEN •

- **Notizen machen für den nächsten Tag:** Einfach das aufschreiben, was am Abend noch durch den Kopf spukt. Das hilft dabei, schneller und ruhig einzuschlafen, weil sich das Gehirn die To-dos nicht mehr aktiv merken muss.
- **Magnesium:** Der Mikronährstoff spielt eine zentrale Rolle bei der Aktivierung des Parasympathikus. Untersuchungen zeigen, dass Magnesiumergänzungen die Schlafqualität verbessern und Schlafprobleme mildern können. Achte auf hochwertige Magnesiumpräparate ohne Zusatzstoffe und sprich im Zweifel mit einer fachkundigen Person über die passende Dosierung.[26]
- **Ätherische Öle:** Beruhigende Öle wie Lavendel, Bergamotte oder Römische Kamille haben nachweislich eine entspannende Wirkung auf Körper und Geist und können auch helfen, die Schlafqualität zu verbessern. Verwende ein bis zwei Tropfen hochwertiges, ätherisches Öl am Abend im Diffuser, auf dem Kopfkissen oder vermische sie mit deiner Bodylotion oder Handcreme.

# UNTERSTÜTZUNG BEI STIMMUNGS-SCHWANKUNGEN UND ÄNGSTEN

Wenn die Stimmung mal wieder Achterbahn fährt oder sich ein Gefühl von Unruhe und Angst einstellt, fühlen wir uns dem oftmals machtlos ausgesetzt. Gerade innerhalb des weiblichen Zyklus oder in stressigen Phasen können uns die damit verbundenen hormonellen Schwankungen leicht aus dem Gleichgewicht bringen und ein Gefühl von Überforderung oder Machtlosigkeit in uns hinterlassen. Auch wenn sich das in diesem Moment teilweise so anfühlt, als hätten wir keine Wahl, können bereits kleine Maßnahmen und Übungen einen inneren Shift bewirken, für eine Glückshormon-Ausschüttung sorgen oder dem Körper Sicherheit signalisieren. Schau, welche der nachfolgenden Tipps sich stimmig für dich anfühlen und sich gut in deinen Alltag integrieren lassen.

### • SOS-TIPPS BEI STIMMUNGSSCHWANKUNGEN UND ÄNGSTEN •

- **Bewusst atmen:** Kurze, bewusste Atempausen helfen, Anspannung zu lösen und innere Ruhe zu finden. Beispiel: vier Sekunden einatmen, sechs Sekunden ausatmen.
- **Schütteln:** Wenn du starke Anspannung oder Ängste wahrnimmst, kann es helfen, den Körper ordentlich auszuschütteln.
- **Strukturierter Tagesablauf:** Routinen geben Sicherheit und sorgen für Stabilität.
- **Bewegung an der frischen Luft:** Bereits ein kurzer Spaziergang setzt Glückshormone frei und reduziert Angstgefühle.
- **Tanzen** wirkt ähnlich wie das Ausschütteln oder die Bewegung an der frischen Luft. Lieblingssong an und los gehts!

# 5-MINUTEN-YOGA FÜR DIE STIMMUNG

Yoga ist bei Ängsten, Unruhe und Anspannung eine bewährte Maßnahme. Die nachfolgende Mini-Übungsabfolge eignet sich besonders für den Morgen und tagsüber, um die Stimmung zu shiften und das Nervensystem zu unterstützen.

## 1. Katze-Kuh im Vierfüßlerstand

- Komme in den Vierfüßlerstand und stelle die Hände unter den Schultergelenken auf, sodass die Finger nach vorn gerichtet sind. Die Knie befinden sich in einer geraden Linie unter der Hüfte, die Füße liegen flach auf dem Boden.
- Mit der Ausatmung rundest du den Rücken. Mit der Einatmung kommst du in ein sanftes Hohlkreuz. Das Schambein zieht dabei leicht nach oben, um den unteren Rücken zu unterstützen. Führe drei bis fünf Wiederholungen durch.

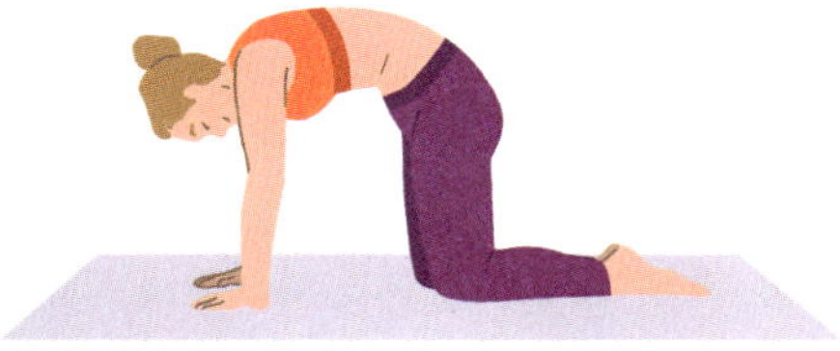

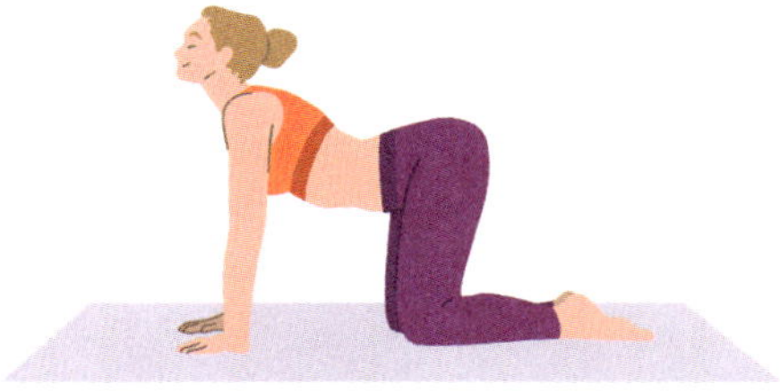

## 2. Tiefer Ausfallschritt

- Komme wieder in einen neutralen Vierfüßlerstand. Steige mit deinem rechten Fuß vor und setze ihn außen neben der rechten Hand ab. Hilf eventuell mit einer Hand nach, um den Fuß weiter vorzuholen; der Unterschenkel sollte senkrecht stehen. Die Hände bleiben innen neben dem rechten Fuß aufgestellt. Wenn die Hände nicht entspannt am Boden ankommen, platziere sie auf Yogablöcken oder gleich dicken Büchern.
- Atme entspannt ein und aus; lass mit jeder Ausatmung die Hüfte etwas tiefer sinken. Zieh dabei sanft die Sitzbeinknochen aufeinander zu, um mittig stabil zu bleiben. Nach fünf Atemzügen wechsle die Seite und komm dann wieder in den Vierfüßlerstand.

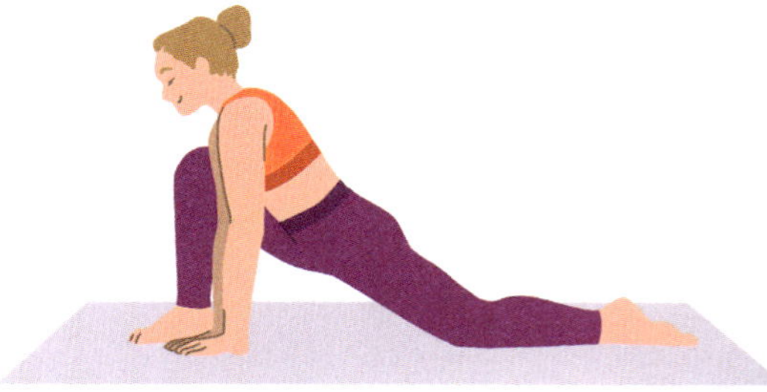

### 3. Geöffnete Stellung des Kindes

- Bring deine Großzehen aneinander und öffne deine Knie mindestens hüftweit.
- Schiebe deinen Po auf die Fersen, lege die Stirn am Boden ab und strecke die Arme lang nach vorn aus. Wenn deine Stirn nicht am Boden ankommt, leg deine Hände oder Fäuste unter der Stirn ab. Atme bewusst in den Bauch, die Leisten und den unteren Rücken ein. Entspanne mit der Ausatmung. Verweile für fünf bis zehn Atemzüge.

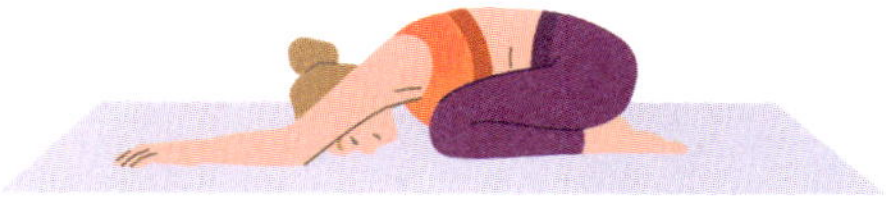

### 4. Seitlicher Stretch

- Finde einen für dich bequemen kreuzbeinigen Sitz, zum Beispiel der Schneidersitz.
- Strecke den linken Arm nach oben aus. Lehne dich leicht zur rechten Seite und stütze deine rechte Hand mit etwas Abstand in Linie mit deinem Becken neben dir ein. Entspanne die rechte Schulter nach hinten, unten und beuge deinen rechten Ellenbogen Richtung Taille, während du dich langsam stärker nach rechts neigst. Der linke Arm zieht dabei schräg über den Kopf nach rechts, die linke Handfläche zeigt Richtung Boden. Bei Schulterproblemen lege die linke Hand einfach auf deinen Brustkorb.
- Nimm hier drei bis fünf Atemzüge, lenke deine Atmung in die linke Flanke und genieße das Ausdehnen der Strukturen. Beide Sitzbeinknochen bleiben dabei am Boden. Wechsle anschließend die Seite und kreuze dabei auch die Beine andersherum.

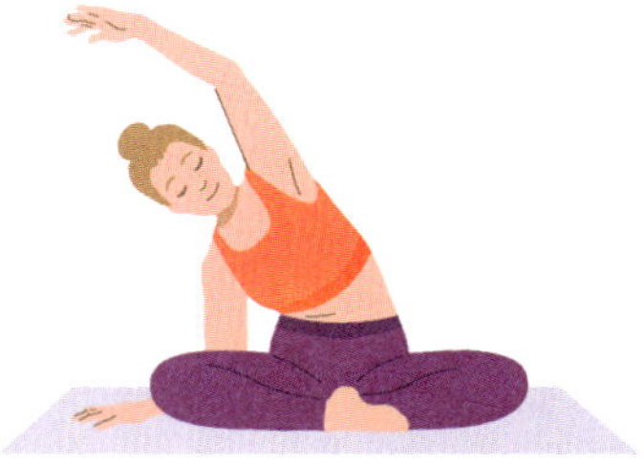

### 5. Sitz

Bleibe anschließend noch einen Moment sitzen oder nimm auf einem Stuhl platz, wenn das für dich bequemer ist. Schließe deine Augen. Spüre bewusst deinen Atemfluss und deinen ganzen Körper und öffne dann blinzelnd deine Augen wieder.

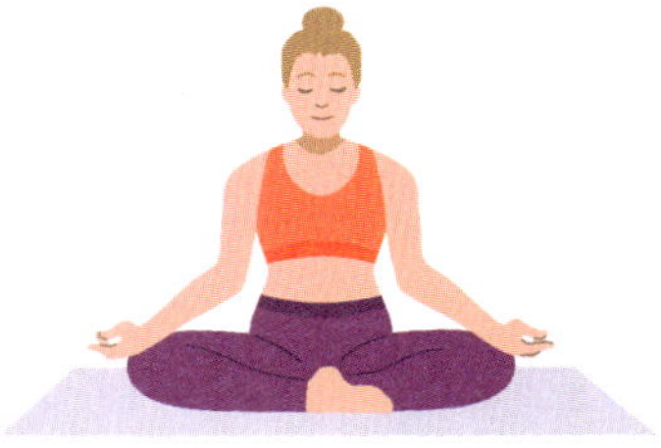

Diese wohltuende und leichte Yogaabfolge holt dich in den Moment und kann sich wohltuend auf die Stimmung auswirken.

# SO ERNÄHRST DU DICH LECKER, GESUND UND STIMMUNGSANHEBEND

Vergiss Zucker, der dich nach einem kurzen Stimmungshoch direkt in das nächste Energietief zieht, und versuche es stattdessen mit gesunden Power-Nahrungsmitteln. Sie tun nicht nur deinem Körper gut, sondern wirken auch auf die Stimmung, weil sie bestimmte Nährstoffe für die Produktion von Hormonen und Neurotransmittern zur Verfügung stellen. Gesunde Stimmungsbooster sind:

- **Grünes Blattgemüse,** wie Spinat, Mangold oder Rucola, ist reich an Magnesium und Folsäure, unterstützt das Nervensystem und hilft, Stress zu reduzieren. Integriere es großzügig in deine Mahlzeiten.
- **Bananen** liefern schnell verwertbare Energie und enthalten Tryptophan – eine Vorstufe des Glückshormons Serotonin. Um Blutzuckerschwankungen zu vermeiden, iss die Banane mit etwas Nussmus oder griechischem Joghurt.
- **Nüsse und Samen,** wie Walnüsse, Mandeln, Chia- und Hanfsamen, sind gute Quellen für Eiweiß, Omega-3-Fettsäuren, Magnesium und Selen – allesamt stimmungsrelevante Nährstoffe.
- **Dunkle Schokolade** – Yes, es darf auch mal ein Stück Schoki sein, am besten mit einem Kakaogehalt von mindestens 70 Prozent. In Maßen genossen, regt sie die Ausschüttung von Endorphinen und Serotonin an, gleichzeitig ist sie eine Magnesiumquelle.
- **Avocados** enthalten unter anderem gesunde Fette, Vitamin $B_6$ und Folsäure – alles wichtige Bausteine für gute Laune und stabile Nerven.
- **Beeren,** wie Blaubeeren, Himbeeren und Erdbeeren, sind sehr reich an Antioxidantien, die die Zellen vor oxidativem Stress schützen und entzündungshemmend wirken – auch im Gehirn.
- **Komplexe Kohlenhydrate,** wie Süßkartoffeln, Kürbis oder Quinoa, wirken beruhigend und stabilisierend, indem sie unter anderem die Serotoninproduktion fördern. Kombiniert mit gesunden Fetten und ausreichend Protein entfaltet sich die beruhigende Wirkung am besten.

# CLEVERE UND NATÜRLICHE GEWICHTSREGULATION

Wie unser Körper mit Energie, Hunger und Fettreserven umgeht, wird maßgeblich von Hormonen gesteuert. Bei Stress, Schlafmangel oder aufgrund ungünstiger Ernährungsgewohnheiten kann vermehrt Heißhunger und Energiemangel entstehen. So wird auch die scheinbar unerklärliche Gewichtszunahme begünstigt, die hormonelles Ungleichgewicht oft mit sich bringt. Die nachfolgenden Alltagsmaßnahmen sind erste Schritte, die du unternehmen kannst, um deine hormonelle Balance zu fördern und deinem Körper zu helfen, in die natürliche Gewichtsregulation zurückzufinden. Versuche bei Gelegenheit auch das 4-Wochen-Neustartprogramm für die Hormone. Es wirkt so wohltuend und ganzheitlich auf den Körper, dass sich meist auch überflüssige Pfunde verabschieden.

## VERGISS DIÄTEN UND FASTEN!

Strikte Diäten, absurde Kalorienrestriktion oder das Auslassen von Mahlzeiten belasten insbesondere den weiblichen Hormonhaushalt. Wir haben schon darüber gesprochen: Wenn der Körper dauerhaft zu wenig oder nur unregelmäßig Energie bekommt, ist er stark darauf bedacht, Fett einzulagern – für schlechte Zeiten. Zudem zieht er sich Energie aus der Muskulatur, indem er sie abbaut, um dem Körper weiterhin Energie zur Verfügung zu stellen – insbesondere dann, wenn Nahrung knapp ist, was wir ihm mit Diäten und Fasten suggerieren. Das ist natürlich auch Stress für den Körper, was ihn veranlasst, die Stoffwechselaktivität weiter zu verlangsamen. Gleichzeitig steigt der Cortisolspiegel, was die Fetteinlagerung zusätzlich begünstigt und die Sexualhormone durcheinanderbringen kann. Du merkst: Es beginnt ein sich selbst verstärkender Kreislauf.

Statt dich von einer Trenddiät zur nächsten zu hangeln: Integriere regelmäßige, vollwertige Mahlzeiten in deinen Alltag und vermeide ständiges Naschen – das brauchst du dann nämlich nicht mehr, da bei einer hormonfreundlichen Ernährung Blutzuckerschwankungen und Heißhunger ausbleiben.

Achte bei jeder Mahlzeit auf eine ausgewogene Kombination aus hochwertigen Proteinen, gesunden Fetten und komplexen Kohlenhydraten – am besten beginnst du damit schon beim Frühstück. Ein proteinreiches Frühstück hilft, den Blutzuckerspiegel stabil zu halten, und beeinflusst sogar unser Hunger- und Sättigungsempfinden für den restlichen Tag. Dazu auch mehr im 4-Wochen-Neustartprogramm in Kapitel 5.

- **Gute Proteinquellen:** Hülsenfrüchte wie Erbsen, Bohnen und Linsen, Eier, mageres Geflügelfleisch (vorzugsweise in Bio-Qualität aus artgerechter Haltung) sowie Fisch (idealerweise aus nachhaltigem Fang), Ziegen- und Schafsmilchprodukte, Kuhmilchprodukte in Maßen (sollten aber bei hormonellen und entzündlichen Beschwerden eher reduziert werden). Ebenfalls gute Proteinquellen sind Pseudogetreide wie Quinoa, Amaranth, Buchweizen sowie Nüsse und Saaten.
- **Gesunde Fettquellen:** hochwertiges extra natives Olivenöl, Avocados, Nüsse und Samen wie Leinsamen, Chiasamen oder Hanfsamen. Auch fettreiche Fischsorten wie Lachs oder Makrele.
- **Komplexe Kohlenhydrate:** zu finden in Hafer, Hirse, Vollkornreis, Süßkartoffeln, Kürbis oder Wurzelgemüse, wie Pastinaken und Karotten. Auch Quinoa, Buchweizen und Linsen liefern neben Proteinen gesunde Kohlenhydrate.

## KRAFTTRAINING

Krafttraining spielt eine zentrale Rolle bei der natürlichen Gewichtsregulation. Muskeln unterstützen den Körper nicht nur in seiner Stabilität und Leistungsfähigkeit, sondern beeinflussen auch maßgeblich Energiehaushalt und Stoffwechsel. Muskulatur verbrennt auch in Ruhe Kalorien und je mehr wir davon haben, desto höher ist der Grundumsatz – das heißt, der Körper verbrennt auch ohne körperliche Aktivität mehr Energie. Durch Krafttraining wird Muskelmasse gezielt aufgebaut und erhalten, was langfristig dabei hilft, überschüssige Kalorien effizienter zu verbrennen. Zudem verbrennen wir auch in der Zeit nach dem Training mehr Kalorien – teilweise über 24 Stunden danach, während unser Körper die beanspruchten Muskeln repariert und stärkt. Auch deshalb hat Krafttraining eine besondere Bedeutung für die Gewichtsregulation.

Darüber hinaus wirkt sich eine trainierte Muskulatur positiv auf die Insulinsensitivität aus. Das Krafttraining sorgt dafür, dass die Muskeln Glukose aus dem Blut besser aufnehmen und verwerten können. Dies sorgt für einen stabilen Blutzuckerspiegel und beugt Heißhungerattacken vor – ein entscheidender Vorteil für alle, die ihr Gewicht natürlich regulieren möchten.

Ein weiterer nützlicher Effekt von Krafttraining sind die positiven Auswirkungen auf die Hormonbalance. Der Muskelaufbau regt zum Beispiel die Testosteron- und Wachstumshormon-Produktion an, die wiederum die Fettverbrennung fördern und den Aufbau der Muskulatur unterstützen. Gleichzeitig wird die Ausschüttung von Stresshormonen reduziert, was sich ebenfalls positiv auf das Körpergewicht auswirken kann. Auf psychologischer Ebene sorgt Krafttraining für mehr Selbstbewusstsein und fördert ein positives Körpergefühl. Zudem helfen die beim Training ausgeschütteten Endorphine, Stress abzubauen und die Motivation für einen gesunden Lebensstil zu steigern.

### • DREI TIPPS FÜR DEN EINSTIEG INS KRAFTTRAINING •

- **Mit Grundübungen beginnen:** Starte mit einfachen Übungen und nutze zu Beginn dein Körpergewicht. Kniebeugen, modifizierte Liegestütze oder die Plank-Position beanspruchen mehrere Muskelgruppen gleichzeitig, sorgen für eine gute Grundlage und verbessern die Kraft im gesamten Körper.
- **Steigere dich langsam:** Hole leichte Gewichte dazu und achte auf eine saubere Technik. Am besten lässt du dir von einer Trainerin oder einem Trainer den Bewegungsablauf und die Ausrichtung komplexerer Übungen zeigen. Wenn die Bewegungsabläufe sicher sind, kannst du die Intensität langsam steigern. So minimierst du das Verletzungsrisiko und bereitest deine Muskeln und Gelenke optimal auf höhere Belastungen vor.
- **Regelmäßigkeit ist entscheidend:** Plane feste Trainingstage ein und halte dich daran. Drei- bis fünfmal pro Woche 15 bis 20 Minuten sind ein guter Richtwert. Baue diese kleinen Einheiten in deinen Alltag ein. Mach dir dazu motivierende Musik an und genieße das Date mit deinem Körper und deinen Hanteln.

Und zu guter Letzt: Krafttraining spielt auch eine zentrale Rolle für gesundes Altern. Ab 30 nimmt die Muskelmasse auf natürliche Weise ab. Das wird mit dem Alter immer spürbarer und kann irgendwann Mobilität und Lebensqualität einschränken und das Risiko für Stürze erhöhen. Regelmäßiges Krafttraining hilft, den Muskelschwund zu verlangsamen und die körperliche Leistungsfähigkeit zu erhalten. Außerdem fördert es die Knochendichte, was Osteoporose vorbeugen kann, und trägt zur allgemeinen Fitness und Belastbarkeit im Alltag bei.[27]

## SCHLAF UND ERHOLUNG PRIORISIEREN

Mit Schlaf und ausreichend Erholung Fett abbauen – das klingt fast zu schön, um wahr zu sein, oder? Doch tatsächlich spielt Schlaf eine zentrale Rolle bei der Gewichtsregulation. Wenn wir ausreichend und vor allem erholsam schlafen, unterstützt das unseren Stoffwechsel auf vielfältige Weise: Während der Nachtruhe reguliert der Körper die Produktion von Leptin und Ghrelin. Du erinnerst dich? Die zwei Hormone, die den Appetit steuern. Leptin signalisiert dem Gehirn, dass wir satt sind, während Ghrelin den Hunger ankurbelt. Schlafmangel führt zu einem Ungleichgewicht dieser Hormone, mit der Folge, dass wir uns hungriger fühlen und tendenziell mehr essen. Mit ausreichend Schlaf können wir das vermeiden.

Cortisol spielt hierbei ebenfalls eine Rolle. Bei Schlafmangel bleibt der Cortisolspiegel oftmals länger erhöht, insbesondere abends und nachts, wodurch der Körper im Aktivierungsmodus bleibt und Energie bereitstellt – häufig durch den Abbau von Muskelmasse und die Speicherung von Fett. Guter Schlaf hingegen unterstützt die Regeneration des Körpers. Das hilft, Muskelmasse zu erhalten und die Fettverbrennung anzuregen.

Auch Entspannung wirkt positiv auf den Stoffwechsel. Den Parasympathikus kannst du mit Entspannungstechniken wie Atemübungen, Yoga oder Meditation aktivieren. Im Ruhemodus kann sich der Körper um die Verdauung, die Nährstoffaufnahme und den Stoffwechsel kümmern, Fette besser verwerten und Energiereserven nutzen, statt im Stressmodus ständig auf Energiespeicherung zu setzen. Ein paar Übungen, die die Entspannung fördern, findest du ab Seite 122 und auch im Neustartprogramm im nächsten Kapitel. Tipps für eine verbesserte Schlafqualität findest du ab Seite 92.

**• ALLTAGSTIPPS ZUR UNTERSTÜTZUNG DER GEWICHTSREDUKTION •**

- **Bitterstoffe nutzen:** Bitterstoffe, zum Beispiel in Form von Bitterspray oder Tropfen, können Heißhunger eindämmen. Ein Sprühstoß oder ein paar Tropfen vor oder auch außerhalb von Mahlzeiten können helfen, das Verlangen nach Snacks zu reduzieren. Außerdem tun sie Leber und Verdauung gut. Mehr zum Thema Bitterstoffe erfährst du auch in Kapitel 5.
- **Ingwerwasser trinken:** Ingwer unterstützt die Fettverbrennung und fördert die Verdauung. Gleichzeitig wirkt er stabilisierend auf den Blutzucker. Einfach etwas frischen Ingwer waschen, in dünne Scheiben schneiden und mit heißem Wasser aufgießen.
- **Clever snacken:** Wenn zwischendurch doch mal der kleine Hunger kommt, stelle auch deine Snacks clever zusammen. Iss keine nackten Kohlenhydrate, sondern kombiniere das Stück Obst mit einer Handvoll Nüsse, etwas Nussmus oder einem fetthaltigen Joghurt deiner Wahl. So hältst du den Blutzucker stabil, vermeidest Heißhunger und hast eine sättigende, gesunde Zwischenmahlzeit.

# IM EINKLANG MIT DEM ZYKLUS

Der weibliche Zyklus ist so viel mehr als nur die monatliche Blutung. Er ist ein Spiegel fürs Wohlbefinden, aus dem wir viel ablesen können und der wahre Superkräfte für uns Frauen bereithält, wenn wir ihn für uns zu nutzen wissen. Ich weiß, dass viele Frauen starke Beschwerden haben und teilweise ihre Menstruation und alles, was damit zu tun hat, ablehnen. Das kann ich auf einer Ebene auch nachvollziehen. Ich kenne aber auch die andere Seite. Die Seite ganz ohne Zyklus. Jahrelang habe ich gekämpft, probiert und recherchiert, ehe es mir im dritten Pillenabsetzversuch nach über 20 Jahren endlich gelungen ist, meinen Zyklus wiederherzustellen. Auf meiner Heilungsreise habe ich viele Frauen getroffen, die mich darum beneideten, dass bei mir »nichts« passierte. Dass das sowohl auf körperlicher als auch auf psychischer Ebene eine starke Belastung war, wurde oft nicht gesehen. Als ich dann mit 37 endlich einen natürlichen Zyklus entwickelte, all die Höhen und Tiefen der Hormonachterbahn Monat für Monat selbst erfahren durfte, hätte ich dankbarer nicht sein können.

Auch ich hatte anfänglich mit Regelschmerzen und prämenstruellen Symptomen zu tun – also, sollte das bei dir auch der Fall sein, du hast mein volles Mitgefühl. Aber je mehr ich mich mit einem hormonfreundlichen Lebensstil beschäftigte, desto entspannter wurde auch mein Zyklus.

Du findest nachfolgend einige Tipps für einen bewussten Umgang mit dem Zyklus, die dir helfen können, deinen Körper und seine Signale besser zu verstehen. Bitte beachte, dass diese Tipps vor allem Relevanz für einen natürlichen Zyklus haben, nicht aber beim Einsatz hormoneller Verhütungsmittel. Nutze auch unbedingt das Neustartprogramm in Kapitel 5, um langfristig dein Wohlbefinden innerhalb deines Zyklus zu steigern.

## ZYKLUS-CHECK-IN

Buchführen über den eigenen Zyklus, das sogenannte Zyklustracking, ist eine einfache Methode, um den Körper besser kennenzulernen und um individuelle Veränderungen innerhalb des Zyklus zu bemerken. Durch das regelmäßige Beobachten und Dokumentieren verschiedener Symptome lassen sich oft wertvolle Muster erkennen, die Aufschluss darüber geben können, was uns in welcher Zyklusphase wirklich guttut. Meine Klientin Verena hat so zum Beispiel herausgefunden, dass sie Milchprodukte in der zweiten Zyklusphase nicht gut verträgt. Als sie anfing, diese zu reduzieren, gingen ihre Stimmungsschwankungen und das starke Brustspannen deutlich zurück und sie hatte weniger Schmerzen beim Einsetzen der Menstruation. Was für Verena die Milchprodukte waren, kann für deinen Körper etwas anderes sein. Beobachte und probiere dich aus. Die folgenden Punkte finde ich zur täglichen Beobachtung besonders hilfreich:

- **Stimmung:** Wie fühlst du dich? Entspannt? Gestresst? Freudig? Traurig?
- **Hautbild:** Neigst du zu Unreinheiten? Zu fettiger oder trockener Haut?
- **Schlafqualität:** Durchgeschlafen, wach gelegen, müde aufgewacht?
- **Sport:** Hast du Sport gemacht und dich ausreichend bewegt?
- **Entspannung:** Hast du Techniken wie Yoga oder Meditation eingesetzt?
- **Tierische Produkte, Alkohol, Nikotin, Zucker:** Wovon hast du viel konsumiert? Wann hast du es krachen lassen?

Dieser Zyklus-Check-in hilft dir zu erkennen, was vielleicht noch nicht ganz rund läuft und worauf deine Hormone reagieren. Das kannst du händisch machen, über eine Tabelle oder in einer App. Letzteres ist total praktisch, insbesondere dann, wenn du auch den nächsten Tipp umsetzt.

## ZYKLUSWISSEN DURCH TEMPERATURMESSUNG

Um deinen Zyklus noch besser kennenzulernen, empfiehlt sich zusätzlich zum Zyklustracking die Temperaturmessung – du kannst beide Tools prima kombinieren. Es gibt viele Apps, in denen du alles dokumentieren kannst.

Die Temperaturmessung kommt in der natürlichen Familienplanung (NFP) zum Einsatz und unterstützt dabei, die fruchtbaren und unfruchtbaren Tage innerhalb des Zyklus zu bestimmen. Sie kann jedoch auch wertvolle Hinweise auf hormonelle Schwankungen und Vorboten der Perimenopause liefern, da sie erkennen lässt, ob wir einen Eisprung hatten oder nicht. Dabei wird die sogenannte Basaltemperatur gemessen – die Körpertemperatur im Ruhezustand, direkt nach dem Aufwachen.

- **Zeitpunkt:** Die Temperatur sollte täglich zur gleichen Zeit gemessen werden, am besten unmittelbar nach dem Aufwachen und noch im Bett liegend.
- **Messort:** Geeignete Messorte sind die Mundhöhle (oral), die Scheide (vaginal) oder der After (rektal). Wichtig ist, immer den gleichen Messort zu wählen.
- **Thermometer:** Nutze ein Basalthermometer für Werte mit zwei Nachkommastellen.
- **Dauer:** Die Messung sollte mindestens drei Minuten dauern, um verlässliche Werte zu erhalten. Das Thermometer wird vermutlich vorher schon piepen. Warte im Anschluss einfach noch zwei Minuten.

Darauf kannst du achten:

- **Störfaktoren:** Unruhiger Schlaf, spätes Zubettgehen oder Alkoholkonsum können die Temperatur beeinflussen.
- **Regelmäßigkeit:** Die Temperatur sollte täglich zur gleichen Zeit gemessen und in einem Zykluskalender oder einer App dokumentiert werden.

- **Schwankungen:** Kleine Temperaturunterschiede sind normal. Größere Schwankungen können durch Störfaktoren entstehen, die du ebenfalls dokumentieren kannst. Ein Temperaturanstieg von 0,2 bis 1,0 Grad Celsius etwa 12 bis 20 Tage nach dem ersten Zyklustag signalisiert dir, dass ein Eisprung stattgefunden hat. Der Gelbkörper produziert Progesteron, was für den Temperaturanstieg verantwortlich ist.

Mit regelmäßiger Beobachtung können Muster erkennbar werden, die wertvolle Einblicke in das hormonelle Geschehen geben. Das dient nicht nur als natürliche Verhütungsmethode und zur Familienplanung, sondern lässt auch deutlich werden, ob im jeweiligen Zyklus ein Eisprung stattgefunden hat oder eben nicht. Letzteres ist nicht nur wichtig, um schwanger zu werden, sondern auch für Frauen in den Wechseljahren spannend. Wird der Zyklus unregelmäßiger, kann die Temperaturmessung dabei unterstützen, Signale des Körpers besser nachzuvollziehen. Zur Erinnerung: Ohne Eisprung kein Progesteron und damit eine Östrogendominanz mit den entsprechenden Symptomen (siehe Kapitel 1, ab Seite 39).

### • SOS-TIPP BEI REGELSCHMERZEN: MAGNESIUM •

Magnesium hat eine entspannende Wirkung auf die Muskulatur und kann bei Regelschmerzen wahre Wunder wirken. Neben der Kapsel gibt es auch noch andere Möglichkeiten, um Magnesium gezielt zur Schmerzlinderung einzusetzen:

- **Als Nahrungsergänzung:** Achte beim Kauf auf ein hochwertiges Präparat (eher nicht die Brausetabletten aus der Drogerie). Optimal sind Produkte, die mehrere Magnesiumverbindungen kombinieren, da diese besser vom Körper aufgenommen werden. Nimm täglich etwa 300 Milligramm Magnesium ein. Vorsicht bei einem empfindlichen Magen-Darm-Trakt: Reines Magnesiumcitrat kann abführend wirken.
- **Als Gel:** Magnesiumgel lässt sich direkt auf den Unterbauch auftragen und wirkt entspannend und krampflindernd. Es ist online und in Apotheken erhältlich.
- **Als Fußbad:** Ein warmes Magnesium-Fußbad kann ebenfalls bei akuten Schmerzen helfen. Einfach drei bis vier Esslöffel Bittersalz *(Magnesiumsulfat)* in warmem Wasser auflösen und die Füße etwa 20 Minuten darin baden.

# STRAHLKRAFT FÜR HAUT UND HAARE

Haut- und Haarbeschaffenheit sind ein Stück weit Veranlagung, können aber auch unsere hormonelle Situation widerspiegeln. Hormonschwankungen können – ob durch den weiblichen Zyklus, Stress oder die weiblichen und männlichen Wechseljahre – Hautunreinheiten, Trockenheit, Elastizitätsverlust, Haarausfall, dünner werdendes oder sprödes Haar begünstigen. Es gibt viele Möglichkeiten, Haut- und Haargesundheit zu unterstützen. Die größten Erfolge wirst du haben, wenn du die Ursachen für dein Haut- oder Haarthema herausfindest und diese konkret bearbeitest. Ich weiß aus eigener Erfahrung: Das ist mitunter nicht leicht. Sofern noch nicht geschehen, schau dir die möglichen Ursachen in Kapitel 2 ab Seite 108 an. Nachfolgend findest du allgemeine Tipps, die Haut und Haaren guttun.

## GLOW ZUM ESSEN

Eine hormonfreundliche Ernährung, wie du sie auch mit dem Neustartprogramm Schritt für Schritt in deinen Alltag integrieren kannst, spielt eine zentrale Rolle für gesunde Haut und kräftiges Haar. Besonders unterstützende Lebensmittel sind:

- **Nüsse und Samen,** wie Walnüsse, Leinsamen und Chiasamen, sind reich an Omega-3-Fettsäuren, die die Hautbarriere stärken und Entzündungen reduzieren. Mandeln enthalten Biotin und Vitamin E. Damit fördern sie die Zellregeneration und wirken antioxidativ.
- **Grünes Blattgemüse,** wie Spinat, Mangold oder Salate, sollte ohnehin täglich auf dem Speisplan stehen. Mit dem enthaltenen Vitamin C und Folsäure unterstützt es die Kollagenbildung und trägt zu einem guten Haarstoffwechsel bei.
- **Kreuzblütler,** wie Brokkoli, Grünkohl, Blumenkohl und Kohlrabi, sind ebenfalls reich an Vitamin A, Vitamin C und Folsäure, die die Haut geschmeidig halten, die Zellerneuerung anregen und einen gesunden Haarstoffwechsel begünstigen. Wertvolle Schwefelverbindungen stärken die Entgiftungsfunktion der Leber und wirken damit auch indirekt auf Haut und Haare.
- **Beeren,** wie Blau-, Erd- und Himbeeren, sind reich an Antioxidantien. Sie schützen die Haut vor freien Radikalen und unterstützen die Kollagenproduktion.

- **Fettreiche Fische,** wie Lachs, Makrele oder Sardinen, sind gute Quellen für Omega-3-Fettsäuren. Sie unterstützen die Hautfeuchtigkeit, stärken die Haarstruktur, schützen vor freien Radikalen und wirken entzündungshemmend. Achte beim Fischkauf unbedingt auf gute Qualität: Fische sind häufig mit Schwermetallen oder Plastikrückständen belastet. Du kannst deinen Omega-3-Bedarf auch mit einem hochwertigen Fisch- oder Algenöl decken. Mehr dazu ab Seite 221.
- **Vollkornprodukte,** wie Haferflocken, Quinoa oder Vollkornbrot, sind reich an Zink und B-Vitaminen, die das Zellwachstum fördern und Haarausfall vorbeugen. Hirse ist dabei übrigens besonders gut bei brüchigen Nägeln und sprödem Haar, da sie unter anderem eine tolle Siliziumquelle ist und dieser Stoff zur Festigkeit und Elastizität von Haut, Haaren und Nägeln beiträgt.
- **Hülsenfrüchte,** wie Linsen, Kichererbsen und Bohnen, sind proteinreiche Kraftpakete mit Biotin, Zink und Eisen und unterstützen damit ebenfalls Hautbeschaffenheit und Haarwachstum.

## ACHTE AUF QUALITÄT

»Verwende nur, was du auch essen würdest!« Diesen Rat habe ich vor vielen Jahren von einer Kosmetikerin bekommen und seitdem versuche ich ihn so gut es geht zu beherzigen. Denn Shampoos, Cremes, Pflegeprodukte und Kosmetika enthalten oft eine Vielzahl von Inhaltsstoffen, die unserer Gesundheit eher schaden als nutzen. Nur weil wir sie äußerlich anwenden, heißt das nicht, dass sie nicht in den Körper gelangen. Tatsächlich können viele Substanzen über die Haut aufgenommen und in den Blutkreislauf transportiert werden. Oft enthalten herkömmliche Pflegeprodukte Stoffe, die nicht nur die Haut reizen, sondern auch die Gesundheit belasten können. Hier ein kleiner Auszug gängiger Stoffe aus Reinigungs- und Kosmetikprodukten, die für den Körper schädlich sein können:

- **Parabene:** Diese Konservierungsstoffe stehen im Verdacht, im Körper hormonell wirksam zu sein. Häufig eingesetzt werden sie in Shampoos, Duschgels und Cremes.
- **Silikone:** Sie sind oft in Haarpflegeprodukten zu finden. Sie machen das Haar glatt, können aber langfristig Haarstruktur und Kopfhaut negativ beeinflussen.

- **Mineralöle:** Aus Erdöl gewonnen, liegen sie wie ein Film auf der Haut und verhindern so die Aufnahme von Sauerstoff und Nährstoffen.
- **PEGs (Polyethylenglykole):** Sie werden als Emulgatoren verwendet und können die Haut durchlässiger für Schadstoffe machen.
- **Synthetische Duftstoffe:** Sie stehen im Verdacht, Allergien auszulösen und die Haut zu irritieren. Einige enthalten *Phthalate*, die hormonell wirksam sein können.
- **Mikroplastik:** In Peelings und Duschgels enthalten, belasten diese winzigen Partikel nicht nur die Umwelt, sondern auch die Haut.

Heutzutage gibt es zum Glück viele Alternativen und tolle Produkte, die auf synthetische Zusatzstoffe verzichten. Es lohnt sich, beim Kauf die Inhaltsstoffe zu studieren. Je kürzer die Liste und je natürlicher die Bestandteile, desto besser. Apps wie beispielsweise CodeCheck oder Yuka können helfen, versteckte Schadstoffe zu erkennen und bewusste Kaufentscheidungen zu treffen.

## STAY HYDRATED

Ausreichend Wasser trinken ist nicht nur allgemein für die Gesundheit, sondern auch für Haut und Haare wichtig. Wer genug trinkt, unterstützt die natürlichen Regenerationsprozesse der Haut, sie behält ihre Elastizität und wird besser durchblutet, wodurch sie praller und strahlender wirkt. Bei Flüssigkeitsmangel kann die Haut schnell trocken, fahl und schuppig erscheinen.

Auch die Haare profitieren von der Trinkmenge. Wasser versorgt die Haarwurzeln mit wichtigen Nährstoffen und unterstützt ein gesundes Haarwachstum. Mit 1,5 bis 2 Litern Wasser pro Tag sind die meisten gut aufgestellt. Bei Sport oder Hitze sollte die Trinkmenge entsprechend angepasst werden.

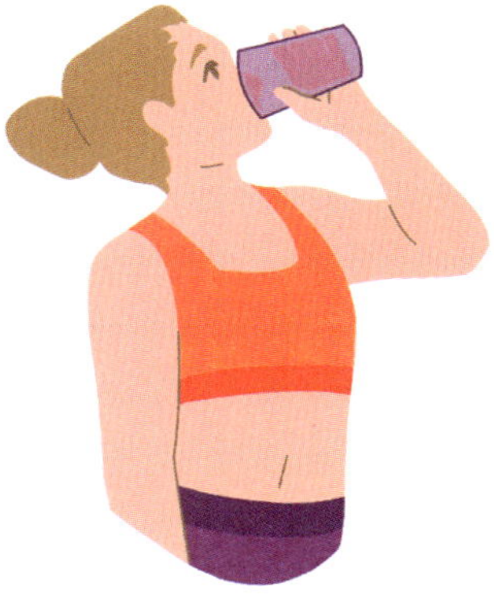

# WOHLTUENDE KOPFMASSAGE

Mit zunehmendem Alter verspannt die Kopfhaut häufig immer mehr. Das kann Spannungsgefühle auslösen und Kopfschmerzen begünstigen. Die nachlassende Durchblutung und die dadurch verminderte Versorgung der Haarwurzeln mit Sauerstoff und Nährstoffen beeinflusst die Haarstruktur. Gleichzeitig verliert die Haut an Elastizität, da die Kollagen- und Elastinproduktion sinkt. Diese veränderten Gewebeverhältnisse führen dazu, dass die Kopfhaut weniger elastisch wird und sich die Muskeln und Faszien darunter verhärten. Stress und Fehlhaltungen tragen ebenfalls zu einer angespannten Kopfhaut bei und hormonelle Veränderungen können sie empfindlicher machen. Besonders Frauen in den Wechseljahren bemerken durch den sinkenden Östrogenspiegel eine trockener, straffer werdende Kopfhaut und Veränderungen in der Haarstruktur.

Eine energetisierende Kopfmassage wirkt lösend und auch präventiv, indem sie die Kopfhaut mobilisiert, die Flexibilität erhöht und die Blutzirkulation fördert. Sanfte, kreisende Bewegungen und leichte Zugtechniken regen die Durchblutung an und können so die Versorgung der Haarwurzeln mit Nährstoffen und Sauerstoff unterstützen. Gleichzeitig kann die Massage Verspannungen lösen und zur Stressreduktion beitragen.

**So gehts:**

- Setze dich bequem hin und entspanne die Schultern.
- Lege deine Fingerkuppen an den Haaransatz oberhalb der Stirn, übe leichten Druck aus und beginne mit kleinen, kreisenden Bewegungen.
- Arbeite dich langsam über den Scheitel bis zum Hinterkopf vor.
- Nun greife kleine Haarpartien direkt am Ansatz, ziehe sanft daran und schiebe sie vor und zurück und hin und her, sodass die Kopfhaut in Bewegung kommt. Führe dies langsam über die gesamte Kopfhaut verteilt aus.
- Zum Abschluss kannst du die Kopfhaut mit deinen Fingerspitzen locker abklopfen.
- Spüre dann kurz nach, atme entspannt ein und aus und genieße die wohltuende und energetisierende Wirkung.

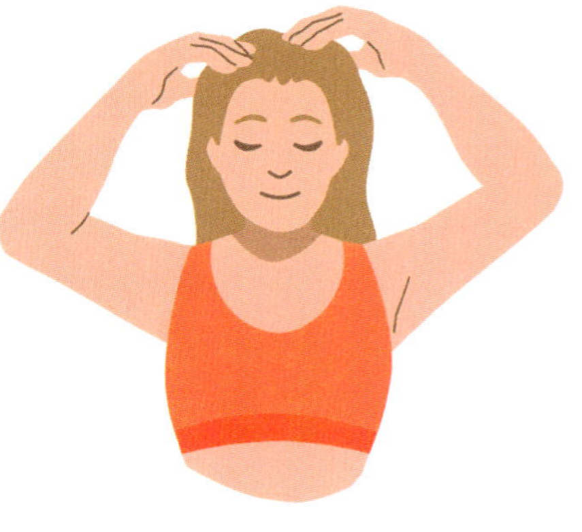

Nimm dir für die Übung etwa fünf Minuten Zeit und wiederhole sie zwei bis drei Mal pro Woche. Du kannst für die Massage auch ein paar Tropfen ätherisches Öl, wie Lavendel oder Rosmarin, auf die Fingerspitzen geben – das fördert die beruhigende und ausgleichende Wirkung.

### • NATÜRLICHER TIPP FÜR GLÄNZENDES HAAR •

Apfelessig enthält Essigsäure, die dabei helfen kann, den Haarschaft zu glätten, was zu mehr Glanz führt. Mische dafür einfach zwei Esslöffel Apfelessig mit 200 Milliliter Wasser und gieße es nach der Haarwäsche über die Haare, ohne anschließend die Haare wieder auszuspülen. Das Haar wirkt sofort glänzender und weniger stumpf.

## HILFE BEI VERDAUUNGSBESCHWERDEN

Verdauungsprobleme können sehr belastend sein und weitreichende Auswirkungen auf unsere Gesundheit haben. Schuld daran können auch die Hormone sein, denn hormonelle Veränderungen innerhalb des Menstruationszyklus, in der Schwangerschaft, in der Perimeno- oder der Andropause können zu unangenehmen Symptomen wie Blähungen, Verstopfung oder Durchfall führen oder diese verstärken. Wie der Darm die Hormone beeinflusst und umgekehrt, kannst du ausführlich ab Seite 52 lesen.

Bitte beachte, dass Verdauungsbeschwerden nicht immer harmlos sind. Wenn sie regelmäßig auftreten oder mit anderen Symptomen wie starken Schmerzen, Blut im Stuhl oder ungewolltem Gewichtsverlust einhergehen, sollte immer eine Ärztin oder ein Arzt aufgesucht werden, um ernsthafte Erkrankungen auszuschließen.

Nachfolgend findest du einige wertvolle Tipps, wie du deine Körpermitte entspannen und Verdauungsbeschwerden mildern kannst. Ein gesunder Darm ist der Schlüssel für ein stabiles Immunsystem und für unser Wohlbefinden, und die Darmgesundheit ist sogar eng mit unserer Psyche verknüpft. Der Verdauung langfristig Gutes tun kannst du auch mit dem Neustartprogramm in Kapitel 5, in dem wir uns in Woche 2 gezielter dem Darm und dem Mikrobiom widmen.

# FLOHSAMENSCHALEN-TRUNK

Ein bewährtes natürliches Mittel zur Unterstützung der Verdauung sind Flohsamenschalen. Sie enthalten jede Menge Ballaststoffe und können bei unterschiedlichen Verdauungsbeschwerden zum Einsatz kommen. Die Ballaststoffe quellen im Darm auf, binden Wasser und vergrößern dadurch das Stuhlvolumen. Dies ist bei Verstopfung förderlich, da so die Darmbewegung angeregt wird und die Stuhlentleerung leichterfällt. Gleichzeitig können Flohsamenschalen auch bei Durchfall helfen, da die gelartige Konsistenz die überschüssige Flüssigkeit im Darm bindet und so den Stuhl eindickt.

Häufig verschaffen Flohsamenschalen auch beim Reizdarmsyndrom eine spürbare Linderung.[28] Ihre Quellstoffe legen sich wie eine schützende Schicht auf die Darmschleimhaut, wodurch Reizungen abgemildert werden können. Zudem wirken Flohsamenschalen präbiotisch, sie unterstützen also ein gesundes Darmmikrobiom. Nicht zuletzt können auch der Cholesterinspiegel und die Blutzuckerwerte von einer regelmäßigen Einnahme profitieren.[29]

**So gehts:**

- Ein bis zwei Teelöffel Flohsamenschalen morgens in einem großen Glas Wasser (mindestens 250 Milliliter) einrühren und sofort trinken, da die Mischung schnell andickt.
- Anschließend unbedingt ein weiteres Glas Wasser trinken, um Blähungen, Verstopfungen oder im schlimmsten Fall einen Darmverschluss zu vermeiden. Achte auch im Verlauf des Tages darauf, ausreichend Flüssigkeit zu dir zu nehmen. Warte nach der Einnahme etwa 30 Minuten, bevor du frühstückst.

**Bitte beachte:** Halte einen zeitlichen Abstand zur Einnahme von Medikamenten oder Nahrungsergänzungsmitteln ein, da Flohsamenschalen deren Aufnahme beeinflussen können. Flohsamenschalen bitte nicht bei Darmverengungen oder Schluckbeschwerden einnehmen, da ihre Quellfähigkeit in diesen Fällen problematisch werden kann.

# HILFE BEI BLÄHUNGEN UND VÖLLEGEFÜHL

Im Yoga gibt es eine Übung, die aus dem Sanskrit übersetzt als »der Windfreimacher« betitelt wird. Diese Übung kann Blähungen und Völlegefühl mildern. Zudem fördert sie die Entspannung und kann helfen, den Darm zu entlasten.

**So gehts:**

- Lege dich auf den Rücken und winkle deine Beine an.
- Umfasse deine Knie mit den Händen und ziehe sie sanft in Richtung Bauch.
- Beobachte, wie deine Körpermitte auf den leichten Druck reagiert, und nimm einige bewusste Atemzüge.
- Halte diese Position für 30 Sekunden bis eine Minute, atme dabei tief ein und aus.
- Du kannst die Übung auch sanft schaukelnd ausführen, um eine noch stärkere Massage des Bauches zu erreichen.

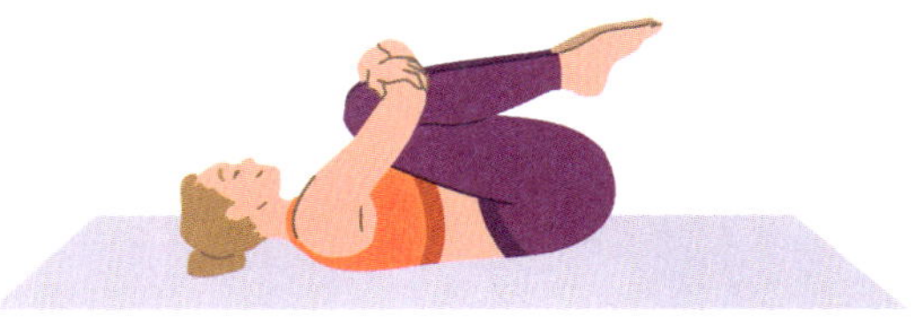

# ERNÄHRUNGSTAGEBUCH FÜHREN

Die Ernährung zu dokumentieren ermöglicht es dir, individuelle Auslöser und Zusammenhänge zwischen bestimmten Lebensmitteln und auftretenden Symptomen zu erkennen. Beschwerden wie Blähungen, Durchfall, Sodbrennen oder Völlegefühl stehen oft in direktem Zusammenhang mit der Ernährung – sei es durch Unverträglichkeiten, ungünstige Kombinationen und auch durch hastiges oder unregelmäßiges Essen. Durch das Notieren von Mahlzeiten, Getränken sowie Zeitpunkt und Intensität der Beschwerden lässt sich häufig ableiten, was nicht vertragen wird. Ein weiterer Vorteil des Ernährungstagebuchs: Man wird sich der eigenen Essgewohnheiten bewusster, erkennt möglicherweise stressbedingte Einflüsse oder ungesunde Routinen.

Um möglichst aussagekräftige Informationen zu erhalten und Beschwerden besser zu verstehen, empfiehlt es sich, neben Datum, Uhrzeit und Art der Mahlzeiten auch konkrete Symptome, Stimmungslage, Stresslevel und – falls relevant – den Stuhlgang zu dokumentieren. Dafür kannst du dich am Bristol-Stuhlformen-Schema (Seite 55) orientieren.

# MEIDE BESTIMMTE LEBENSMITTEL

Nicht alle Lebensmittel tun uns in gleichem Maße gut. Die folgenden schaden deinem Körper – und deinem Darm sowie deinen Hormonen – viel eher, als dass sie ihm nutzen.

- **Zucker** verursacht nicht nur starke Blutzuckerschwankungen, sondern kann auch das Mikrobiom im Darm beeinträchtigen, was zu Blähungen, Verstopfung oder Durchfall führen kann.
- **Süßstoffe** gelten zwar als kalorienfrei, viele stehen jedoch im Verdacht, das Gleichgewicht der Darmflora zu verändern und bei empfindlichen Personen Verdauungsbeschwerden wie Blähungen oder Durchfall auszulösen.
- **Fleisch oder Wurstwaren:** Aus konventioneller Tierhaltung und industriell verarbeitet, können sie Zusatzstoffe, Konservierungsmittel und oft hormonähnliche Substanzen enthalten, was die Darmgesundheit erheblich beeinflusst.
- **Milchprodukte** können ebenfalls – aus konventioneller Tierhaltung stammend – hormonwirksame Substanzen enthalten. Zudem werden sie häufig unwissentlich nicht so gut vertragen. Dabei geht es nicht nur um die Laktose, sondern um das sogenannte A1-Casein. Dieses Eiweiß kommt in den meisten herkömmlichen Kuhmilchsorten vor und steht im Verdacht, bei empfindlichen Menschen Entzündungsprozesse zu fördern und die Verdauung zusätzlich zu belasten.
- **Weißmehlprodukte** wie Toastbrot, helle Pasta oder Kuchen lassen den Blutzuckerspiegel rasch ansteigen und enthalten kaum Ballaststoffe, die ein wesentlicher Faktor für eine gesunde Verdauung sind.
- **Transfette** sind in vielen industriell verarbeiteten Produkten wie frittierten Snacks, Margarine oder Fertiggebäck zu finden. Sie fördern stille Entzündungen im Körper, können die Hormonproduktion beeinträchtigen und gleichzeitig die Verdauung belasten.
- **Alkohol** schränkt nicht nur die Leberfunktion ein, er kann auch die Darmschleimhaut reizen, was die Verdauung beeinflusst und zu einer schlechteren Nährstoffaufnahme führt.

**• SOS-TIPPS BEI BLÄHBAUCH •**

- **Fenchel- oder Kümmeltee:** Ein wirkungsvoller Klassiker, der den Darm beruhigt und entblähend wirkt. Gib einen Teelöffel zerstoßene Fenchel- oder Kümmelsamen in eine Tasse und übergieße sie mit heißem Wasser. Lass den Tee zehn Minuten ziehen, gieße ihn durch ein Sieb ab und trinke ihn langsam. Alternativ kannst du auch fertigen Tee verwenden.
- **Wärme:** Sich liegend eine Ruhepause gönnen und eine Wärmflasche auf den Bauch legen. Das entspannt die Darmmuskulatur und lindert Krämpfe.
- **Bewegung:** Ein kurzer Spaziergang regt die Verdauung an und hilft, eingeschlossene Luft zu lösen. Probiere auch die zuvor beschriebene Yogaübung, die schnell Erleichterung bringen kann.

# LUST NEU ENTDECKEN

Sinnlichkeit, Ekstase und Lust fühlen sich toll an und verwöhnen den Körper auf so vielen Ebenen. Außerdem helfen sie uns, Stress abzubauen, stärken das Immunsystem und fördern Energielevel und Produktivität. Dass die sexuelle Lust im Alltag auch mal ins Hintertreffen gerät, sei es durch Stress oder körperliche Veränderungen, ist ganz normal. Doch Lustlosigkeit sollte kein Dauerzustand sein und es gibt schöne Möglichkeiten, das eigene Lustempfinden neu zu entdecken und die sexuelle Energie wieder zum Fließen zu bringen. Nachfolgend ein paar Inspirationen und Impulse, wie das gelingen kann. Egal, ob allein oder gemeinsam mit der Partnerin oder dem Partner – es geht darum, die Freude an körperlicher Nähe neu zu beleben und Wege zu finden, die sexuelle Vitalität Schritt für Schritt zurückzugewinnen.

## BECKENBODENTRAINING

Der Beckenboden, ein Netzwerk aus Muskeln und Gewebe, das den Unterbauch und die Bauchorgane stützt, hat einen entscheidenden Einfluss auf die Libido. Beckenbodentraining kann daher nicht nur zu einer gesunden Libido beitragen, sondern auch die Orgasmusfähigkeit steigern. Durch gezielte Übungen wird die Blutzirkulation im

Bereich des Beckens angeregt und die Kontrolle über die Muskulatur verbessert. Dies führt zu einer erhöhten Empfindsamkeit, was das Lustempfinden sowohl bei Frauen als auch bei Männern intensivieren kann. Darüber hinaus ist der Beckenboden direkt mit Nerven verbunden, die für die sexuelle Empfindung von Bedeutung sind. Ein gut trainierter Beckenboden kann also das Lustempfinden zusätzlich steigern.

Ein häufiges Missverständnis: Beckenbodentraining bedeutet nicht nur Anspannung, sondern auch Entspannung. Ein überspannter Beckenboden kann das Lustempfinden und die Libido genauso negativ beeinflussen wie ein unterspannter. Daher ist es wichtig, diese Strukturen sowohl gezielt zu kräftigen als auch zu entspannen.

**Die Beckenschaukel** ist eine einfache Übung für die Beckenbodengesundheit. Du kannst sie täglich machen, sie lässt sich auch in jedes Sportprogramm einbauen.

**So gehts:**

- Komm in Rückenlage und stelle deine Füße mit etwas Abstand zum Gesäß hüftschmal auf. Lege die Arme locker rechts und links von dir ab. Lass den unteren Rücken Richtung Boden sinken und entspanne den Beckenboden.
- Fang nun an, das Steißbein in Richtung Kniekehlen einzurollen. Nur eine ganz kleine Bewegung: Der untere Rücken bleibt dabei am Boden liegen. Spüre, wie die Bewegung vom Beckenboden initiiert wird, und lass die Pomuskeln dabei ganz locker.
- Roll das Steißbein langsam wieder nach unten, entspanne den Beckenboden.

Wiederhole das zwei bis drei Minuten lang: Steißbein rollt in Richtung Kniekehlen ein, Beckenboden kommt in eine sanfte Anspannung, Steißbein rollt wieder nach unten, Beckenboden entspannt sich. Schließe dabei gern deine Augen und sei bei der Bewegungsführung maximal achtsam.

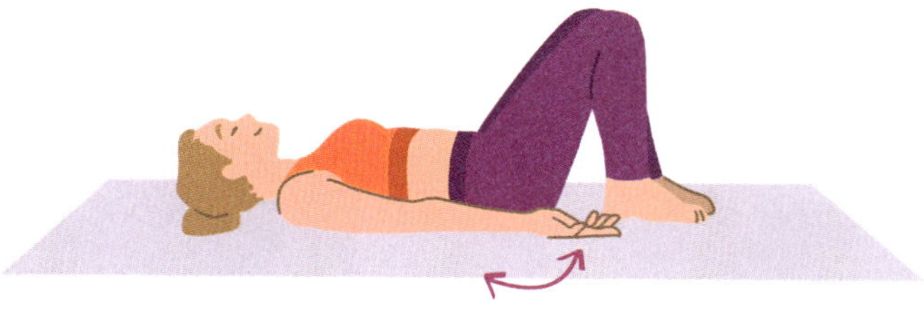

# SOLOSEX – EIN DATE MIT DIR SELBST

Solosex ist eine wunderbare Möglichkeit, sich selbst näherzukommen und die eigene Sexualität bewusster zu entdecken. Gerade in weniger lustvollen Phasen bietet Selbstbefriedigung die Chance, ganz ohne Druck oder Erwartungen mit den eigenen Bedürfnissen und Vorlieben in Kontakt zu treten – oder sie neu zu beleben. Fantasien, liebevolle Rituale oder achtsame Momente mit dem eigenen Körper können dabei helfen, die sexuelle Energie sanft anzuregen. Diese Form der Selbstzuwendung stärkt nicht nur das Körpergefühl und die innere Verbundenheit, sondern kann auch das allgemeine Lustempfinden positiv beeinflussen. Es ist wie eine Art Lusttraining.

### • WEITERE TIPPS ZUR LIBIDOSTEIGERUNG •

- **Gleitgel verwenden:** Gleitgel kann das sexuelle Erlebnis angenehmer machen, die Intimität fördern und Unannehmlichkeiten durch Trockenheit verhindern. Achte beim Kauf darauf, dass pflegende und keine schleimhautreizenden Substanzen enthalten sind.
- **Ashwagandha** ist ein adaptogenes Kraut. Das heißt, es unterstützt den Körper beim Umgang mit Stress. Infolgedessen kann Ashwagandha auch die Libido positiv beeinflussen. Zudem haben Studien gezeigt, dass Ashwagandha bei Männern die Testosteronspiegel erhöhen und das sexuelle Verlangen steigern kann.[30]
- **Kommunikation im Schlafzimmer:** Offene Gespräche mit der Partnerin oder dem Partner über Wünsche und Bedürfnisse stärken nicht nur das Vertrauen ineinander, sondern können auch das sexuelle Vergnügen und die Lust aufeinander steigern.

# KLEINER RESET IM WECHSEL

Die Wechseljahre können insbesondere für viele Frauen körperliche und emotionale Herausforderungen mit sich bringen. Die hormonellen Veränderungen gehören zwar zum Leben dazu, doch bedeutet dies nicht automatisch, dass wir auch unter ihnen leiden müssen. Wenn das gerade dein Thema ist: Es gibt ein paar Alltagsstrategien, die leicht anzuwenden sind und die dich gut durch diese Phase begleiten können. Zuvor möchte ich dir aber unbedingt noch das Neustartprogramm im nächsten Kapitel ans Herz legen. Jeder einzelne Schritt in diesem Programm kann sich auch positiv auf Wechseljahresbeschwerden auswirken. Außerdem kannst du die nachfolgenden Maßnahmen ausprobieren.

## PFLANZLICHE HELFER

**Leinsamen** wirken ausgleichend auf den Östrogenspiegel und können sowohl unterstützend bei einer Östrogendominanz als auch bei einem Östrogenmangel gegessen werden. Sie enthalten Ballaststoffe, die sogenannten *Lignane*, die zu den *Phytoöstrogenen* gehören. Diese können im Darm umgewandelt werden und so eine östrogenähnliche Wirkung im Körper erzielen. Gleichzeitig können sie im Darm an *Östrogenmetaboliten* binden und so deren Ausscheidung fördern. Sie wirken also positiv auf die Östrogenbalance im Körper und können bei hormonell bedingten Beschwerden unterstützen. Zusätzlich haben Leinsamen eine zellschützende Wirkung und enthalten wertvolle Pflanzeneiweiße, Mineralstoffe und gesunde Omega-3-Fettsäuren.

Leinsamen am besten im Ganzen kaufen und erst kurz vor dem Verzehr selbst schroten. So ist sichergestellt, dass alle wichtigen Nährstoffe erhalten bleiben. Täglich zwei Esslöffel ins Frühstück, in den Smoothie oder über den Salat streuen.

**Salbei** ist ein vielseitiges Heilkraut, das besonders für seine schweißhemmende Wirkung bekannt ist. Bei Hitzewallungen und nächtlichem Schwitzen während der Wechseljahre kann Salbei auf natürliche Weise zur Milderung beitragen. Die enthaltenen ätherischen Öle und sekundären Pflanzenstoffe wirken regulierend auf die Schweißdrüsen und helfen dabei, übermäßiges Schwitzen zu reduzieren. Salbei ist außerdem reich an Antioxidantien, die die Zellgesundheit fördern, sowie an Gerbstoffen, die entzündungshemmend wirken können. Zudem unterstützt Salbei auch die Verdauung.

Salbeitee kann sowohl warm als auch kalt getrunken werden. Für eine effektive Wirkung gegen Hitzewallungen empfiehlt sich ein Tee aus frischen oder getrockneten Blättern, den man über den Tag verteilt trinkt.

**Schafgarbe** gilt in der Naturheilkunde schon lange als echte Frauenpflanze, die sowohl in der Menstruationszeit als auch während der Wechseljahre unterstützend wirken kann. Sie ist eine wunderbare Ergänzung zu Salbei. Reich an ätherischen Ölen, Bitterstoffen und Flavonoiden, wirkt sie regulierend auf den weiblichen Hormonhaushalt. Besonders hilfreich ist die Pflanze bei typischen Wechseljahresbeschwerden wie Hitzewallungen, Stimmungsschwankungen und leichten Krämpfen. Da sie auch eine ausgleichende Wirkung auf den weiblichen Zyklus hat, kann sie in der Perimenopause auch bei unregelmäßigen Blutungen oder Zwischenblutungen eingesetzt werden.

Als Tee ein bis zwei Teelöffel getrocknetes Kraut mit 250 Milliliter heißem Wasser übergießen, zehn Minuten ziehen lassen – fertig. Ein bis zwei Tassen täglich reichen meist aus. Alternativ kann man auch auf Kapseln oder Tropfen aus der Apotheke zurückgreifen.

**Kreuzblütler** kennen wir bereits als eines der Glow-Lebensmittel für Haut und Haare (Seite 145). Aber sie können noch viel mehr. Brokkoli, Rucola und Co gehören zu den wertvollsten Gemüsesorten in den Wechseljahren. Sie enthalten besondere Pflanzenstoffe, die den Körper dabei unterstützen, Östrogen auf gesunde Weise zu verarbeiten und abzubauen. Das kann in dieser Lebensphase besonders unterstützend sein.

Dabei spielt Sulforaphan, ein hochwirksamer sekundärer Pflanzenstoff, eine wichtige Rolle. Denn dieser wirkt nicht nur entzündungshemmend und zellschützend, sondern unterstützt zudem die natürlichen Entgiftungsprozesse der Leber. Das kann sich unter anderem positiv auf das Energielevel und das emotionale Wohlbefinden auswirken. Zusätzlich liefern Kreuzblütler eine ganze Menge Ballaststoffe, Vitamine und Mineralstoffe, die den Stoffwechsel stabilisieren, den Blutzucker regulieren und auch den Darm unterstützen. Ich empfehle dir, am besten regelmäßig eine Portion Kreuzblütler in die Ernährung zu integrieren.

# KÜHLENDE UND BERUHIGENDE ATMUNG

Die *Sitali*- und die *Sitkari*-Atemtechniken stammen aus dem Yoga und sind bekannt dafür, Körper und Geist abzukühlen. Sie werden häufig eingesetzt, um bei Hitzewallungen, innerer Unruhe und emotionaler Aufregung zu unterstützen. Die Sitali-Technik heißt auch Strohhalm-Atmung.

**So gehts:**

- Rolle die Zunge längs so gut es geht zusammen und streck sie heraus.
- Atme nun über die zusammengerollte Zunge ein und spüre die Kühle.
- Am Ende der Einatmung entspannst du die Zunge und legst sie sanft an den Gaumen. Der Mund ist jetzt locker geschlossen.
- Atme durch die Nase aus.
- Zunge erneut rausstrecken und einrollen, über die Zunge einatmen, Zunge entspannen, Mund schließen und über die Nase wieder ausatmen.
- Wiederhole dies einige Minuten.
- Spüre am Ende noch einen Moment nach und lass sich die angenehme Kühle im ganzen Oberkörper ausdehnen.

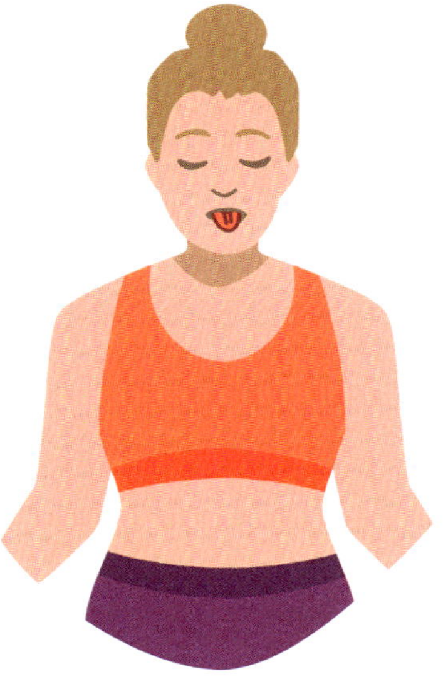

Ob man die Zunge zur Strohhalmform einrollen kann oder nicht, ist genetisch bedingt. Sollte es für dich nicht möglich sein, nutze einfach die nachfolgende, nicht weniger effektive Alternative, die Sitkari-Technik oder Zischatmung.

**So gehts:**

- Rolle die Zungenspitze nach oben an den Gaumen, der Mund ist geöffnet.
- Ziehe die Luft durch die Zähne ein. Dabei entsteht ein Zischlaut.
- Am Ende der Einatmung entspannt die Zunge und der Mund wird geschlossen.
- Atme entspannt durch die Nase aus.
- Wiederhole dies einige Minuten.
- Am Ende spüre noch einen Moment nach und lass sich die angenehme Kühle im ganzen Oberkörper ausdehnen.

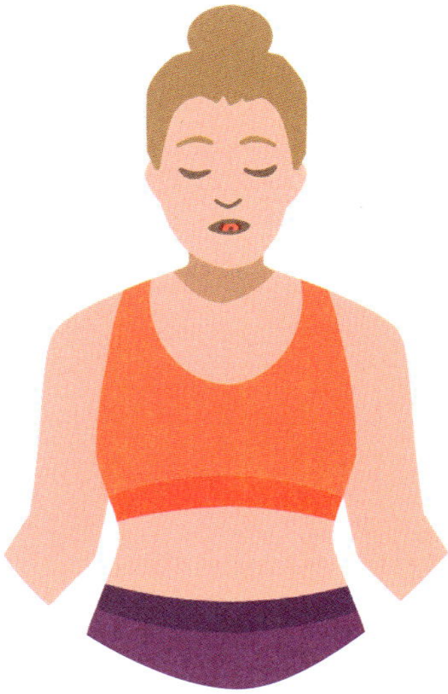

**Wichtiger Hinweis:** Bei akuten Atemwegserkrankungen oder Infektionen sowie Asthma, chronischer Bronchitis oder COPD kann die kühle Atemluft reizen oder die Schleimhäute zusätzlich belasten.

## KRITISCHE MIKRONÄHRSTOFFE

Mikronährstoffmängel können typische Wechseljahresbeschwerden noch verstärken. Mit zunehmendem Alter verändert sich außerdem die Fähigkeit des Körpers, Nährstoffe optimal aufzunehmen und der Bedarf an Vitaminen und Mineralstoffen steigt dadurch häufig, obwohl man genauso isst wie früher. Um möglichen Defiziten gezielt vorzubeugen, lohnt es sich, die Blutwerte im Rahmen einer medizinischen oder heilpraktischen Untersuchung checken zu lassen. In den Wechseljahren oftmals kritisch sind:

- B-Vitamine
- Kalzium
- Vitamin D
- Eisen
- Jod
- Magnesium
- Zink
- Selen
- Omega-3-Fettsäuren DHA und EPA

Das Thema Mikronährstoffe betrifft nicht nur Frauen rund um die Wechseljahre – es geht uns alle an. Im Mikronährstoff-Guide ab Seite 213 findest du fundierte Informationen, mit denen du noch tiefer in das Thema eintauchen kannst.

# KAPITEL 5

# DEIN 4-WOCHEN-HORMON-BALANCE-PROGRAMM

# IN 4 WOCHEN ZU MEHR LEICHTIGKEIT, ENERGIE UND WOHLBEFINDEN

Bring dich deinem Wohlfühlkörper Schritt für Schritt näher. Hier warten alltagstaugliche Impulse für vier Wochen auf dich, die ganzheitlich auf die Hormonbalance wirken, die dich entspannen und mit neuer Kraft und Energie versorgen.

Du hast bereits ausführlich erfahren, dass unsere Hormone nahezu alle lebenswichtigen Prozesse in unserem Körper steuern und beeinflussen. Häufig sind es nicht die Hormone selbst, die uns Probleme bereiten, sondern unser Lebensstil, der die Hormonbalance entscheidend beeinflusst. Stress, unausgewogene Ernährung, Schadstoffe, zu viel oder zu wenig Bewegung oder schlechter Schlaf können das fein aufeinander abgestimmte Hormonzusammenspiel im Körper schnell durcheinanderbringen. Vielleicht hast du dich in Kapitel 3 an der einen oder anderen Stelle wiedergefunden und möchtest dir und deinem Körper nun einen Neustart gönnen? Oder du wünschst dir einfach mehr Energie, möchtest Verdauung, Entgiftung und Stoffwechsel ankurbeln und dich wieder rundum wohlfühlen? Vielleicht Heißhunger oder ein paar Kilos loswerden? Dann ist das Neustartprogramm genau richtig für dich.

Mit dem 4-Wochen-Programm unterstützen wir den Körper auf natürliche Weise auf unterschiedlichen Ebenen, sodass die Körpersysteme wieder ins Gleichgewicht kommen. Mit einer optimierten Ernährung, einem guten Stressmanagement und gezielter Selbstfürsorge. Jede Woche hat einen klaren Fokus und wir gehen Schritt für Schritt vor – so weißt du immer, was zu tun ist, und wir vermeiden Überforderung, die uns tendenziell viel zu schnell aufgeben lässt. Manche Schritte mögen klein erscheinen. Setze sie dennoch konsequent um. Sie werden ihre Wirkung mit den Tagen und Wochen voll entfalten. Wir nutzen den Compound-Effekt: Kleine, regelmäßige Schritte führen mit der Zeit zu großen Veränderungen. Ein hormonfreundlicher Lebensstil ist kein Sprint, bei dem du völlig außer Atem ins Ziel flitzt, sondern ein wunderschönes Langzeitprojekt, in dem Druck und Stress nichts zu suchen haben.

# DEINE PROGRAMMÜBERSICHT

- **WOCHE 1 Cortisolbalance und Blutzuckerstabilität:** Stress und starke Blutzuckerschwankungen gehören zu den Hauptursachen für Hormonprobleme. Deshalb kümmern wir uns in der ersten Woche zunächst darum, das Nervensystem zu unterstützen, um für genügend Ausgleich zum Alltagsstress zu sorgen, und den Blutzucker zu stabilisieren. Wir legen das Fundament für natürliche Hormonregulation, indem wir mit einer hormonfreundlichen Ernährung starten, und setzen gezielte Entspannungstechniken ein, um aus dem Stressmodus auszusteigen.
- **WOCHE 2 Darmgesundheit stärken:** Die Darmgesundheit ist entscheidend für unser Wohlbefinden und hat großen Einfluss auf unseren Hormonstoffwechsel. Außerdem ist seine Gesundheit wichtig, damit wir Nährstoffe gut aufnehmen und Giftstoffe ausscheiden können. Ein gesundes Mikrobiom ist essenziell für hormonelles Gleichgewicht. Wir vertiefen die hormonfreundliche Ernährung, erhöhen die Ballaststoffzufuhr und reduzieren entzündungsfördernde Lebensmittel. Verdauung und Stoffwechsel kommen in Schwung.
- **WOCHE 3 Leber entlasten und Entgiftung fördern:** Die Leber spielt eine zentrale Rolle für die Entgiftung und auch beim Abbau von überschüssigen oder inaktiven Hormonen. Wenn sie überlastet ist, kann sie ihren Aufgaben nicht in vollem Umfang nachgehen, was Hormonprobleme erzeugen oder weiter verstärken kann. In Woche drei fördern wir die Lebergesundheit und ergänzen unsere Ernährung gezielt, um die Leber und damit die körpereigene Entgiftung optimal zu unterstützen.
- **WOCHE 4 Integration und Festigung der neuen Routinen:** Damit die positiven Veränderungen langfristig anhalten, geht es in der letzten Woche darum, die aufgebauten Routinen zu festigen und herauszufinden, was dir individuell leichtfällt und deinem Körper guttut. Wir schauen, was die letzten Wochen für dich gut funktioniert hat, und erarbeiten Strategien, wie du das Gelernte gut in deinen Alltag integrieren kannst, um nachhaltig einen Unterschied für dich zu machen.

# FÜR WEN IST DAS PROGRAMM GEEIGNET?

Das Programm ist für alle gedacht, die ihren Körper und ihre hormonelle Gesundheit auf natürliche Weise unterstützen möchten. Losgelöst von der Symptomatik und den Ursachen können wir mit einer ausgewogenen Ernährung, stressreduzierenden Maßnahmen und kleinen Lebensstilveränderungen so viel bewirken. Wenn du dir unsicher bist, ob das Neustartprogramm für dich passend ist, empfehle ich dir, vorab Rücksprache mit deiner behandelnden Ärztin oder deinem behandelnden Arzt zu halten.

Das kannst du vom Programm erwarten:

- mehr Energie und Gelassenheit
- stabilerer Blutzucker und weniger Heißhunger
- verbesserte Verdauung und weniger Blähungen
- Steigerung der Schlafqualität, entspannteres Nervensystem
- verbessertes Gespür für den eigenen Körper und seine Bedürfnisse

Das 4-Wochen-Programm ist keine kurzfristige Diät und kein Quick-Fix. Es ist eine Einladung, Anleitung und Inspiration zu einem gesünderen Lebensstil und eine langfristige Investition in deine Gesundheit. Im besten Fall begleiten dich viele der enthaltenen Ernährungs- und Lebensstiltipps zukünftig durch deinen Alltag, sodass du möglichst fit, gesund und ausbalanciert älter werden kannst. Wenn du merkst, dass sich in deinem Alltag wieder alte Angewohnheiten eingeschlichen haben, wiederhole das Programm einfach. Dies kannst du beliebig oft tun.

Wenn du merkst, dass es dir im Programm zu schnell geht, kannst du es auch ausdehnen und dir beispielsweise für jede der beschriebenen Wochen zwei Wochen Zeit lassen. Du würdest dann einfach jeden Tag zweimal durchlaufen. Wichtig ist, dass du auch dann dranbleibst. Dein Hormonsystem, dein ganzer Körper und dein Lebensgefühl werden es dir danken.

# HINWEISE UND TIPPS FÜR MENSCHEN IM SCHICHTDIENST

Schichtarbeit bringt ein paar Besonderheiten mit sich und wenn du im Schichtdienst arbeitest, musst du die Empfehlungen zur natürlichen Hormonregulation im Programm vermutlich anpassen oder kannst sie phasenweise nur eingeschränkt umsetzen. Schichtarbeit – vor allem mit Nachtschichten – ist eine besondere Herausforderung für den zirkadianen Rhythmus. Das betrifft vor allem den Schlaf-wach-Rhythmus und die damit verbundene hormonelle Steuerung im Körper sowie die Essenszeiten. Diese Tipps kannst du beachten, um deinen Körper möglichst gut zu unterstützen:

- **Planung der Schichten:** Versuche, wenn irgend möglich, dich für gleiche Schichten am Stück einplanen zu lassen: Der Körper hat es leichter, sich auf einen halbwegs einheitlichen Rhythmus einzustellen, wenn nicht ständig zwischen Früh-, Tag-, Spät- und Nachtschicht gewechselt wird.
- **Erschaffe dir Bedingungen für ein gutes Schlaferlebnis – auch tagsüber:** Sorge dafür, dass du nach Nachtschichten ausreichend Ruhe bekommst. Verdunkle dein Schlafzimmer, nutze Ohrstöpsel oder White-Noise-Geräusche und kommuniziere deine Schlafenszeiten auch deinem Umfeld.
- **Mahlzeiten rhythmisch planen und vorbereiten:** Regelmäßige Essenszeiten und ausgewogene Mahlzeiten sind auch im Schichtdienst wichtig. Vermeide während der Nacht schwere, fettige Mahlzeiten. Stattdessen eignet sich leicht Verdauliches wie Gemüse, Suppen und Eintöpfe, immer mit einer sättigenden Proteinbeilage. Das lässt sich alles gut vorbereiten und mitnehmen.
- **Licht gezielt nutzen:** Setze dich während der Nachtschicht wenn möglich gezielt hellem Licht aus (Tageslichtlampen), um die Wachheit zu fördern. Auf dem Heimweg nach der Schicht kann eine Sonnenbrille dem Körper helfen, die Melatoninproduktion nicht zu unterdrücken.
- **Körperbedürfnisse liebevoll im Blick behalten:** Schichtarbeit kann die Ausschüttung von Hormonen wie Melatonin, Cortisol, Insulin und Leptin stören. Achte auf die Signale deines Körpers mit dem Wissen, dass er unter Schichtbelastung besonders viel Unterstützung braucht.

# VORBEREITUNGEN

Keine Sorge, eigentlich kannst du direkt loslegen. Es kann hilfreich sein, dir das Programm im Vorwege einmal durchzulesen. So kannst du überprüfen, ob du vielleicht noch etwas einkaufen oder vorbereiten möchtest, bevor du startest. Noch ein Tipp für ein erfolgreiches Gelingen: Insbesondere dann, wenn du das Programm das erste Mal durchläufst, suche dir Wochen aus, in denen nicht allzu viel ansteht, sodass du dich wirklich auf dich und die Programminhalte fokussieren kannst. Hole gerne auch deinen Partner oder deine Partnerin beziehungsweise deine Familie mit ins Boot, damit alle Bescheid wissen, dich gegebenenfalls unterstützen oder vielleicht sogar mitmachen können. Und: Mach dein »Warum« sichtbar. Schreib deinen persönlichen Grund für das Neustartprogramm auf einen Zettel oder Post-it und klebe ihn an deinen Rechner, den Kühlschrank oder den Badezimmerspiegel. Das hält dich auch an chaotischen Tagen mit deinem Ziel in Verbindung.

# WOCHE 1 CORTISOLBALANCE UND BLUTZUCKERSTABILITÄT

**Ziel:** Cortisolspiegel ausgleichen und Blutzucker stabil halten

Wir starten zunächst mit kleinen Veränderungen, die bereits eine große Wirkung auf den Körper haben, und steigern uns im Laufe der Woche langsam. Ziel ist es, Stress besser zu managen beziehungsweise unnötige Stressauslöser zu vermeiden und den Blutzucker zu stabilisieren. Denn auch starke Schwankungen im Blutzucker, die primär durch unregelmäßige oder ungünstige Ernährungsgewohnheiten entstehen, bedeuten zusätzlichen Stress für den Körper und können Energie, Stimmung und allgemeines Wohlbefinden spürbar belasten. Mit einem achtsamen Vorgehen lassen sich solche Belastungen nach und nach reduzieren, sodass Körper und Hormonsystem wieder besser ins Gleichgewicht kommen und man sich insgesamt stabiler und ausgeglichener fühlt.

## TAG 1 EIN GLAS WARMES WASSER AM MORGEN

Heute warten gleich drei kleine To-dos auf dich. Ab sofort beginnt dein Tag mit ein bis zwei Gläsern warmem Wasser. Am besten lässt du es kurz im Wasserkocher oder Topf aufkochen und trinkst es dann in kleinen Schlucken, sobald es angenehm temperiert ist.

### Wirkung

Warmes Wasser am Morgen regt Stoffwechsel und Verdauung an, reinigt und wirkt wohltuend auf den Organismus. Zudem können warme Getränke entspannend auf das Nervensystem wirken. Seinen Ursprung hat dieses Ritual vor allem in traditionellen Heilkundesystemen wie Ayurveda und der Traditionellen Chinesischen Medizin (TCM). Hier wird warmes Wasser schon seit jeher zur Unterstützung der Entgiftung, der Verdauung und des Stoffwechsels eingesetzt. Die Wärme sorgt außerdem dafür, dass sich die Blutgefäße erweitern. Die Durchblutung wird so angeregt und unterstützt die Muskulatur bei der Entspannung.

Wenn du es verträgst, kannst du deinem warmen Wasser noch den Saft einer frisch gepressten Bio-Zitrone hinzufügen. Achte dabei darauf, dass das Wasser nicht mehr ganz heiß ist, sondern schon Trinktemperatur hat, da Vitamin C nicht hitzebeständig ist. Zitrone wirkt basisch im Körper und Vitamin C hat antioxidative Eigenschaften. Bitte Vorsicht bei Histaminproblemen, einem sensiblen Magen, empfindlichen Zähnen oder Problemen mit dem Zahnschmelz. Dann lieber warmes Wasser pur trinken.

## TAGESLICHT UND FRISCHLUFTZUFUHR ERHÖHEN

Unsere nächste neue Routine ist genauso simpel wie das Wassertrinken, versprochen. Sobald es draußen hell wird: Fenster auf, Kopf raushalten und fünf Minuten frische Luft tanken. Vom Frühling bis zum Herbst lässt sich das auch sehr gut mit dem Warmwassertrinken verbinden. Sofern man nicht mitten in der Nacht aufstehen muss. In den Wintermonaten lässt das Tageslicht dann etwas auf sich warten. Aber sobald es sich zeigt: Fenster auf.

### Wirkung

Schon ein paar Minuten am offenen Fenster, auf dem Balkon oder im Garten können das Nervensystem, die Stimmung und das Energielevel positiv beeinflussen. Natürliches Licht sorgt für Serotoninproduktion im Gehirn. Das verbessert tagsüber die Stimmung und nachts den Schlaf. Zur Erinnerung: Serotonin ist die Vorstufe unseres Schlafhormons Melatonin. Tageslicht reguliert unseren zirkadianen Rhythmus, wir kommen sanft in Schwung und werden abends schneller müde. Die Frischluftzufuhr und eine entspannte, tiefe Atmung beruhigen das Nervensystem. Das wiederum entspannt den ganzen Körper und schenkt uns Energie für all die Herausforderungen, die auf uns warten.

## FRÜHER IN DIE FEDERN

Schlaf sollte nicht verhandelbar sein. Im besten Fall versuchst du, gegen 22:00 Uhr ins Bett zu gehen. Wenn du eine Nachteule bist, tickt deine innere Uhr vermutlich etwas anders. Wenn du trotz deines späteren Rhythmus ausreichend Schlaf bekommst, morgens erholt aufwachst und deinen Tag energiegeladen und ohne Wachmacher wie Koffein oder Zucker gut meisterst, scheint es für deinen Körper zu passen. Bei hormonellen Themen würde ich dazu raten, mal aus den Gewohnheiten auszubrechen.

Im Idealfall versuchen wir, acht Stunden Schlaf zu bekommen. Wenn dies aber zusätzlichen Stress bedeutet, rät die *Longevity*-Forscherin Kara Fitzgerald zu mindestens sieben Stunden.[31] *Longevity* bedeutet übersetzt »Langlebigkeit« und in der gleichnamigen Forschung geht es um Strategien für ein möglichst vitales und gesundes Altwerden.

Schau mal, was für dich praktikabel ist, und sieh das Neustartprogramm als eine Art Experiment. Jetzt ist die Gelegenheit, Neues zu testen und neue Erfahrungen zu machen. Wenn du nach den vier Wochen feststellst, das ist einfach nichts für dich, besteht keinerlei Zwang, diese Routine aufrechtzuerhalten.

### Wirkung

Schlaf ist unsere wichtigste Energie- und Regenerationsquelle. Wir haben es schon besprochen: Hormonbeschwerden können zu Schlafproblemen führen und Schlafprobleme können die Ursache für Hormonbeschwerden sein. So oder so, es lohnt sich, Schlafhygiene zu betreiben, für ausreichend Schlaf und eine gute Schlafqualität zu sorgen, damit sich der Körper erholen kann und Zeit für all die notwendigen »Aufräumarbeiten« hat.

Zudem bauen wir im Schlaf Tagescortisol ab. Guter Schlaf sorgt also auch dafür, dass Cortisol in Balance bleibt. Auch unser Hungerhormon Ghrelin und unser Sättigungshormon Leptin werden im Schlaf beeinflusst. Schlafen wir zu wenig, haben wir mehr Hunger und weniger Sättigungsgefühl, was zu Heißhunger und Gewichtszunahme führen kann. Im Programm trainieren wir, Schlaf wieder zu priorisieren. Weitere Tipps zur Schlafqualität bekommst du ab Seite 92.

**• NEUSTART-CHECKBOX •**

**Woche 1, Tag 1**

- Morgens warmes Wasser trinken
- Frischluft und Tageslicht am Morgen
- Früher ins Bett

## TAG 2 VOLLWERTIG FRÜHSTÜCKEN

Wie wir in unseren Tag starten, hat einen entscheidenden Einfluss nicht nur für unser Energielevel am Morgen, sondern für den gesamten Tagesverlauf. Ein ausgewogenes Frühstück zeitnah nach dem Aufstehen ist insbesondere für Frauen wichtig, weil ihr Hormonsystem empfindlicher auf Stress und Blutzuckerschwankungen reagiert als das von Männern.

### Wirkung

Am Morgen haben wir natürlicherweise einen Cortisol-Peak, um energiegeladen in den Tag zu starten. Lassen wir das Frühstück aus, halten wir den Körper länger im Stressmodus, wodurch Heißhunger und Energieeinbrüche im Laufe des Tages wahrscheinlicher werden. Ein hormonfreundliches Frühstück, idealerweise etwa innerhalb einer Stunde nach dem Aufstehen, stabilisiert den Blutzucker und beeinflusst ihn auch für den Rest des Tages positiv. Frauen reagieren sensibler auf einen Kalorienmangel, es bedeutet für ihren Körper großen Stress, was insbesondere die Sexualhormone sowie Schilddrüse und Stoffwechsel negativ beeinflussen kann. Der Körper ist immer um Ausgleich und Sicherheit bemüht. Bleibt Nahrung aus, ist es aus Sicht des Körpers zum Beispiel nicht sicher, schwanger zu werden. Die Schilddrüsenfunktion wird runterreguliert, damit wir nicht unnötig Energie verschwenden. Zudem nutzt der Körper Muskelmasse als Brennmaterial zur Energiegewinnung und erhöht die Fetteinlagerung – ein Selbstschutz, um für schlechte Zeiten gewappnet zu sein. Der Mechanismus greift auch bei vielen Diäten und Fastenkuren.

Auch für Männer kann ein Frühstück vorteilhaft sein. Aus ähnlichen Gründen: Cortisolbalance, Blutzuckerregulation und Heißhungerprävention. Das männliche Hormonsystem reagiert allerdings nicht ganz so empfindlich, doch kann auch Testosteron durch Stress beeinflusst werden. Der Körper freut sich über Energiezufuhr nach dem Fastenfenster über Nacht. Ein proteinreiches Frühstück verhindert den Muskelabbau und fördert die Regeneration. Allgemein gilt: Wer morgens isst, neigt im Tagesverlauf weniger dazu, Snacks oder einfache Kohlenhydrate zu konsumieren.

## Wie sieht ein hormonfreundliches Frühstück aus?

Das Frühstück sollte vor allem ausreichend Proteine und gesunde Fette enthalten. Aber auch die Kohlenhydrate dürfen ihren Auftritt haben – und zwar die komplexen Kohlenhydrate, also Vollkorn, Nüsse und Samen, Hülsenfrüchte oder stärkehaltiges Gemüse. Die machen gemeinsam mit Proteinen und Fetten länger satt, enthalten wertvolle Nährstoffe, Ballaststoffe und liefern Energie. Ein Frühstück kann wie folgt zusammengestellt sein:

- Eier mit Avocado, Paprika und Vollkorngetreide
- Omelett mit Pilzen, Tomaten und Saatenbrot
- Hüttenkäse mit Saatenbrot, Rucola und Gurken
- Schafsjoghurt oder -quark mit Saaten, Nüssen und Beeren
- Getreide-Porridge mit Nüssen, Saaten, Beeren und Joghurt-Topping

Wer sich vegan ernährt, kann als Eiweißquelle Soja- oder Lupinenjoghurts oder ein hochwertiges Proteinpulver nutzen. Von veganen Wurstvarianten als Dauerlösung rate ich ab. Sie enthalten oft Zusatzstoffe und aufgrund des Verarbeitungsprozesses auch ungesunde Transfette.

**• NEUSTART-CHECKBOX •**

**Woche 1, Tag 2**

- [ ] Morgens warmes Wasser trinken
- [ ] Frischluft und Tageslicht am Morgen
- [ ] Früher ins Bett
- [ ] Hormonfreundliches Frühstück

# TAG 3 TÄGLICHE MEDITATION

Keine Sorge, du musst nicht stundenlang im Schneidersitz stillsitzen und auf deine Erleuchtung warten. Es geht lediglich darum, Momente der Ruhe und der Stille einzuladen. Mit diesem neuen täglichen Ritual unterstützt du unter anderem dein Nervensystem und sorgst für Ausgleich zum Alltagsstress. Es geht ganz einfach. Nimm dir fortan täglich eine Minute Zeit (und steigere dich langsam, wenn du magst), um einen kleinen Check-in bei dir selbst zu machen.

**So gehts:**

- Finde einen ruhigen Ort, stelle dir einen Timer auf die gewünschte Zeit, mach es dir im Sitzen gemütlich und schließe deine Augen.
- Nimm deinen ganzen Körper wahr und nimm auch die Gedanken wahr, die in dem Moment gerade präsent sind. Und dann entscheide dich bewusst, deine Gedanken für einen Moment in Ruhe zu lassen und deine Aufmerksamkeit auf deinen Atem zu lenken.
- Spüre die Bewegungen, die durch deine Atmung ausgelöst werden. Lass den Bauch dabei ganz locker und entspanne auch Schultern, Nacken, Gesicht und Kopfhaut.

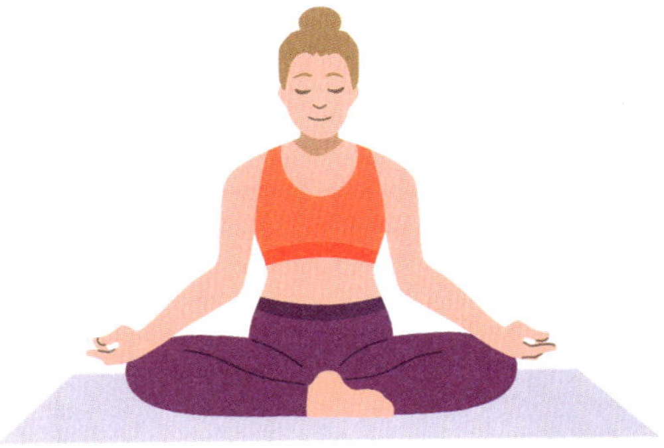

Versuche, den Beginn, den Verlauf und das Ende deiner Einatmung und auch den Beginn, den Verlauf und das Ende deiner Ausatmung zu spüren. Wenn du merkst, dass du den Kontakt zu deiner Atmung verloren hast, lenke deine Aufmerksamkeit wieder zurück zu ihr. Immer und immer wieder. Du kannst die Wahl, wo du mit deiner Aufmerksamkeit bist, immer wieder neu treffen. Wenn dein Timer sich meldet, nimm dir noch ganz kurz die Zeit, um dich ordentlich zu strecken, gähne oder seufze und öffne dann wieder die Augen.

## Wirkung

Diverse Studien haben belegt: Meditation beruhigt Körper, Geist und Seele und hilft uns, besser mit Stress umzugehen. Eine regelmäßige Meditationspraxis lässt das Stresslevel nachweislich sinken und das Nervensystem zur Ruhe kommen. Ein entspanntes Nervensystem unterstützt das hormonelle Gleichgewicht. Meditation senkt den Cortisolspiegel[32] und bringt nicht nur das vegetative Nervensystem in Balance, sondern beeinflusst auch das Immunsystem, den Blutdruck, die Herzfrequenz und möglicherweise sogar den Alterungsprozess positiv.[33] Wer regelmäßig meditiert, schafft damit ein stabiles Fundament für mehr innere Ruhe, Klarheit und Lebensqualität. Schon wenige Minuten täglicher Praxis können einen wohltuenden Soforteffekt entfalten und machen auch langfristig einen Unterschied.

### • NEUSTART-CHECKBOX •

**Woche 1, Tag 3**

- ☐ Morgens warmes Wasser trinken
- ☐ Frischluft und Tageslicht am Morgen
- ☐ Früher ins Bett
- ☐ Hormonfreundliches Frühstück
- ☐ Meditation

# TAG 4 KOFFEIN UND SOFTDRINKS REDUZIEREN

Die meisten meiner Klientinnen hören diesen Vorschlag nicht gern. Doch weil er einfach so weitreichende und wohltuende Auswirkungen für unser Hormonsystem hat, darf er auch in diesem Programm nicht fehlen. Insbesondere bei Schlafproblemen, Zyklusstörungen oder Erschöpfung macht es aus hormoneller Sicht Sinn, die Koffeinzufuhr zu reduzieren. Ab heute drosseln wir daher die tägliche Koffeinaufnahme. Das heißt, wir reduzieren den Kaffee-, Schwarz- und Grünteekonsum und – sofern das für dich Relevanz hat – auch Säfte, Softdrinks und Limos. Die haben zwar, bis auf Cola, weniger mit Koffein zu tun, enthalten dafür aber verdammt viel Zucker oder ungesunde Zuckerersatzstoffe. Zucker lässt den Blutzucker Achterbahn fahren und kann uns infolgedessen auch unsere Schlafqualität kosten. Die meisten Zuckerersatzstoffe lösen Heißhunger aus und können das Darmmikrobiom stören und verändern. Unser erstes Ziel: nur eine Tasse Kaffee am Morgen (sofern das für dich wichtig ist) und der vollständige Verzicht auf Säfte, Softdrinks und Co.

## Wirkung

Eine Koffeinreduktion und ein Verzicht auf Koffein am Nachmittag fördert eine gute Schlafqualität.[34] Es dauert, ehe der Körper Koffein wieder abgebaut hat. Und Koffein wirkt nachhaltig. Auch dann, wenn wir problemlos einschlafen können, sind die Schlafqualität und die Regenerationsfähigkeit meist vermindert. Bemerkt wird dies häufig erst, wenn man mal eine längere Zeit auf Koffein verzichtet und das tägliche Energielevel beobachtet. Insbesondere nüchtern am Morgen konsumiert, kann koffeinhaltiger Kaffee den Cortisolspiegel pushen, den Blutzuckerspiegel beeinflussen, zu innerer Unruhe führen und auch für Energielöcher sorgen, die dann suggerieren, den nächsten Kaffee zu brauchen, oder Heißhunger auslösen. Stresshormone, Blutzucker- und Insulinspiegel können natürlich auch wieder andere Hormone beeinflussen. Trinken wir den Kaffee hingegen nach dem Frühstück oder lassen ihn gänzlich weg, tritt die Unruhe oder Nervosität in der Regel gar nicht erst auf. Das Stresslevel ist geringer und wir haben ein konstantes Energielevel über den Tag.

Der Verzicht auf Softdrinks und Säfte stabilisiert den Blutzucker und den Insulinspiegel, was ebenfalls zu einem stabileren Energieniveau und weniger Heißhunger führt. Die Verdauungsorgane freuen sich über Pausen zwischen den Mahlzeiten. Kalorische Getränke unterbrechen diese für den Körper wichtigen Fastenfenster. Zu den Mahlzeiten selbst sollte im besten Fall nicht viel getrunken werden. Dazu gibt es in der nächsten Woche, wenn es um den Darm geht, noch weitere Hintergrundinformationen.

**Mein Tipp:** So kannst du deinen Kaffee hormonfreundlicher machen: Gönne dir ein hormonfreundliches Frühstück und trinke den Kaffee direkt im Anschluss. Wenn du an viel Koffein gewöhnt bist, entwöhne dich langsam: jeden Tag eine halbe Tasse weniger, bis du bei einer, vielleicht sogar keiner angekommen bist. Ein langsames Ausschleichen macht deshalb Sinn, weil der Körper tatsächlich mit Entzugserscheinungen wie Kopfschmerzen reagieren kann. Das muss nicht immer bei allen eintreffen, kann aber passieren. Du liebst den Kaffeegeschmack heiß und innig? Probiere entkoffeinierten Kaffee oder Espresso aus. Achte beim Kauf darauf, dass mit Wasser und nicht mit Lösungsmitteln entkoffeiniert wurde. Auch Lupinenkaffee ist eine tolle Alternative.

Softdrinks und Säfte kannst du durch Wasser und Kräutertees ersetzen. Wenn du zwischendurch Hunger bekommst, kannst du dir auch einen hormonfreundlichen Smoothie zubereiten. Dieser sollte nicht nur aus Früchten, sondern auch aus grünem Gemüse (Blattspinat, Grünkohl oder Salat) und gesunden Fetten, wie Nussmus, Hanf- oder Chiasamen bestehen. Bei Bedarf kannst du auch ein hochwertiges Proteinpulver dazugeben.

### • NEUSTART-CHECKBOX •

**Woche 1, Tag 4**

- ☐ Morgens warmes Wasser trinken
- ☐ Frischluft und Tageslicht am Morgen
- ☐ Früher ins Bett
- ☐ Hormonfreundliches Frühstück
- ☐ Meditation
- ☐ Koffeinreduktion und Verzicht auf Softdrinks

# TAG 5 FRÜHER ZU ABEND ESSEN

Den einen perfekten Zeitpunkt für ein hormonfreundliches Abendessen gibt es nicht – dafür sind unsere Lebensstile zu unterschiedlich. Es gibt jedoch ein Zeitfenster, das sich grundsätzlich empfiehlt, um Hormone, Stoffwechsel und Schlafqualität positiv zu unterstützen: Optimalerweise liegt die letzte Mahlzeit des Tages zwei bis vier Stunden vor dem Schlafengehen. So hat der Körper ausreichend Zeit für die Verdauung, der Blutzuckerspiegel sinkt wieder, bevor wir ins Bett gehen, und der Schlaf wird weniger durch das Verarbeiten einer Mahlzeit gestört. Als Richtwert gilt: vor 20:00 Uhr zu Abend essen.

Auch das Abendessen darf dabei nährstoffreich sein. Stark verarbeitete oder aus konventioneller Tierhaltung stammende Produkte sollten gemieden werden. Sie können durch einen hohen Anteil gesättigter Fettsäuren sowie mögliche Rückstände, etwa von Antibiotika oder Hormonen aus der Tiermast, Darmgesundheit und Hormonbalance negativ beeinflussen. Letzteres gilt natürlich nicht nur für das Abendessen.

## Wirkung

Ein frühes Abendessen lohnt sich in vielerlei Hinsicht. Vor allem die Tiefschlafphase wird durch einen vollen Magen beeinträchtigt und auch das Einschlafen kann sich verzögern, da spätes Essen die Melatoninausschüttung hemmt. Nachts schaltet der Körper in den Ruhemodus, der Stoffwechsel wird langsamer und die Insulinsensitivität nimmt ab. Bleibt Zucker aus der letzten Mahlzeit länger im Blut, steigt der Insulinspiegel – das beeinträchtigt Schlaf, Regeneration, Fettverbrennung und das hormonelle Gleichgewicht. Ein zeitiges Abendessen verbessert umgekehrt die Schlafqualität und das Energielevel am nächsten Tag, es unterstützt Stoffwechsel, Fettverbrennung sowie Hormonbalance.

Ein hormonfreundliches Abendessen sollte reichlich Gemüse und Ballaststoffe, Proteine, gesunde Fette sowie komplexe Kohlenhydrate enthalten. Letztere wirken besonders abends beruhigend auf das Nervensystem, helfen den Cortisolspiegel zu senken und unterstützen die Produktion von Serotonin und Melatonin. Gerade in stressigen Phasen ist dies oft wichtig. Beispiele für komplexe Kohlenhydrate sind Süßkartoffeln, Linsen, Quinoa oder Hirse – sie fördern Entspannung und indirekt einen erholsamen Schlaf.

Lass dich von den nachfolgenden Ideen für hormonfreundliche Abendessen inspirieren – sie unterstützen nicht nur deine Schlafqualität, sondern auch dein hormonelles Gleichgewicht:

- Quinoa-Bowl mit Kichererbsen, Brokkoli und Avocado, Tempeh oder Lachs mit Sesam-Topping
- Buntes Ofengemüse mit Hummus und Feta
- Linseneintopf mit Süßkartoffeln und Spinat
- Linsen-Kürbis-Suppe mit Räuchertofu-Topping
- Omelett mit Blattgemüse, Tomaten und Feta, serviert mit Avocado
- Gemüsepfanne mit Bohnen sowie Tofu- oder Geflügelstreifen
- Grünkohl-Linsensalat mit Avocado, Granatapfelkernen und Tahinidressing

**• NEUSTART-CHECKBOX •**

**Woche 1, Tag 5**

- [ ] Morgens warmes Wasser trinken
- [ ] Frischluft und Tageslicht am Morgen
- [ ] Früher ins Bett
- [ ] Hormonfreundliches Frühstück
- [ ] Meditation
- [ ] Koffeinreduktion und Verzicht auf Softdrinks
- [ ] Abendessen vor 20:00 Uhr

## TAG 6 MEHR BEWEGUNG IM ALLTAG

Bewegung ist ein zentraler Baustein für hormonelle Balance – unabhängig vom aktuellen Fitnesslevel. Es geht mit dieser neuen Routine darum, Bewegung alltagsnah und individuell an das eigene Energielevel angepasst zu integrieren oder ihre Dauer und Intensität zu erhöhen. Wichtig dabei ist, dass die Bewegung auch immer an das aktuelle Stresslevel angepasst wird. Nicht jeder profitiert von anstrengenden Trainingseinheiten am Limit der Kräfte. Insbesondere bei Erschöpfungssymptomen wie Antriebslosigkeit, Schlafproblemen oder anhaltender Müdigkeit kann zu viel oder zu anstrengender Sport kontraproduktiv sein. In solchen Fällen ist weniger oft mehr: einfache Bewegungseinheiten wie kurze Spaziergänge, Dehnübungen oder eine Yogasession bieten sich an. Generelles Ziel ist es, im Alltag mehr in Bewegung zu sein – ohne Druck, ohne Leistungsdenken. Auch Gartenarbeit, Radfahren zum Einkaufen oder stündliches bewusstes Aufstehen bei sitzender Tätigkeit mit ein paar Kniebeugen, Liegestützen oder einem Tänzchen durch die Wohnung zählen dazu. So bleibt der Körper aktiv, Verspannungen wird vorgebeugt und der Stoffwechsel immer wieder sanft angeregt.

## Wirkung

Regelmäßige, moderate Bewegung wirkt wie ein natürliches Regulationssystem für unseren Hormonhaushalt – besonders für den Cortisol- und Blutzuckerspiegel. Anders als intensiver Sport, der bei gestressten oder erschöpften Menschen eher kontraproduktiv wirken kann, helfen leichte Bewegungseinheiten dabei, das Nervensystem zu beruhigen und den Stresspegel sanft zu senken. Gleichzeitig verbessert sich durch moderate Bewegung die Insulinempfindlichkeit und sorgt für einen stabilen Blutzuckerspiegel. Schwankungen, die oft zu Heißhunger, Energieabfällen oder Stimmungstiefs führen, werden dadurch reduziert. Besonders bei Anzeichen von Erschöpfung, Burnout-Symptomen oder chronischem Stress ist dieser sanfte Weg zielführender, um wieder in Balance zu kommen. So wird Bewegung zur täglichen Unterstützung für nachhaltig mehr Energie, Ruhe und hormonelle Ausgeglichenheit.

**Mein Tipp:** Ich sage nicht, dass schweißtreibende Workouts, Ausdauer- und Krafttraining schlecht sind. Ganz im Gegenteil. Auch sie sind ein wichtiger Bestandteil eines gesunden Lebensstils. Wenn du ausreichend Energie hast und dich fit fühlst, spricht grundsätzlich erst einmal nichts dagegen, dass du auch diese Art der Bewegung oder des Trainings in deinen Alltag integrierst. Vielleicht hast du sogar schon eine bestehende Trainingsroutine. Wenn diese im Einklang mit deinem Energielevel ist, kannst du sie selbstverständlich beibehalten und zusätzlich darauf achten, dass Bewegung im Alltag nicht zu kurz kommt.

### • NEUSTART-CHECKBOX •

**Woche 1, Tag 6**

- Morgens warmes Wasser trinken
- Frischluft und Tageslicht am Morgen
- Früher ins Bett
- Hormonfreundliches Frühstück
- Meditation
- Koffeinreduktion und Verzicht auf Softdrinks
- Abendessen vor 20:00 Uhr
- Mehr Bewegung im Alltag

## TAG 7 REFLEXION UND DURCHATMEN

Tag sieben und dir ist schon so viel gelungen! Sechs Tage eines kleinen, aber stetigen Veränderungsprozesses liegen hinter dir. Und das Wichtigste? Du bist drangeblieben! Schließe einmal kurz deine Augen, atme tief ein und mit einem Seufzer loslassend über den Mund aus. Sehr gut. Schenke dir ein Lächeln und einen Moment der Anerkennung. Du machst das wirklich sehr gut.

Diese erste Woche war der Startschuss für deine Reise zu nachhaltiger Veränderung, zu mehr Balance, mehr Energie und einem besseren Körpergefühl. Vielleicht hast du bereits erste Veränderungen gespürt – etwas mehr Energie, mehr Klarheit und Struktur oder einfach das gute Gefühl, etwas für dich zu tun. Vielleicht hast du auch festgestellt, dass dir Veränderungen gar nicht so leichtfallen. Eine wertvolle Erkenntnis. Veränderungen brauchen vor allem Zeit und Kontinuität. Mach dir eines bewusst: Die schwierigste Hürde hast du bereits genommen – der Anfang ist gemacht.

Heute heißt es reflektieren und noch mal alle Routinen der ersten Woche vereinen. Morgen starten wir dann in Woche zwei mit Fokus auf dem Darm. Du bekommst die Möglichkeit, weiter zu lernen und deinen Körper immer besser zu unterstützen. Feiere jeden kleinen Schritt, den du gehst, mit dem Wissen, dass jede Veränderung, die du im Jetzt unternimmst, ein Geschenk an dein zukünftiges Ich ist. Bevor wir dann morgen mit neuen Action Steps starten, möchte ich dich heute noch zu einer kleinen Meditation einladen. Du kannst sie jetzt sofort machen oder im Laufe des Tages.

## Meditation zur Reflexion von Woche 1

**So gehts:**

- Setze dich an einen ruhigen Ort, an dem du dich wohlfühlst, und schließe deine Augen. Atme entspannt durch die Nase in den Bauch ein. Lass den Bauch dabei ganz locker. Und atme langsam durch den Mund wieder aus. Gleich noch mal. Einatmen in den Bauch – dabei strömt klare, frische Energie in deinen Körper. Ausatmen durch den Mund – lass alles los. Sehr gut.
- Lass den Atem wieder ganz natürlich durch die Nase ein- und ausströmen. Nimm wahr, wie dein Körper zur Ruhe kommt. Nimm dir einen Moment und schaue auf die vergangenen Tage zurück. Wenn du magst, lege eine Hand auf deinen Bauch und die andere auf deine Herzgegend. Spüre die Kraft in dir, die dich diese ersten Schritte hat gehen lassen, und auch den Mut, den man für Veränderungen braucht. Du hast allen Grund, stolz auf dich zu sein.
- Nun stelle dir vor, wie dein Körper anfängt, sich neu auszurichten. Jede Zelle in dir freut sich über die Schritte, die du gegangen bist. Dein ganzer Körper fühlt sich klar und leicht an.
- Lies dir die folgenden Sätze laut vor oder wiederhole sie im Geiste:

  »Ich lasse alte Muster los und öffne mich neuen Gewohnheiten.«

  »Ich begegne Herausforderungen mit Gelassenheit und Geduld.«

  »Ich vertraue mir und meinen Entscheidungen auf diesem Weg.«
- Bleib noch einen Moment in diesem Gefühl des Vertrauens. Atme noch einmal ein ... und aus und lass mit der Ausatmung noch einmal alles los. Wunderbar. Öffne behutsam deine Augen und komm zurück ins Hier und Jetzt.

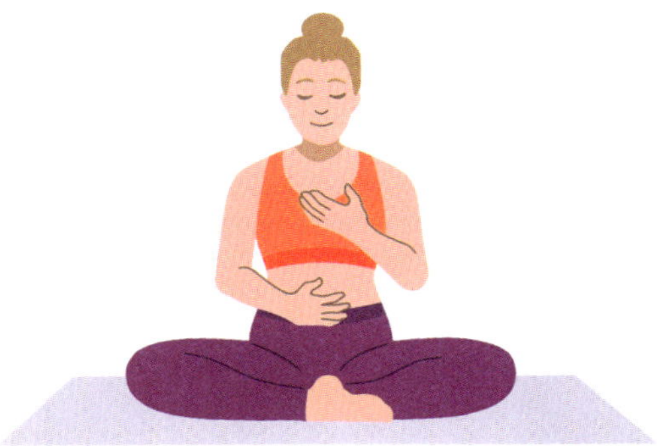

**• NEUSTART-CHECKBOX •**

**Action Steps aus Woche 1**

- ☐ Morgens warmes Wasser trinken
- ☐ Frischluft und Tageslicht am Morgen
- ☐ Früher ins Bett
- ☐ Hormonfreundliches Frühstück
- ☐ Meditation
- ☐ Koffeinreduktion und Verzicht auf Softdrinks
- ☐ Abendessen vor 20:00 Uhr
- ☐ Mehr Bewegung im Alltag

## WOCHE 2 DEN DARM UND DAS MIKROBIOM STÄRKEN

**Ziel:** Entzündungen reduzieren und die Darmflora unterstützen

Willkommen in Woche zwei des Neustartprogramms für deine Hormone. Erstmal ein großes Lob an dich: Du machst das fantastisch. Auch wenn vielleicht nicht alles direkt so klappt, wie du es umsetzen wolltest. Es geht nicht um Perfektion, sondern darum, sich auf den Weg zu machen. Und das hast du bereits getan, als du dieses Buch gekauft hast. Meist haben wir unsere bestehenden Gewohnheiten über Jahre aufgebaut. Es braucht Zeit, um da auszusteigen und den Körper an Veränderungen zu gewöhnen.

In Woche zwei steht die Darmpflege im Vordergrund. Alle Schritte, die wir in Woche eins umgesetzt haben, behalten wir weiterhin bei. Ein stabiler Blutzuckerspiegel und eine gute Nervensystemregulation wirken auch positiv auf die Darmgesundheit, zumal der Darm ja auch maßgeblich am hormonellen Gleichgewicht beteiligt ist (Kapitel 1, ab Seite 52). Vielleicht hat sich deine Verdauung sogar innerhalb der ersten Woche schon verändert – wundern würde es mich nicht. Das warme Wasser am Morgen, die Meditation, hormonfreundliche Mahlzeiten, Bewegung und Schlaf – all das liebt der Darm. Jetzt tauchen wir noch etwas spezifischer in die Mikrobiompflege ein, damit der Darm Nährstoffe optimal aufnehmen und Stoffwechselprodukte gut ausscheiden kann.

## TAG 8 REGELMÄSSIGE MAHLZEITEN

Wer Mahlzeiten auslässt, neigt oft zu Heißhunger, isst größere Mengen auf einmal oder nascht über den Tag verteilt unbewusst. Das belastet nicht nur die Verdauung, sondern bringt auch Blutzuckerspiegel und Stresshormone aus dem Gleichgewicht. Deshalb stehen seit dem zweiten Tag des Programms ein hormonfreundliches Frühstück und seit dem fünften Tag ein nicht zu spätes Abendessen auf dem Plan. Der Körper liebt Rhythmus und Routinen – ein nährstoffreiches Mittagessen, im besten Fall immer zu einem ähnlichen Zeitpunkt, macht den Tag rund. Wenn mittags wenig Zeit bleibt oder du im Büro isst, empfiehlt sich Meal-Prep – also das Vorbereiten einer gesunden Mahlzeit am Vortag. Das können auch einfach Reste vom Abendessen sein.

Und noch ein kleiner Verdauungstipp: Wenn du es dir zur Gewohnheit gemacht hast, größere Mengen Wasser direkt zum Essen zu trinken, versuche, die Hauptflüssigkeitszufuhr lieber zwischen die Mahlzeiten zu legen. Das entlastet die Verdauung. Kleine Mengen Flüssigkeit zum Essen sind in der Regel unproblematisch.

### Wirkung

Regelmäßige, ausgewogene Mahlzeiten halten den Blutzuckerspiegel stabil und versorgen uns mit ausreichend Energie. Wir naschen weniger oder gar nicht und geben dem Körper so zudem die Möglichkeit, Mahlzeiten vollständig zu verdauen. Die Bauchspeicheldrüse wird entlastet, eine übermäßige Insulinausschüttung vermieden und die Blutzuckerkurve kann wieder abflachen. Das ist auch wichtig für die Insulinsensitivität der Zellen.

Wird zu den Mahlzeiten weniger getrunken, verdünnt sich die Magensäure, die für die Zersetzung der Nahrung wichtig ist, nicht so stark, und der Mageninhalt kann effektiver verdaut werden. Zum anderen führt ein voller Magen – gefüllt mit Essen und viel Flüssigkeit – zu einem stärkeren Dehnungsreiz, was Völlegefühl, Blähungen oder Sodbrennen begünstigen kann. Besonders kohlensäurehaltige Getränke können diesen Effekt noch verstärken.

**• NEUSTART-CHECKBOX •**

**Action Steps aus Woche 1**

- ☐ Morgens warmes Wasser trinken
- ☐ Frischluft und Tageslicht am Morgen
- ☐ Früher ins Bett
- ☐ Hormonfreundliches Frühstück
- ☐ Meditation
- ☐ Koffeinreduktion und Verzicht auf Softdrinks
- ☐ Abendessen vor 20:00 Uhr
- ☐ Mehr Bewegung im Alltag

**Woche 2, Tag 8**

- ☐ Regelmäßige Mahlzeiten integrieren

## TAG 9 ZUCKER UND SÜSSUNGSMITTEL MEIDEN

Die weniger guten Darmbakterien lieben ihn. Wird er regelmäßig in größeren Mengen konsumiert, führt dies langfristig zu einem Ungleichgewicht im Mikrobiom, was nicht nur Heißhungerattacken begünstigt, sondern auch die Hormonbalance im Körper stören kann. Blutzuckerschwankungen, Insulinresistenz und Gewichtszunahme sind nur einige Folgen.[35] Bei einer hormonfreundlichen Ernährung versuchen wir Zucker und auch einfache Kohlenhydrate weitestgehend zu vermeiden. Mit Zucker meine ich auch jene Zuckerarten, die industriell aus zuckerhaltigen Lebensmitteln hergestellt wurden, also Maissirup, Rohrzucker, Sorbit, Galaktose, Laktose, Maltose oder Fruktose. Auch beim Hinweis »Süße aus Früchten«, der häufig zum Beispiel auf vermeintlich gesunden Frühstückszubereitungen auftaucht, handelt es sich um ein gesüßtes Produkt.

Zucker steckt leider in vielen scheinbar gesunden Produkten wie Müsli- und Porridge-Mischungen, Konserven und Gewürzmischungen. Oftmals findet sich auch zugesetzter Zucker in fettarmen Produkten. Behalte am besten immer die Zutatenliste im Blick. Vorsicht bitte auch bei Süßungsmitteln. Sie können die Darmflora ebenfalls negativ beeinflussen.[36] Dazu zählen auch alternative Zuckerarten: Agavendicksaft, Sirup jeglicher Art oder Kokosblütenzucker.

Zuckerersatzstoffe wie Aspartam, die häufig in Light-Getränken zu finden sind, sind bekannt für ihre gesundheitsschädlichen Wirkungen. Eine Menge Argumente, die durchaus dafürsprechen, auf Zucker und Co zu verzichten oder zumindest den Konsum zu reduzieren.

## Wirkung

Das Mikrobiom reagiert schnell und kann sich innerhalb kürzester Zeit beeindruckend verändern und gesünder werden. Zu Beginn der Umstellung kann vermehrt Heißhunger auftauchen. Gelegentlich auch Kopfschmerzen und Müdigkeit. Zucker wirkt auf den Körper tatsächlich wie eine Droge und entsprechend reagiert er. Aber keine Sorge. Du wirst bald von der Umstellung profitieren, mehr Energie haben und sogar mehr Lust auf Gesundes entwickeln. Die Entgiftungsorgane, die Bauchspeicheldrüse und der Magen werden entlastet und der Körper kann die neue Energie nutzen, um zu regenerieren.

Im Darm wird zudem viel vom Glückshormon Serotonin gebildet. Das funktioniert allerdings auch nicht in vollem Umfang, wenn wir Nährstoffräuber wie Industriezucker zu uns nehmen. Also, die Laune steigt auch ohne Zucker wieder! Und: Die Zuckerverarbeitung verbraucht viele Mikronährstoffe – sie fehlen dem Körper dann an anderer Stelle.

### • NEUSTART-CHECKBOX •

**Action Steps aus Woche 1**

- ☐ Morgens warmes Wasser trinken
- ☐ Frischluft und Tageslicht am Morgen
- ☐ Früher ins Bett
- ☐ Hormonfreundliches Frühstück
- ☐ Meditation
- ☐ Koffeinreduktion und Verzicht auf Softdrinks
- ☐ Abendessen vor 20:00 Uhr
- ☐ Mehr Bewegung im Alltag

**Woche 2, Tag 9**

- ☐ Regelmäßige Mahlzeiten integrieren
- ☐ Industriezucker und Zuckerersatzstoffe meiden

## TAG 10 TIEF ATMEN UND GRÜNDLICH KAUEN

Fortan eine kleine neue Gewohnheit vor jeder Mahlzeit – es geht ganz leicht: zwei bis drei entspannte Atemzüge in den Bauch. Gerade, wenn du oft nebenbei isst oder unter Bauchschmerzen oder Verdauungsbeschwerden leidest, kann dieses kleine Ritual bereits einen Unterschied für die Verdauung machen, da es uns hilft, vom Anspannungsmodus in den Entspannungsmodus zu wechseln. Die Verdauung leidet auch unter schnellem Essen oder Nahrungsaufnahme unter Stress. Oftmals ist schnelles Essen auch mit wenig Kauen verbunden. Das Essen wird dann nicht ausreichend zerkleinert, es kommt zu Blähungen und auch die Nährstoffaufnahme kann beeinträchtigt werden. Zu den zwei bis drei Atemzügen vor jeder Mahlzeit, versuche, jeden Bissen 20 bis 40 Mal zu kauen.

## Wirkung

Die bewussten Atemzüge unterstützen unser vegetatives Nervensystem und so auch die Verdauung. Sie helfen uns, wieder mehr Fokus auf bewusstes genussvolles Essen zu richten. Sich Zeit nehmen und das Essen gut und gründlich kauen, hat ebenfalls einen positiven Einfluss auf die Verdauung und eine gute Nährstoffaufnahme. »Gut gekaut, ist halb verdaut«, hast du bestimmt schon mal gehört. Die Verdauung beginnt nämlich bereits im Mund. Im Speichel befindet sich das stärkespaltende Enzym *Alpha-Amylase*, das Kohlenhydrate bereits im Mund vorverdaut und so die Nahrung für den Magen besser verträglich und verwertbarer macht. Gründlich kauen hat einen weiteren positiven Effekt: Wir essen tendenziell weniger, weil wir schneller satt sind.

### • NEUSTART-CHECKBOX •

**Action Steps aus Woche 1**

- [ ] Morgens warmes Wasser trinken
- [ ] Frischluft und Tageslicht am Morgen
- [ ] Früher ins Bett
- [ ] Hormonfreundliches Frühstück
- [ ] Meditation
- [ ] Koffeinreduktion und Verzicht auf Softdrinks
- [ ] Abendessen vor 20:00 Uhr
- [ ] Mehr Bewegung im Alltag

**Woche 2, Tag 10**

- [ ] Regelmäßige Mahlzeiten integrieren
- [ ] Industriezucker und Zuckerersatzstoffe meiden
- [ ] Vor dem Essen tief atmen und gründlich kauen

# TAG 11 WEISSMEHL ERSETZEN

Weißmehl ist stark verarbeitet und enthält kaum noch Ballaststoffe, Vitamine oder Mineralstoffe. Dadurch hat es wenig Nährwert und kann den Blutzuckerspiegel schnell ansteigen lassen, was zu einer erhöhten Insulinausschüttung führt. Diese Blutzuckerschwankungen können langfristig Entzündungen im Körper fördern, die sich auch negativ auf die Darmgesundheit auswirken. Gluten, in vielen Getreidesorten enthalten, kann zusätzlich die Darmschleimhaut reizen, insbesondere bei empfindlichen Menschen. Dies kann zu einer Immunreaktion führen, die den Hormonhaushalt aus dem Gleichgewicht bringt oder hormonelle Beschwerden wie Zyklusstörungen, erhöhte Cortisolspiegel oder Schilddrüsenprobleme noch verstärkt.

## Wirkung

Der Verzicht auf Weißmehlprodukte und gegebenenfalls Gluten hat viele positive Effekte: Die Verdauung verbessert sich, Blähungen und Völlegefühl nehmen ab, Entzündungen gehen zurück, das Energielevel stabilisiert sich. Viele meiner Klientinnen berichten auch von klarerer Haut, besserem Schlaf und einer ausgeglicheneren Stimmung – alles Zeichen dafür, dass hormonelle Prozesse harmonischer ablaufen. Am nährstoffreichsten sind Getreidesorten in ihrer ganzen Form. Als Ersatz für Weißmehl eignen sich Vollkornmehle aus Getreide – sofern Gluten vertragen wird – sowie Mehle aus Pseudogetreide, Mandeln oder Kokos. Diese Alternativen sind ballaststoffreich und liefern wertvolle Vitamine und Mineralstoffe. Wichtig ist, möglichst naturbelassene, unverarbeitete Produkte zu wählen, um den Darm nachhaltig zu entlasten und die Hormonbalance zu unterstützen.

## Gluten

Mir ist an dieser Stelle einmal wichtig zu betonen, dass Gluten kein Gift ist. Für Menschen ohne Unverträglichkeit oder Zöliakie kann es Teil einer gesunden Ernährung sein. Es steckt in vielen Vollkornprodukten, die reich an Ballaststoffen, B-Vitaminen und sekundären Pflanzenstoffen sind, die unter anderem Mikrobiom und Verdauung unterstützen. Oftmals ist gar nicht das Gluten selbst problematisch, sondern die starke Verarbeitung der Produkte, in denen es enthalten ist – also die typischen Weißmehlangebote wie Brötchen, Toast oder Gebäck.

Bei Verdacht auf eine Unverträglichkeit, bei chronischen Darmproblemen, Autoimmunerkrankungen und auch Hormonbeschwerden macht es Sinn, mindestens einen Monat auf Gluten zu verzichten und zu beobachten, wie der Körper reagiert. Es braucht Zeit, damit sich die Darmschleimhaut regenerieren und das Immunsystem zur Ruhe kommen kann. Infolgedessen kann auch das Hormonsystem stabiler werden.

Noch ein wichtiger Hinweis: Industriell hergestellte glutenfreie Produkte sind keine gesunde Alternative. Sie enthalten zahlreiche Zusatzstoffe wie Emulgatoren, Stabilisatoren und Zucker, um Geschmack und Konsistenz zu verbessern. Zudem bestehen sie meist aus hochverarbeiteten, nährstoffarmen Zutaten wie Mais- oder Reismehl. Es fehlt oft an Ballaststoffen und wichtigen Nährstoffen.

## • NEUSTART-CHECKBOX •

**Action Steps aus Woche 1**

- [ ] Morgens warmes Wasser trinken
- [ ] Frischluft und Tageslicht am Morgen
- [ ] Früher ins Bett
- [ ] Hormonfreundliches Frühstück
- [ ] Meditation
- [ ] Koffeinreduktion und Verzicht auf Softdrinks
- [ ] Abendessen vor 20:00 Uhr
- [ ] Mehr Bewegung im Alltag

**Woche 2, Tag 11**

- [ ] Regelmäßige Mahlzeiten integrieren
- [ ] Industriezucker und Zuckerersatzstoffe meiden
- [ ] Vor dem Essen tief atmen und gründlich kauen
- [ ] Weißmehl durch Vollkorn(-mehl) ersetzen

# TAG 12 BALLASTSTOFFE, BITTE!

Ballaststoffe sind unverdauliche Pflanzenbestandteile, die die Verdauung unterstützen, für ein langanhaltendes Sättigungsgefühl sorgen, so auch den Appetit beeinflussen, den Blutzuckerspiegel stabilisieren und positiv auf die Hormonbalance wirken können. Das kann Stressessen und Heißhunger auf Zucker reduzieren, was den Cortisol- und Insulinspiegel stabil hält. Im Gegenzug kann eine ballaststoffarme Ernährung zu einer Östrogendominanz beitragen, Gewichtsprobleme und Heißhunger begünstigen.

Gute Ballaststoffquellen sind: Gemüse und Obst (wenn möglich mit Schale), Hülsenfrüchte, Vollkornprodukte, Nüsse und Samen. Mit Flohsamenschalen und Akazienfasern kann man die Ballaststoffzufuhr noch erhöhen. Hier ist jedoch unbedingt darauf zu achten, genügend Wasser zu trinken, da sie Flüssigkeit stark binden und zu Verdauungsproblemen führen können.

Fortan erhöhen wir in unserem Programm also die Ballaststoffzufuhr. Wenn dein Darm an Ballaststoffe noch nicht gewöhnt ist, taste dich bitte langsam heran, um Bauchschmerzen und Blähungen zu vermeiden. Gib deinem Darm etwas Zeit. Steigere langsam deine Gemüseportionen und schleiche Hülsenfrüchte (Erbsen, Bohnen, Linsen) langsam esslöffelweise ein. Unser Langzeitziel: mindestens 30 Gramm Ballaststoffe pro Tag. Ein Beispiel: Starte mit einem Frühstück aus Saatenbrot, frischem Gemüse und Ei. Zum Mittagessen eignet sich ein bunter Salat mit viel Gemüse, Kichererbsen und einem Saaten-Topping. Abends kannst du dir einen wärmenden Linseneintopf mit Gemüse zubereiten. Wenn du es ganz genau wissen möchtest, helfen dir Apps oder Online-Tabellen beim Nachrechnen.

## Wirkung

Ballaststoffe dienen den guten Darmbakterien als Nahrung und fördern die Produktion kurzkettiger Fettsäuren. Diese stärken die Darmschleimhaut, wirken entzündungshemmend und unterstützen eine stabile Darmbarriere. Ein gesunder Darm kann Nährstoffe besser aufnehmen, die auch für die Hormonproduktion wichtig sind. Zudem verlangsamen Ballaststoffe die Aufnahme von Zucker ins Blut, was Blutzuckerspitzen vorbeugt und die Insulinausschüttung sowie die Cortisolbalance positiv beeinflusst. Dadurch wird auch Heißhungerattacken und Stimmungsschwankungen entgegengewirkt. Nicht zuletzt helfen Ballaststoffe, überschüssige Östrogene über den Stuhl auszuscheiden.

### • NEUSTART-CHECKBOX •

**Action Steps aus Woche 1**

- [ ] Morgens warmes Wasser trinken
- [ ] Frischluft und Tageslicht am Morgen
- [ ] Früher ins Bett
- [ ] Hormonfreundliches Frühstück
- [ ] Meditation
- [ ] Koffeinreduktion und Verzicht auf Softdrinks
- [ ] Abendessen vor 20:00 Uhr
- [ ] Mehr Bewegung im Alltag

**Woche 2, Tag 12**

- [ ] Regelmäßige Mahlzeiten integrieren
- [ ] Industriezucker und Zuckerersatzstoffe meiden
- [ ] Vor dem Essen tief atmen und gründlich kauen
- [ ] Weißmehl durch Vollkorn(-mehl) ersetzen
- [ ] Ballaststoffzufuhr erhöhen

## TAG 13 PRÄ- UND PROBIOTIKA

Ein gesundes Darmmikrobiom wird durch prä- und probiotische Lebensmittel unterstützt. Probiotika sind spezielle nützliche Mikroorganismen (Bakterien, Viren, Pilze und Hefen), die die Vielfalt und Gesundheit des Mikrobioms fördern. Präbiotika hingegen sind unverdauliche Ballaststoffe, die diesen Mikroorganismen als Nahrung dienen. Um den Darm gezielt zu unterstützen, empfiehlt es sich, fermentierte Lebensmittel wie Sauerkraut, Kimchi, Naturjoghurt, Kefir, Miso oder Kombucha regelmäßig in die Ernährung einzubauen. Diese liefern wertvolle Probiotika. Ergänzend dazu dienen präbiotische Lebensmittel wie Chicorée, Knoblauch, Zwiebeln, Lauch, Bananen, Hafer, Topinambur und Artischocken als optimale Nahrung für die guten Bakterien. Achte ab sofort darauf, möglichst viele deiner Mahlzeiten um fermentierte Lebensmittel und präbiotisches Gemüse zu erweitern.

## Wirkung

Die regelmäßige Aufnahme von prä- und probiotischen Lebensmitteln kann die mikrobielle Vielfalt im Darm nachhaltig stärken. Das verbessert nicht nur Verdauung und Nährstoffaufnahme, sondern stärkt auch das Immunsystem. Da der Darm eine Schlüsselrolle für die Hormonbalance spielt, können diese Lebensmittel dabei helfen, hormonelle Schwankungen abzumildern, Heißhunger zu reduzieren, das Hautbild zu verbessern, stille Entzündungen zu verringern und die allgemeine Stimmung positiv zu beeinflussen.

### • NEUSTART-CHECKBOX •

**Action Steps aus Woche 1**

- [ ] Morgens warmes Wasser trinken
- [ ] Frischluft und Tageslicht am Morgen
- [ ] Früher ins Bett
- [ ] Hormonfreundliches Frühstück
- [ ] Meditation
- [ ] Koffeinreduktion und Verzicht auf Softdrinks
- [ ] Abendessen vor 20:00 Uhr
- [ ] Mehr Bewegung im Alltag

**Woche 2, Tag 13**

- [ ] Regelmäßige Mahlzeiten integrieren
- [ ] Industriezucker und Zuckerersatzstoffe meiden
- [ ] Vor dem Essen tief atmen und gründlich kauen
- [ ] Weißmehl durch Vollkorn(-mehl) ersetzen
- [ ] Ballaststoffzufuhr erhöhen
- [ ] Prä- und probiotische Nahrung integrieren oder Anteil erhöhen

# TAG 14 REFLEXION UND DURCHATMEN

Tag 14 und damit ist schon Halbzeit im Neustartprogramm! 13 Tage des stetigen Veränderungsprozesses liegen hinter dir. Und du bist immer noch dabei – das ist einfach toll! Schließe einmal kurz deine Augen, atme entspannt in deinen Bauch ein und mit einem Seufzer loslassend über den Mund aus. Sehr gut. Mach das gleich noch mal. Einatmen durch die Nase in den Bauch … und über den Mund wieder aus. Schenk dir ein Lächeln und einen Moment der Anerkennung – du machst das wirklich richtig gut.

In Woche zwei stand zwar dein Darm im Mittelpunkt, aber die Auswirkungen der einzelnen Veränderungen sind über kurz oder lang in allen Körpersystemen spürbar. Vielleicht hast du bereits wahrgenommen, wie sich kleine Veränderungen bemerkbar machen: eine leichtere Verdauung, ein ruhigeres Bauchgefühl oder einfach das zufriedenstellende Gefühl, dich bewusst um dich selbst zu kümmern. Vielleicht war es an der einen oder anderen Stelle auch wieder herausfordernd, die neuen Gewohnheiten in den Alltag zu integrieren. Auch das ist eine wertvolle Erkenntnis, denn echte Veränderung passiert nicht über Nacht, sondern durch liebevolle Wiederholung und Geduld mit dir selbst.

Halte kurz inne und erinnere dich: Du bist bereits unterwegs. Der wichtigste Schritt – der Anfang – liegt hinter dir und du hast jeden Tag die Möglichkeit, den Weg in kleinen Schritten fortzusetzen. An dieser Stelle möchte ich dich jetzt zum Ende einer weiteren Woche wieder zum Reflektieren einladen. Geh noch mal alle Routinen der ersten beiden Wochen durch und vereine sie heute genussvoll. Morgen starten wir dann in Woche drei mit dem Fokus auf der Leber. Auf dich warten weitere tolle Möglichkeiten, deinen Körper besser kennenzulernen und gezielt zu unterstützen.

## • NEUSTART-CHECKBOX •

### Action Steps aus Woche 1

- [ ] Morgens warmes Wasser trinken
- [ ] Frischluft und Tageslicht am Morgen
- [ ] Früher ins Bett
- [ ] Hormonfreundliches Frühstück
- [ ] Meditation
- [ ] Koffeinreduktion und Verzicht auf Softdrinks
- [ ] Abendessen vor 20:00 Uhr
- [ ] Mehr Bewegung im Alltag

### Action Steps aus Woche 2

- [ ] Regelmäßige Mahlzeiten integrieren
- [ ] Industriezucker und Zuckerersatzstoffe meiden
- [ ] Vor dem Essen tief atmen und gründlich kauen
- [ ] Weißmehl durch Vollkorn(-mehl) ersetzen
- [ ] Ballaststoffzufuhr erhöhen
- [ ] Prä- und probiotische Nahrung integrieren oder Anteil erhöhen

# WOCHE 3 DIE LEBER EFFEKTIV UNTERSTÜTZEN

**Ziel:** Körper entlasten und Entgiftungsprozesse stärken

Die Leber liebt natürliche Nahrungsmittel, Bewegung, ausreichend Schlaf und Entspannungsmomente. Vieles davon haben wir bereits in Woche 1 und 2 integriert. In Woche 3 kommen jetzt noch ein paar konkrete Handlungen speziell für die Lebergesundheit dazu. Wie immer möglichst unkompliziert, sodass es in den Alltag passt und du im besten Fall die Leberpflege nach dem Neustartprogramm zu deinem neuen Normal werden lassen kannst. Denn es ist nicht die eine Kur oder die eine Entgiftung. Für den Körper und die Hormonbalance zählt insbesondere das, was wir täglich tun. Alles, was wir bereits für die Darmgesundheit umgesetzt haben, erfreut auch die Leber. Und alles, was wir in den nächsten Tagen zusätzlich für die Leber integrieren, wirkt sich auf den Darm und die anderen Organe sowie das Hormonsystem aus.

## TAG 15 AUF ALKOHOL VERZICHTEN

Alkoholkonsum stellt insbesondere für die Leber eine enorme Belastung dar. Während die Leber den Abbau von Alkohol priorisiert, werden andere Entgiftungsprozesse zeitweise zurückgestellt. In dieser Zeit stauen sich zum Beispiel hormonelle Abfallprodukte und Stoffwechselreste an, die ein hormonelles Ungleichgewicht herbeiführen oder verstärken können. Auch die Herstellung wichtiger Eiweiße und Enzyme, die für den Hormonstoffwechsel notwendig sind, kann durch regelmäßigen Alkoholkonsum gestört werden.

Alkoholverzicht fördert die natürliche Hormonbalance und auch die Wirkweise dieses Programms massiv. Auch über das Programm hinaus ist es sinnvoll, den Alkoholkonsum auf ein Minimum zu reduzieren. Dies ermöglicht es der Leber, nachhaltig zu regenerieren, Stoffwechselprozesse zu normalisieren und überschüssige Hormone effektiv abzubauen. Gleichzeitig profitieren auch andere Körpersysteme wie das Herz-Kreislauf-System, das Gehirn und das Immunsystem von der Entlastung. Ein echter Gewinn für den Körper, der insgesamt stärkt und die hormonelle Balance langfristig unterstützt.

## Wirkung

Alkohol wirkt im gesamten Organismus – auch auf hormoneller und neuronaler Ebene. Schon geringe Mengen beeinflussen den Hormonhaushalt. Alkohol erhöht beispielsweise kurzfristig den Cortisolspiegel und kann gleichzeitig die Testosteron- und Wachstumshormonausschüttung hemmen, wodurch Zellregeneration, Fettstoffwechsel und Muskelaufbau eingeschränkt werden. Bei Frauen beeinträchtigt Alkohol zudem den Östrogen-Progesteron-Haushalt, da er die Umwandlung von Hormonen in der Leber beeinflusst und gleichzeitig die körpereigene Östrogenproduktion stimulieren kann.[37] Ein regelmäßiger Konsum, auch kleinerer Mengen, steht im Verdacht, hormonell bedingte Beschwerden wie PMS, Zyklusunregelmäßigkeiten oder Schlafstörungen zu verstärken. Darüber hinaus hat Alkohol auch Auswirkungen auf den Blutzuckerspiegel, den Schlaf, das Nervensystem sowie den Darm[38] – und alle diese Systeme stehen, wie du weißt, in enger Wechselwirkung mit unserem Hormonsystem. Alkohol kann auch die Durchlässigkeit der Darmschleimhaut erhöhen, was Entzündungsprozesse fördert, die wiederum hormonelle Ungleichgewichte verstärken. Auch die Darmmikrobiom-Zusammensetzung wird negativ beeinflusst. Ein weiterer wichtiger Punkt: Alkohol wird als krebserregend eingestuft, da er das Risiko für bestimmte Krebsarten erhöht. Ein zusätzlicher Faktor, der den Körper stresst und die hormonelle Balance weiter beeinträchtigen kann.

Aber es gibt auch eine gute Nachricht: Bereits nach kurzer Zeit ohne Alkohol erholt sich die Leber und die hormonelle Situation stabilisiert sich. Viele meiner Klientinnen berichten nach nur wenigen alkoholfreien Tagen von besserem Schlaf, gesteigerter Energie und emotionaler Ausgeglichenheit. Kein Wunder! Der Körper kann die hormonellen Abbauprozesse wieder effektiver steuern, Entzündungen im Darm und im gesamten Organismus nehmen ab und das hormonelle Gleichgewicht stabilisiert sich zunehmend. Auch Stimmungsschwankungen, Zyklusprobleme oder stärkere Wechseljahresbeschwerden regulieren sich, sodass man sich im Alltag viel energiegeladener fühlt. In der Regel zeigen sich die positiven Auswirkungen auch im Blut: Entzündungswerte sinken und Leberwerte normalisieren sich.

## • NEUSTART-CHECKBOX •

**Action Steps aus Woche 1**

- [ ] Morgens warmes Wasser trinken
- [ ] Frischluft und Tageslicht am Morgen
- [ ] Früher ins Bett
- [ ] Hormonfreundliches Frühstück
- [ ] Meditation
- [ ] Koffeinreduktion und Verzicht auf Softdrinks
- [ ] Abendessen vor 20:00 Uhr
- [ ] Mehr Bewegung im Alltag

**Action Steps aus Woche 2**

- [ ] Regelmäßige Mahlzeiten integrieren
- [ ] Industriezucker und Zuckerersatzstoffe meiden
- [ ] Vor dem Essen tief atmen und gründlich kauen
- [ ] Weißmehl durch Vollkorn(-mehl) ersetzen
- [ ] Ballaststoffzufuhr erhöhen
- [ ] Prä- und probiotische Nahrung integrieren oder Anteil erhöhen

**Woche 3, Tag 15**

- [ ] Verzicht auf Alkohol

# TAG 16 GRÜN UND NATURBELASSEN

Die Leber liebt es grün: Grünes Blattgemüse, wie Spinat, Rucola, Grünkohl, Brokkoli, Petersilie oder Wildkräuter, enthält unter anderem Chlorophyllverbindungen, Bitterstoffe und Ballaststoffe. Diese unterstützen die Leber in ihrer natürlichen Entgiftungsfunktion, regen die Gallenproduktion an und fördern die natürliche Hormonbalance im Körper.

Versuche, möglichst täglich eine Portion grünes Gemüse, zum Beispiel als Salat, in einem Smoothie oder als Ofengemüse, zu dir zu nehmen und großzügig frische oder getrocknete Kräuter wie Thymian, Rosmarin, Petersilie, Basilikum oder Koriander zu verwenden. Wenn möglich: saisonal und in Bio-Qualität, um Pestizide zu vermeiden und die Nährstoffausbeute zu maximieren.

Gleichzeitig lohnt sich ein kritischer Blick auf den Rest der Mahlzeit: Je naturbelassener und unverarbeiteter deine ausgewählten Lebensmittel sind, desto leichter hat es die Leber. Fertigprodukte, Zusatzstoffe wie Konservierungsmittel oder künstliche Aromen machen ihr unnötig mehr Arbeit. Die Leber mag es natürlich, bunt und frisch.

## Wirkung

Wer seine Leber mit grüner, frischer und naturbelassener Nahrung verwöhnt, bekommt ein Dankeschön vom ganzen Körper. Und zwar schon sehr bald. Die Leber regeneriert schnell und kann sich alsbald wieder voll auf ihre Hauptaufgaben konzentrieren: Schadstoffe neutralisieren, nicht benötigte Hormone abbauen, Nährstoffe verwerten, Energie bereitstellen. Das macht sich dann natürlich auch im Hormonhaushalt bemerkbar. Grünzeug und Ballaststoffe aus Gemüse und Kräutern fördern gleichzeitig eine gesunde Verdauung und regulieren den Stuhlgang, Giftstoffe können schneller eliminiert werden. Auch der Blutzuckerspiegel profitiert davon, Heißhunger wird reduziert und über den Tag verteilt steht mehr Energie bereit.

## • NEUSTART-CHECKBOX •

### Action Steps aus Woche 1

- [ ] Morgens warmes Wasser trinken
- [ ] Frischluft und Tageslicht am Morgen
- [ ] Früher ins Bett
- [ ] Hormonfreundliches Frühstück
- [ ] Meditation
- [ ] Koffeinreduktion und Verzicht auf Softdrinks
- [ ] Abendessen vor 20:00 Uhr
- [ ] Mehr Bewegung im Alltag

### Action Steps aus Woche 2

- [ ] Regelmäßige Mahlzeiten integrieren
- [ ] Industriezucker und Zuckerersatzstoffe meiden
- [ ] Vor dem Essen tief atmen und gründlich kauen
- [ ] Weißmehl durch Vollkorn(-mehl) ersetzen
- [ ] Ballaststoffzufuhr erhöhen
- [ ] Prä- und probiotische Nahrung integrieren oder Anteil erhöhen

### Woche 3, Tag 16

- [ ] Verzicht auf Alkohol
- [ ] Mindestens eine Portion Grünzeug am Tag

# TAG 17 BITTE BITTER!

Grün und bitter liegen recht nah beieinander und doch bekommen die wertvollen Bitterstoffe einen eigenen Tag im Programm, denn die Leber liebt bitter. Bittere Nahrungsmittel, Kräuter und Gewürze unterstützen sie bei ihren zahlreichen Aufgaben und sorgen gleichzeitig für Entlastung. Versuche, möglichst viele Bitterstoffe in deine täglichen Mahlzeiten zu integrieren. Gute Bitterstoff-Lieferanten sind zum Beispiel:

- Gemüse, wie Chicorée, Artischocken, Rucola, Radicchio, Brokkoli
- Kräuter, wie Löwenzahn, Mariendistel, Schafgarbe
- Obst, wie Grapefruit oder auch Zitronenschale (Bio-Zitronen verwenden)
- Gewürze, wie Kurkuma, Ingwer, Bockshornklee

Bitterstoffe kannst du auch hervorragend als Tee zu dir nehmen oder über Bittersprays oder -tropfen. Letztere sind besonders für unterwegs oder im Büro sehr praktisch und können dich zudem richtig gut unterstützen, sollte sich doch mal Heißhunger melden.

## Wirkung

Bitterstoffe regen die Produktion von Galle an. Galle ist wichtig, damit wir Fette gut verdauen können und um fettlösliche Giftstoffe auszuscheiden. Außerdem helfen bittere Pflanzenstoffe dabei, Leberenzyme anzuregen, die für die Entgiftung wichtig sind. Zudem wirken sie auch präbiotisch, unterstützen so unser Darmmikrobiom und eine gesunde Verdauung. Infolgedessen tragen sie zur Leberentlastung bei. Bitterstoffe sind also ein wahres Superfood. Übrigens nicht nur für Leber und Darm. Wir haben Bitterrezeptoren im ganzen Körper. So können sie zum Bespiel auch das Immunsystem und das Entzündungsgeschehen im Körper beeinflussen sowie Gehirn und Nervensystem unterstützen.

### Bitter – (r)eine Geschmacksache?

Ob man bitter mag oder nicht, ist nicht allein Geschmacksache. Es ist auch genetisch bedingt.[39] Manche Personen nehmen Bitterstoffe aufgrund einer stärkeren Empfindlichkeit an den Bitterrezeptoren intensiver wahr. Man spricht hier auch von sogenannten Super-Tastern.

Früher galt bitterer Geschmack häufig als Warnsignal für giftige Pflanzen. So lässt sich die stärkere Abneigung gegen Bitteres erklären. Wenn du ein Super-Taster bist, gilt dies leider trotzdem nicht als ausreichende Entschuldigung, um auf Bitterstoffe zu verzichten. Man kann den Körper nämlich auf Bitter trainieren, indem man sie langsam einschleicht oder Bitteres mit süßeren Nahrungsmitteln kombiniert.

## • NEUSTART-CHECKBOX •

**Action Steps aus Woche 1**

- [ ] Morgens warmes Wasser trinken
- [ ] Frischluft und Tageslicht am Morgen
- [ ] Früher ins Bett
- [ ] Hormonfreundliches Frühstück
- [ ] Meditation
- [ ] Koffeinreduktion und Verzicht auf Softdrinks
- [ ] Abendessen vor 20:00 Uhr
- [ ] Mehr Bewegung im Alltag

**Action Steps aus Woche 2**

- [ ] Regelmäßige Mahlzeiten integrieren
- [ ] Industriezucker und Zuckerersatzstoffe meiden
- [ ] Vor dem Essen tief atmen und gründlich kauen
- [ ] Weißmehl durch Vollkorn(-mehl) ersetzen
- [ ] Ballaststoffzufuhr erhöhen
- [ ] Prä- und probiotische Nahrung integrieren oder Anteil erhöhen

**Woche 3, Tag 17**

- [ ] Verzicht auf Alkohol
- [ ] Mindestens eine Portion Grünzeug am Tag
- [ ] Bitterstoffzufuhr erhöhen

# TAG 18 PAUSEN ZWISCHEN DEN MAHLZEITEN

Gönne deinen Verdauungsorganen Pausen. Vielleicht machst du das inzwischen schon von allein – denn ausgewogene Mahlzeiten sorgen in der Regel für ein langanhaltendes Sättigungsgefühl und reduzieren Heißhunger. Vielleicht bist du es aber auch gewöhnt, am Nachmittag zu kalorischen Getränken oder Süßigkeiten zu greifen. Ab jetzt heißt es: Pausen zwischen den Mahlzeiten. Damit meine ich eine Pause von allem, was Kalorien hat: Auch Bonbons oder der Schuss Milch im Heißgetränk zählen dazu. Wenn du weiterhin ein kalorisches Heißgetränk genießen möchtest, sieh es als Dessert und nimm es direkt nach dem Mittagessen zu dir. Versuche, zwischen den Mahlzeiten ein Fastenfenster von drei bis fünf Stunden einzuhalten.

## Wirkung

Diese Pausen wirken sich positiv auf den ganzen Körper aus. Sie geben uns mehr Energie, entlasten die Leber und den Darm und unterstützen den Stoffwechsel. Das hängt mit unserem Blutzucker zusammen. Zur Erinnerung: Nach jeder Mahlzeit steigt er an, woraufhin die Bauchspeicheldrüse Insulin ausschüttet, damit der Zucker in die Zellen gelangt. Nehmen wir ständig Essen oder kalorische Getränke zu uns, bleibt der Insulinspiegel dauerhaft hoch, was langfristig zu einer Insulinresistenz und/oder Diabetes Typ 2 führen kann. Esspausen stabilisieren den Blutzucker, senken den Insulinspiegel und fördern die Fettverbrennung. Zudem bekommt das Verdauungssystem ausreichend Zeit, eine Mahlzeit vollständig zu verarbeiten, was die Leber- und Darmgesundheit unterstützt und Blähungen reduzieren kann. Außerdem wird in den Pausen der sogenannte *Migrating Motor Complex* (MMC) aktiv – eine Art Putzwelle, die vom Magen durch den Dünndarm zieht und dabei Speisereste und Bakterien in Richtung Dickdarm transportiert.

Noch einige wichtige Hinweise: Wenn du gerade mit anhaltenden Erschöpfungssymptomen zu tun hast, können längere Pausen zwischen den Mahlzeiten herausfordernd sein. Verkürze die Abstände gegebenenfalls oder sorge für einen gesunden Snack zwischendurch. Und: Sehr viel Sport oder intensive Trainingsphasen, zum Beispiel für einen Wettkampf oder einen Marathon, erfordern eine höhere Kalorienzufuhr, für die vermutlich mehr als die klassischen drei Mahlzeiten am Tag nötig sind. Auch bei Untergewicht oder einer Vorgeschichte mit Essstörungen ist besondere Achtsamkeit gefragt. In solchen Fällen können strikte Pausen oder Fastenvorgaben zusätzlichen Stress erzeugen oder ungesunde Muster verstärken. Die Priorität sollte auf einer stabilen Versorgung mit regelmäßigen Mahlzeiten liegen.

## • NEUSTART-CHECKBOX •

### Action Steps aus Woche 1

- [ ] Morgens warmes Wasser trinken
- [ ] Frischluft und Tageslicht am Morgen
- [ ] Früher ins Bett
- [ ] Hormonfreundliches Frühstück
- [ ] Meditation
- [ ] Koffeinreduktion und Verzicht auf Softdrinks
- [ ] Abendessen vor 20:00 Uhr
- [ ] Mehr Bewegung im Alltag

### Action Steps aus Woche 2

- [ ] Regelmäßige Mahlzeiten integrieren
- [ ] Industriezucker und Zuckerersatzstoffe meiden
- [ ] Vor dem Essen tief atmen und gründlich kauen
- [ ] Weißmehl durch Vollkorn(-mehl) ersetzen
- [ ] Ballaststoffzufuhr erhöhen
- [ ] Prä- und probiotische Nahrung integrieren oder Anteil erhöhen

### Woche 3, Tag 18

- [ ] Verzicht auf Alkohol
- [ ] Mindestens eine Portion Grünzeug am Tag
- [ ] Bitterstoffzufuhr erhöhen
- [ ] Pausen zwischen den Mahlzeiten

# TAG 19 SCHADSTOFFE REDUZIEREN

Schadstoffe aus der Umwelt und unserer direkten Umgebung belasten auch die Leber. Sie ist es, die versucht, diese Giftstoffe unschädlich zu machen, damit sie vom Körper eliminiert werden können. Viele dieser Schadstoffe befinden sich in unserem Zuhause: in der Kosmetik, in Reinigungsmitteln, Duschgels, Shampoos, Parfüms, Kerzen, Raumdüften, Verpackungen und sogar in unserer Kleidung. Die meisten dieser Produkte enthalten synthetische Duftstoffe, Konservierungsmittel, Weichmacher, Emulgatoren und Schaumbildner. Diese Stoffe können über Lunge und Haut aufgenommen und im Körper gespeichert werden – einige davon stehen im Verdacht, hormonell wirksam zu sein oder den Entgiftungsstoffwechsel der Leber zu belasten.

Diese täglichen Herausforderungen können wir massiv reduzieren, indem wir genau hinschauen, was im Einkaufswagen landet. Ein kritischer Blick auf die Inhaltsstoffe lohnt sich erfahrungsgemäß immer. Dabei können auch die schon erwähnten Apps CodeCheck oder Yuka nützliche Helfer sein. Naturkosmetik, duftfreie Produkte, Reinigungsmittel auf Essig-, Zitronen- oder Alkoholbasis, unverpackte Lebensmittel, Verzicht auf Raumdüfte und Chemiekerzen helfen immens, die tägliche Schadstoffbelastung zu reduzieren.

## Wirkung

Etliche dieser Schadstoffe können massiv in das Hormonsystem eingreifen.[40] Besonders tückisch sind Stoffe, die östrogenähnlich wirken, die sogenannten Xenoöstrogene, wie sie in BPA, Parabenen und Phthalaten vorkommen (Seite 80). Diese Stoffe können eine Östrogendominanz begünstigen, übrigens auch bei Männern und Kindern. Es ist außerdem bekannt, dass die sogenannten *endokrinen Disruptoren* auch für Unfruchtbarkeit verantwortlich sein können.[41] Gänzlich eliminieren lassen sich diese Stoffe vermutlich nicht aus einem »normalen« Leben, aber eine bestmögliche Reduktion entlastet die Leber und beruhigt Nerven- und Hormonsystem. Wir haben es jeden Tag mit unserer Kaufentscheidung ein Stück weit in der Hand.

## • NEUSTART-CHECKBOX •

**Action Steps aus Woche 1**

- [ ] Morgens warmes Wasser trinken
- [ ] Frischluft und Tageslicht am Morgen
- [ ] Früher ins Bett
- [ ] Hormonfreundliches Frühstück
- [ ] Meditation
- [ ] Koffeinreduktion und Verzicht auf Softdrinks
- [ ] Abendessen vor 20:00 Uhr
- [ ] Mehr Bewegung im Alltag

**Action Steps aus Woche 2**

- [ ] Regelmäßige Mahlzeiten integrieren
- [ ] Industriezucker und Zuckerersatzstoffe meiden
- [ ] Vor dem Essen tief atmen und gründlich kauen
- [ ] Weißmehl durch Vollkorn(-mehl) ersetzen
- [ ] Ballaststoffzufuhr erhöhen
- [ ] Prä- und probiotische Nahrung integrieren oder Anteil erhöhen

**Woche 3, Tag 19**

- [ ] Verzicht auf Alkohol
- [ ] Mindestens eine Portion Grünzeug am Tag
- [ ] Bitterstoffzufuhr erhöhen
- [ ] Pausen zwischen den Mahlzeiten
- [ ] Schadstoffe aufspüren und reduzieren

# TAG 20 BEWEGUNGSPENSUM ÜBERPRÜFEN

In Woche eins haben wir bereits mehr Bewegung in den Alltag integriert und wenn du dem die letzten zwei Wochen kontinuierlich nachgegangen bist, wirst du sicherlich erste Veränderungen in Sachen Fitness und Vitalität spüren. Bewegung ist auch ein zentraler Baustein für die Lebergesundheit. Eigentlich mag sie alles, was im Einklang mit deinem Energielevel stattfindet. Achtsame Bewegungsformen wie Yoga, Tai-Chi oder Pilates unterstützen die Leber, da sie Stress abbauen und den Stoffwechsel sanft anregen. Auch Ausdauer- und Krafttraining spielen eine wichtige Rolle. Allerdings sollte die Intensität immer an den individuellen Fitnesszustand angepasst werden.

Überprüfe für dich, ob du dich ausreichend bewegst, und behalte dabei dein Energielevel im Blick. Wenn du gesund und belastbar bist, kannst du mehrmals pro Woche Ausdauereinheiten einplanen, etwa zügige Spaziergänge, moderates Joggen, Radfahren oder Schwimmen. Auch Krafttraining und Muskelaufbau sind wichtig und wirken unterstützend: Sie steigern den Grundumsatz, fördern den Stoffwechsel und entlasten dadurch die Leber. Am besten ist eine abwechslungsreiche Bewegungspraxis, die Ausdauer, Kraft und Erholung gleichermaßen berücksichtigt.

### • TIPP FÜR BEWEGUNGSMUFFEL UND BEI ZEITMANGEL •

Beginne mit kleinen Schritten, genauso, wie du es seit Woche 1 mit der Meditation handhabst. Nimm dir täglich fünf bis zehn Minuten Zeit für eine kurze Bewegungseinheit und steigere die Dauer ganz allmählich. Orientiere dich dabei an dem, was dir Freude bereitet: Wenn du gern tanzt, dann tanze. Wenn du Yoga liebst, rolle deine Matte aus und starte mit ein oder zwei Sonnengrüßen. Oder wähle ein kurzes, effektives Ganzkörpertraining – Hauptsache, es fühlt sich gut an. Zusätzlich erhöhe die Bewegungen im Alltag. Steige Treppen statt den Fahrstuhl zu nehmen, stehe jede Stunde auf und mach zum Beispiel ein paar Kniebeugen, erledige kleinere Einkäufe zu Fuß oder mit dem Rad.

## Wirkung

Regelmäßige Bewegung unterstützt den Fettstoffwechsel und verbessert die Durchblutung – zwei wichtige Faktoren, die die Leber bei der Regeneration unterstützen. Körperliche Aktivität kann auch bei der Regenerierung einer Fettleber helfen. Außerdem reguliert Bewegung den Blutzuckerspiegel und verbessert die Insulinsensitivität. Das kommt dem gesamten Stoffwechsel zugute. Durch regelmäßiges Training wird die Entgiftungsfunktion der Leber gestärkt und der Körper kann Schadstoffe effizienter abbauen. Langfristig kann Bewegung wesentlich dazu beitragen, die Leber bei ihren wichtigen Arbeiten zu unterstützen, Lebererkrankungen vorzubeugen oder deren Fortschreiten zu verlangsamen.

### • NEUSTART-CHECKBOX •

**Action Steps aus Woche 1**

- ☐ Morgens warmes Wasser trinken
- ☐ Frischluft und Tageslicht am Morgen
- ☐ Früher ins Bett
- ☐ Hormonfreundliches Frühstück
- ☐ Meditation
- ☐ Koffeinreduktion und Verzicht auf Softdrinks
- ☐ Abendessen vor 20:00 Uhr
- ☐ Mehr Bewegung im Alltag

**Action Steps aus Woche 2**

- ☐ Regelmäßige Mahlzeiten integrieren
- ☐ Industriezucker und Zuckerersatzstoffe meiden
- ☐ Vor dem Essen tief atmen und gründlich kauen
- ☐ Weißmehl durch Vollkorn(-mehl) ersetzen
- ☐ Ballaststoffzufuhr erhöhen
- ☐ Prä- und probiotische Nahrung integrieren oder Anteil erhöhen

**Woche 3, Tag 20**

- Verzicht auf Alkohol
- Mindestens eine Portion Grünzeug am Tag
- Bitterstoffzufuhr erhöhen
- Pausen zwischen den Mahlzeiten
- Schadstoffe aufspüren und reduzieren
- Bewegungspensum überprüfen

## TAG 21 REFLEKTIEREN UND DURCHATMEN

Nach drei Wochen kleiner und großer nährender Schritte hin zu mehr Energie, Gelassenheit und Balance, ist heute wieder ein Tag für Reflexion und zum Durchatmen. Du hast in den letzten Wochen unglaublich viel geschafft, bist jeden Tag erneut für dich losgegangen und hast bestimmt vieles Neues ausprobiert. Vielleicht hat nicht immer alles geklappt und doch bist du jetzt hier an Tag 21 angekommen. Du kannst so stolz auf dich sein. Schließe kurz deine Augen, schenke dir ein Lächeln und atme einmal tief durch. Heute darfst du noch mal bewusst die vielen kleinen Action Steps der vergangenen Tage und Wochen integrieren und berücksichtigen.

Zusätzlich kannst du dich auf einen Bonus für deine Leber freuen, was gleichzeitig auch ein wunderschönes Entspannungsritual ist: Es handelt sich dabei um eine modifizierte Form des Leberwickels. Die Leber liebt es nämlich horizontal und warm. Mach es dir dafür in Rückenlage maximal gemütlich, lege dir eine Wärmflasche oder ein warmes Kirschkernkissen auf den rechten Oberbauch (dort sitzt, unter dem Rippenbogen, die Leber). Decke dich dabei gern zu und gönn dir 15 bis 30 Minuten Ruhe. Ob mit leiser Musik, einer Meditation oder einfach in Stille. Die Wärme fördert die Durchblutung, regt die Leberfunktion an und wirkt tief entspannend.

## • NEUSTART-CHECKBOX •

### Action Steps aus Woche 1

- ☐ Morgens warmes Wasser trinken
- ☐ Frischluft und Tageslicht am Morgen
- ☐ Früher ins Bett
- ☐ Hormonfreundliches Frühstück
- ☐ Meditation
- ☐ Koffeinreduktion und Verzicht auf Softdrinks
- ☐ Abendessen vor 20:00 Uhr
- ☐ Mehr Bewegung im Alltag

### Action Steps aus Woche 2

- ☐ Regelmäßige Mahlzeiten integrieren
- ☐ Industriezucker und Zuckerersatzstoffe meiden
- ☐ Vor dem Essen tief atmen und gründlich kauen
- ☐ Weißmehl durch Vollkorn(-mehl) ersetzen
- ☐ Ballaststoffzufuhr erhöhen
- ☐ Prä- und probiotische Nahrung integrieren oder Anteil erhöhen

### Action Steps aus Woche 3

- ☐ Verzicht auf Alkohol
- ☐ Mindestens eine Portion Grünzeug am Tag
- ☐ Bitterstoffzufuhr erhöhen
- ☐ Pausen zwischen den Mahlzeiten
- ☐ Schadstoffe aufspüren und reduzieren
- ☐ Bewegungspensum stetig überprüfen

# WOCHE 4 INTEGRATION UND REFLEXION

**Ziel:** Festigung neuer Routinen

Willkommen in Woche 4! Die größten Schritte hast du geschafft und nun geht es darum, das bisher Umgesetzte noch besser in deinen Alltag zu integrieren und dabei herauszufinden, wie dir das ohne viel Stress und Gedankenmacherei gelingen kann. Du hast wertvolles Werkzeug zur Unterstützung deiner Hormone und für deinen Neustart zu mehr Balance und Wohlbefinden an die Hand bekommen. Jetzt geht es zum einen darum, all die Action Steps weiter zu festigen, sodass die Routinen nachhaltig verankert werden. Zum anderen zu beobachten, wie was auf deinen Körper, dein Leben und deinen Alltag wirkt, und es gegebenenfalls anzupassen. Wir werfen noch einen Blick darauf, warum es so sinnvoll ist, auch nach Ende des Neustartprogramms dranzubleiben und weshalb es sich lohnt, wichtige Vitamine und Mineralstoffe checken zu lassen. Außerdem warten in dieser Woche Inspirationen und Tipps auf dich, die dir helfen, deine Ziele im Auge zu behalten und die Selbstfürsorge weiterhin zu priorisieren.

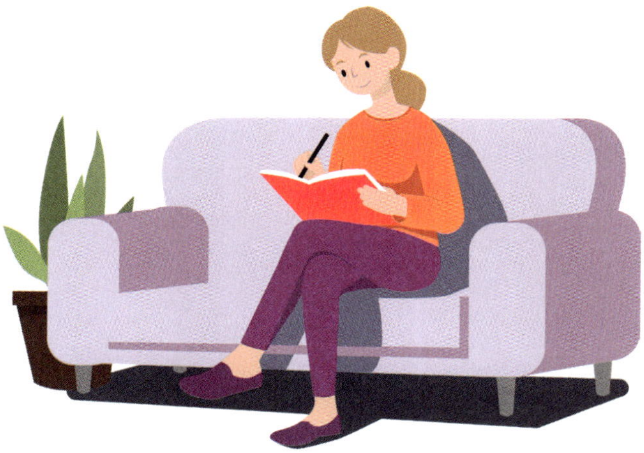

*Die ersten drei Wochen des Neustartprogramms bilden die Basis, die in Woche 4 gefestigt wird, um zu langfristiger Hormonbalance zu finden.*

## • NEUSTART-CHECKBOX •

In Woche 4 werden alle Steps aus den vorigen drei Wochen kombiniert.

**Action Steps aus Woche 1**

- [ ] Morgens warmes Wasser trinken
- [ ] Frischluft und Tageslicht am Morgen
- [ ] Früher ins Bett
- [ ] Hormonfreundliches Frühstück
- [ ] Meditation
- [ ] Koffeinreduktion und Verzicht auf Softdrinks
- [ ] Abendessen vor 20:00 Uhr
- [ ] Mehr Bewegung im Alltag

**Action Steps aus Woche 2**

- [ ] Regelmäßige Mahlzeiten integrieren
- [ ] Industriezucker und Zuckerersatzstoffe meiden
- [ ] Vor dem Essen tief atmen und gründlich kauen
- [ ] Weißmehl durch Vollkorn(-mehl) ersetzen
- [ ] Ballaststoffzufuhr erhöhen
- [ ] Prä- und probiotische Nahrung integrieren oder Anteil erhöhen

**Action Steps aus Woche 3**

- [ ] Verzicht auf Alkohol
- [ ] Mindestens eine Portion Grünzeug am Tag
- [ ] Bitterstoffzufuhr erhöhen
- [ ] Pausen zwischen den Mahlzeiten
- [ ] Schadstoffe aufspüren und reduzieren
- [ ] Bewegungspensum stetig überprüfen

## DRANBLEIBEN IST DER SCHLÜSSEL

Du hast in den letzten Wochen viel gelernt, ausprobiert und wertvolle Schritte unternommen, um deinen Körper ganzheitlich und langfristig zu unterstützen. Vermutlich reagiert er auch bereits auf deine Handlungen und du hast zum Beispiel mehr Energie, weniger Heißhunger und schläfst besser. All das hast du dir ermöglicht und du hast allen Grund, dich dafür ruhig etwas zu feiern. Damit du langfristig vom Neustartprogramm und den Veränderungen profitieren kannst, geht es jetzt darum, dranzubleiben. Zwar zeigt sich unser Körper und auch unser Darmmikrobiom super reaktionsfreudig, aber um langfristig einen Unterschied für die Gesundheit zu machen, bedarf es nachhaltiger und dauerhafter Anpassung. Das gelingt zum einen durch stetige Wiederholung, zum anderen durch die Entscheidungen, die du Tag für Tag triffst. Dabei geht es nicht darum, immer alles perfekt zu machen. Vielmehr bedeutet es, dein individuelles Warum im Auge zu behalten. Das motiviert und lässt dich immer wieder ins Handeln kommen. Auch dann, wenn es mal chaotisch ist. Denn jedes Zurückbesinnen stärkt deine neue Identität: die Version von dir, die sich selbst wichtig nimmt und für ihr Wohlbefinden einsteht.

## MINI-REFLEXION ALS BACK-UP FÜR CHAOTISCHE TAGE

Manchmal steht die Welt Kopf und gefühlt läuft alles durcheinander. Solche Tage kennen wir alle – und genau dann geraten neue Routinen schnell aus dem Blick. Damit du auch in turbulenten Zeiten gut für dich sorgen kannst, hilft ein kleiner Notfallplan. Nimm dir am besten jetzt gleich kurz Zeit und notiere, was dir in den letzten Wochen – oder allgemein im Programm – besonders leichtgefallen ist oder dir spürbar gutgetan hat. Welche Übungen, Routinen oder Impulse hatten einen schnellen, positiven Effekt oder haben dir besonders Freude bereitet? Diese Dinge bilden deine persönliche Notfall-Routine. Greif an chaotischen Tagen ganz bewusst auf sie zurück. So bewahrst du, trotz Trubel, ein Stück deiner neuen Struktur, reduzierst unnötigen Stress und bleibst bei dir.

# ROUTINEERHALT STATT DRUCK UND PERFEKTIONISMUS

Was also kannst du tun, wenn es mal nicht so läuft, wie du es dir vorgenommen hattest? Erst mal durchatmen und anerkennen, dass du genau das wahrnimmst. Nur Dinge, deren wir uns bewusst sind, können wir auch (wieder) wandeln. Statt dich zu ärgern: Greife zu deinem kleinen Notfall-Plan für chaotische Tage oder ziehe dich einen Moment zurück und frage dich, was du heute brauchst oder was für dich und deine Situation heute wichtig wäre. Und dann handle entsprechend. Auch hilfreich: Nutze einen Kalender oder die Checkboxen hier im Kapitel 5, um festzuhalten, was dir schon alles gelungen ist. Unser Verstand neigt dazu, den Blick auf das zu richten, was nicht klappt. Das kannst du bewusst umlenken: Fokussiere dich auf das, was funktioniert. Auch die kleinen Dinge zählen, gerade sie machen oft den Unterschied.

# MIKRONÄHRSTOFF-CHECK

Meiner Meinung nach macht es immer Sinn, einen Blick nach innen zu werfen. Auch wortwörtlich. Ein Mikronährstoff-Check zeigt dir, ob du optimal mit allen wichtigen Nährstoffen versorgt bist. Das ist leider bei den meisten von uns in der heutigen Zeit nicht mehr der Fall, selbst dann nicht, wenn wir uns ausgewogen ernähren. Die Gründe hierfür sind vielseitig: nährstoffarme Böden, abnehmende Nährstoffdichte in Lebensmitteln, Umweltgift- und Schadstoffbelastungen, erhöhter alters- oder krankheitsbedingter Nährstoffbedarf.[42] Kritische Nährstoffe können sein: Magnesium, B-Vitamine, Vitamin C, Vitamin D, Jod, Selen, Eisen (insbesondere bei menstruierenden Frauen), Zink und Omega-3-Fettsäuren. Eine ausreichende Versorgung mit diesen Nährstoffen ist nicht nur für das allgemeine Wohlbefinden und ein gutes Energielevel essenziell, sie spielen ebenfalls eine Schlüsselrolle in der Hormonregulation und für den Energiehaushalt. Tief in das Thema eintauchen kannst du im Mikronährstoff-Guide ab Seite 213.

**Mein Tipp:** Verzichte darauf, Vitamine und Mineralstoffe auf gut Glück zu substituieren. Lies dich auf den nächsten Seiten in Ruhe in das Thema ein und gönne dir und deinem Körper zum Neustartprogramm einen fundierten Mikronährstoff-Check in einer ganzheitlich arbeitenden Arzt- oder Heilpraktikerpraxis. Im Internet lassen sich ebenfalls diverse Tests und Analysen für Selbstzahler finden. Am sinnvollsten ist es jedoch, sich nicht allein auf Spurensuche zu begeben, sondern sich einen erfahrenen Therapeuten an die Seite zu holen. So lassen sich die Ergebnisse richtig einordnen und im Rahmen einer individuellen Therapie gezielt nutzen.

## 80/20-REGEL – GENUSS UND LEBENSFREUDE

Ja, ein gesunder Lebensstil darf leicht sein. Und Spaß machen. Die 80/20-Regel hilft dir dabei, deine neuen Routinen möglichst genussvoll zu gestalten. Es geht nicht darum, immer alles streng nach Protokoll zu machen. Es geht vor allem darum, gut für dich zu sorgen. Und dabei dürfen auch Genuss und Lebensfreude nicht fehlen. An der 80/20-Regel kannst du dich wunderbar orientieren. Wenn 80 Prozent deines Alltags gesund, nährend und auf dein hormonelles Gleichgewicht ausgerichtet sind, dürfen die restlichen 20 Prozent ganz bewusst dem Genuss und der Freude gewidmet werden. Was natürlich nicht heißt, dass die gesunden 80 Prozent keinen Spaß machen. Im Gegenteil. Die neue Energie, die du hinzugewinnst, die Leichtigkeit, die im Körper entsteht, und die steigende Vitalität, die du mit der Zeit kreierst, beinhalten allen Grund zur Freude. Und du darfst, wenn dir danach ist, auch mal über die Stränge schlagen und deinen Partyhut aufsetzen.

Wenn du dir Genuss erlaubst: bitte ganz ohne schlechtes Gewissen, dafür aber mit allen Sinnen. Zelebriere die Schokolade, den Käsekuchen, die Chips oder was auch immer dein Magic Treat ist, ganz bewusst, Bissen für Bissen. Spüre die Textur im Mund, nimm den Geschmack wahr, kaue gründlich und feiere diesen Luxus, den du dir gönnst. Genieße das Glas Wein oder den Cocktail Schluck für Schluck und nicht nebenbei. Zelebriere das gute Essen mit Freunden, den Serienabend mit Popcorn oder die Party, nach der du viel zu spät ins Bett fällst. Freude, Genuss und Leichtigkeit sind essenziell. Sie unterstützen die Stressregulation und fördern die Ausschüttung von Wohlfühlhormonen. Ein entspannter Körper und ein ausgeglichenes Nervensystem können sehr viel mehr zur natürlichen Hormonregulation beitragen als anhaltender Perfektionismus. Genuss darf fester Bestandteil deiner hormonfreundlichen Routinen sein.

## NEXT LEVEL: PFLANZLICHE VIELFALT

Darmexperten zufolge dürfen es wöchentlich 30 verschiedene pflanzliche Lebensmittel sein. Also möglichst viele unterschiedliche Gemüsesorten, Kräuter, Saaten und Hülsenfrüchte. Warum? Weil Vielfalt auf dem Teller auch Vielfalt im Darm bedeutet. Die Schlüsselrolle eines gesunden Darmmikrobioms im Hinblick auf Hormonbalance, Immunsystem und Wohlbefinden hast du ja bereits kennengelernt (Seite 52). Je bunter und abwechslungsreicher du isst – also je mehr verschiedene pflanzliche Lebensmittel du innerhalb einer Woche in deine Speisen integrierst –, desto mehr unterschiedliche Bakterienstämme werden in deinem Darm aktiviert und genährt.

**Mein Tipp:** Mach spielerisch eine Challenge daraus. Schaffst du 30 verschiedene Pflanzen pro Woche? Zähle alles – auch die Petersilie auf dem Salat oder den Löffel Leinsamen in deinem Frühstück. Diese Challenge kommt in der Regel auch bei der ganzen Familie gut an. Also, hol deine Lieben mit ins Boot und los gehts!

# EIN KLEINER MIKRONÄHRSTOFF-GUIDE

In den letzten Jahren ist ein unglaublicher Hype um das Thema Nahrungsergänzungsmittel ausgebrochen. Zu Recht? Es gibt tendenziell zwei Lager, deren Meinungen weit auseinandergehen. Die einen sagen, ohne Nahrungsergänzung geht es nicht mehr, die anderen halten das Ganze für Geldmacherei oder sogar gesundheitsschädlich. Ich kann die Argumente beider Seiten nachvollziehen. Die Erfahrungen der letzten Jahre zeigen mir, dass sehr viele Personen Mikronährstoffmängel haben, auch diejenigen, die sich vermeintlich gesund ernähren. Um diese Mängel auszugleichen, braucht es eine gute Dosierung der fehlenden Stoffe, was mit Nahrung allein schwer zu schaffen ist. Und natürlich gibt es auch im umkämpften Supplement-Markt schwarze Schafe – also Hersteller, deren Qualitätsstandards zu wünschen übriglassen, wo das Preis-Leistungs-Verhältnis einfach nicht stimmt oder die Produkte viel zu gering dosiert sind. Darauf sollte man beim Kauf achten.

Zunächst lass uns klären, was genau Mikronährstoffe sind und was sie im Körper machen. Es handelt sich um essenzielle Nährstoffe, die der Körper in kleinen Mengen benötigt, um optimal zu funktionieren. Dazu gehören Vitamine, Mineralstoffe und Spurenelemente. Im Gegensatz zu den drei Makronährstoffen Kohlenhydrate, Proteine und Fette liefern Mikronährstoffe keine Energie. Allerdings sind sie unverzichtbar für zahlreiche Stoffwechselprozesse, die Immunabwehr, die Zellfunktion und auch die Bildung von Enzymen und Hormonen. Vitamine wie Vitamin C, D oder die B-Vitamine unterstützen zum Beispiel das Immunsystem und die Energiegewinnung, während Mineralstoffe wie Kalzium und Magnesium für Knochenaufbau und Muskelarbeit wichtig sind. Spurenelemente wie Eisen und Zink spielen eine zentrale Rolle bei der Blutbildung und der Wundheilung. Da der Körper die meisten Mikronährstoffe nicht selbst herstellen kann, müssen sie über die Nahrung aufgenommen werden – vorzugsweise durch eine abwechslungsreiche und ausgewogene Ernährung.

## WIE ENTSTEHEN NÄHRSTOFFMÄNGEL?

Einen Nahrungsmangel gibt es in unseren Regionen eher selten. Im Gegenteil: Essen ist überall verfügbar, was auch dazu verleitet, ständig und zu viel zu essen. Dieses beinahe uneingeschränkte Nahrungsangebot, schnelles Essen zwischendurch, Take-away-Kultur statt selbst kochen und stark verarbeitetes Essen tragen ihren Teil zur Entstehung von Nährstoffmängeln bei. Zusatzstoffe im Essen oder hochverarbeitete Lebensmittel wie Chips, Backwaren, Fertiggerichte oder Softdrinks liefern nicht nur kaum Vitamine, Mineralstoffe und Spurenelemente, ihre Verarbeitung kostet den Körper zusätzlich Nährstoffe, die dann an anderer Stelle fehlen. Hinzu kommt, dass sich unsere komplette Lebensweise geändert hat. Wir arbeiten primär im Sitzen und drinnen. Essen muss schnell gehen, Produkte sollen lange haltbar und möglichst praktisch sein. Wir haben häufig keinen Rhythmus mehr. Dabei sind regelmäßige Mahlzeiten für Verdauung und Stoffwechsel wichtig. Der Körper liebt Routinen: Jeden Tag zur gleichen Zeit aufstehen, zur gleichen Zeit essen und zur gleichen Zeit zu Bett gehen, das ist eine Wohltat für unser System. Gegen diesen natürlichen Rhythmus zu leben, ist ein zusätzlicher Stressfaktor und kostet Energie und Kraft.

Ein weiterer wichtiger Punkt, den ich auch in der Arbeit mit meinen Klientinnen bemerke, sind Unverträglichkeiten, die immer mehr und immer komplexer werden. Selbst auf Lebensmittel, die vermeintlich gesund sind. Auch daran sind Nährstoffmängel infolge unausgewogener Ernährung sowie zunehmende Belastungen durch Umweltgifte und Schadstoffe nicht ganz unschuldig. Und damit sind wir schon beim nächsten Punkt: Unsere Umwelt hat sich verändert – und mit ihr die Qualität unserer Böden und der darauf produzierten Lebensmittel. Die Böden sind nicht nur nährstoffärmer geworden, sondern können zum Beispiel auch Rückstände von den von uns ausgeschiedenen Medikamenten oder unserem Plastikmüll enthalten. Alles, was die Natur belastet, belastet auch uns. Plus: Obst und Gemüse haben häufig eine lange Reise oder eine lange Lagerung hinter sich, bevor sie bei uns auf dem Teller landen, werden gespritzt, genetisch verändert, behandelt, in Gewächshäusern gezogen oder unreif geerntet. All das beeinflusst den Nährstoffgehalt. So hat ein Apfel heutzutage zum Beispiel einen viel geringeren Vitamingehalt als noch für 40 Jahren.[43]

Um mit der gestiegenen Umweltbelastung zurechtzukommen, verändert sich oft auch der Nährstoffbedarf unseres Körpers, weil Entgiftung und Stoffwechsel mehr Unterstützung brauchen, um damit fertig zu werden. Ein gutes Beispiel ist der Fisch. Umweltmediziner beobachten, dass bei Menschen, die viel Fisch essen, die Quecksilberwerte im Blut höher sind als bei Nicht-Fischessern. Das bedeutet nicht gleich, dass wir keinen Fisch mehr essen können, wir sollten uns aber darüber im Klaren sein, dass Fischkonsum unseren Stoffwechsel belasten kann.

Zusammengefasst ist jeder Störfaktor eine Belastung für den Körper – und kann damit auch zu einem Mikronährstoffmangel führen oder diesen begünstigen. Wer also oft oder dauerhaft gestresst ist, schlecht schläft, sich wenig bewegt oder viel trainiert, sich ungesund oder nicht optimal ernährt, einen ungesunden Schlaf-wach-Rhythmus kultiviert, an chronischen Erkrankungen oder unter wiederkehrenden Infekten leidet, dem sei ans Herz gelegt, in Absprache mit einer Therapeutin oder einem Therapeuten zumindest die kritischen Nährstoffe checken zu lassen und Mängel auszugleichen.

## MIKRONÄHRSTOFFE, DIE OFT FEHLEN

Lass uns einen Blick auf die essenziellen Vitamine, Mineralstoffe und Spurenelemente werfen, die häufig nicht in ausreichender Menge über die Ernährung aufgenommen werden. Die Gründe dafür sind vielfältig: etwa Ernährungsgewohnheiten, besondere

Lebensumstände, ein erhöhter Bedarf durch Stress oder Krankheit – oder ganz einfach das zunehmende Alter. Wie bereits angesprochen, trägt auch die moderne Lebensmittelproduktion samt langer Lagerzeiten dazu bei, dass die Nährstoffdichte vieler Lebensmittel heute deutlich geringer ist. Besonders kritisch sind aus all diesen Gründen oft: Magnesium, B-Vitamine, Vitamin C, Vitamin D, Jod, Selen, Eisen, Zink und Omega-3-Fettsäuren. Ein Mangel an diesen Nährstoffen kann Hormonbeschwerden begünstigen oder verstärken – und langfristig die Gesundheit beeinträchtigen.

## Magnesium

Magnesium wird insbesondere bei Stress in höheren Dosen vom Körper benötigt. Nicht umsonst wird es als das Anti-Stress-Mineral bezeichnet. Aber Magnesium ist auch lebenswichtig für diverse Körperfunktionen, wie den Knochen-, Energie-, Mineral- und Vitaminstoffwechsel und bei der Verwertung von Makronährstoffen (Kohlenhydrate, Fett, Eiweiß). Es ist wichtig fürs Herz und die Kommunikation unter Nerven- und Muskelzellen, die Signalübertragung von Hormonen und auch für die Freisetzung einiger Hormone. Außerdem kann Magnesium entkrampfend und beruhigend wirken und ist so nicht nur in stressigen Phasen ein guter Helfer, sondern auch bei Periodenschmerzen. Magnesium fördert die Melatoninbildung, beeinflusst so die Schlafqualität und wird auch in der Migräneprävention erfolgreich eingesetzt.[44]

Magnesium spielt zudem eine wichtige Rolle für den DNA-Schutz und die Prävention diverser Krankheiten. Das zeigt beispielsweise eine aktuelle australische Studie.[45] So kann ein Mangel zu genetischen Schäden führen und das Risiko für chronische Erkrankungen erhöhen. Die Forscher vermuten, dass die negativen Auswirkungen eines Magnesiummangels vor allem darauf zurückzuführen sind, dass der Körper dadurch weniger in der Lage ist, Energie in den Zellen zu produzieren. Dieser Prozess beschleunigt die Alterung des Gewebes und macht den Organismus anfälliger für zahlreiche Krankheiten.

Die Gründe für einen Magnesiummangel sind vielseitig. Starkes Schwitzen, Stress oder Alkoholkonsum sind wahre Magnesiumräuber und erhöhen den Bedarf. Auch viele Medikamente stören die Magnesiumaufnahme im Darm oder erhöhen die Ausscheidung über die Nieren. Es scheint gar nicht so leicht zu sein, die täglich vom Körper benötigte Magnesiummenge (etwa 350 Milligramm) aufzunehmen, selbst wenn man sich ausgewogen und gesund ernährt. Gute Magnesiumquellen sind unter anderem: Samen, Nüsse, grünes Blattgemüse, Bananen, Vollkornprodukte und Kakao.

## B-Vitamine

Alle B-Vitamine spielen eine Rolle für die Hormonregulation, insbesondere im Hinblick auf die Stressbewältigung und die Gesundheit der Nebennieren. Für den Körper sind sie unverzichtbar für die Energieproduktion, den Abbau und die Ausscheidung von Hormonen, die ihre Aufgabe erfüllt haben, und die Unterstützung des Nervensystems. Die B-Vitamine wirken oft im Team – viele ihrer Aufgaben im Körper greifen ineinander, weshalb ein ausgewogenes Zusammenspiel besonders wichtig ist. B-Vitamine sind wasserlöslich und können nicht oder nur begrenzt im Körper gespeichert werden.

- **Vitamin $B_1$ (Thiamin)** trägt zur Energieproduktion und zur normalen Funktion des Nervensystems bei. Ein Mangel kann sich in Müdigkeit, Reizbarkeit oder Stimmungsschwankungen äußern.
- **Vitamin $B_2$ (Riboflavin)** ist wichtig für den Energiestoffwechsel und die Umwandlung von Nahrung in Zellenergie. Es unterstützt auch die Funktion von Schilddrüse und Nebennieren, was sich positiv auf den Hormonhaushalt auswirken kann.
- **Vitamin $B_3$ (Niacin)** ist an der Regulation des Blutzuckers beteiligt und unterstützt den Energiestoffwechsel in den Nebennieren. Es fördert zudem die Durchblutung und kann die Hormonproduktion indirekt unterstützen.
- **Vitamin $B_5$ (Pantothensäure)** spielt eine zentrale Rolle im Aufbau von Steroidhormonen, wie Cortisol, Östrogen, Progesteron, und trägt zur Stresstoleranz bei.
- **Vitamin $B_6$ (Pyridoxin)** ist essenziell für die Bildung von Neurotransmittern, wie Serotonin, Dopamin und GABA, und für den Hormonstoffwechsel. Es kann besonders bei prämenstruellen Beschwerden, Stimmungsschwankungen, Schlafstörungen und leichten Depressionen unterstützend wirken.
- **Vitamin $B_7$ (Biotin)** ist ebenfalls wichtig für den Energiestoffwechsel und unterstützt die Gesundheit von Haut, Haaren und Nägeln. Indirekt kann es auch den Hormonhaushalt stabilisieren, zum Beispiel durch seine Rolle im Fett- und Zuckerstoffwechsel.
- **Vitamin $B_9$ (Folsäure)** ist unverzichtbar für die Zellteilung, die Blutbildung und eine gesunde Schwangerschaft. Ein Mangel kann die Leberentgiftung

beeinträchtigen, was wiederum den Abbau von Östrogen erschwert – ein möglicher Faktor bei Östrogendominanz.

- **Vitamin $B_{12}$ (Cobalamin)** ist notwendig für die Bildung roter Blutkörperchen, die DNA-Synthese und die Nervenfunktion. Es unterstützt außerdem die Leberfunktion, etwa bei der Verstoffwechselung von Hormonen wie Östrogen.

B-Vitamine sind zum Beispiel in Leber, Geflügel, Sardinen, Eiern und Milchprodukten enthalten. Zu den pflanzlichen Quellen gehören Avocados, Sonnenblumenkerne, Walnüsse, Hülsenfrüchte, Süßkartoffeln und Vollkorngetreide. Wer auf tierische Produkte komplett verzichtet oder sich vegetarisch ernährt, sollte seine B-Vitaminspiegel regelmäßig kontrollieren lassen. Ein Mangel kann aber auch Mischköstler betreffen und es lohnt sich gerade bei Hormonproblemen und anhaltendem Stress, die Werte überprüfen zu lassen.

## Vitamin C

Vitamin C ist vor allem bekannt für seine unterstützende Funktion der Immunabwehr. Doch es stärkt nicht nur die Abwehrkräfte: Dieses powervolle, wasserlösliche Vitamin hat diverse wichtige Aufgaben und Funktionen im Körper. Als starkes Antioxidans schützt es die Zellen vor freien Radikalen, die durch oxidativen Stress entstehen können. Eine weitere zentrale Rolle spielt Vitamin C bei der Kollagensynthese, die für die Wundheilung und die Elastizität von Haut, Blutgefäßen, Knochen und Knorpel notwendig ist. Es fördert die Eisenaufnahme, die Leberentgiftung sowie die Produktion von Hormonen und Neurotransmittern. So wird es von der Schilddrüse und auch für die Cortisolproduktion gebraucht. Es unterstützt den Körper zudem bei entzündlichen und allergischen Prozessen.

Vitamin C ist häufiger Mangelware im Körper als angenommen. Das liegt nicht nur am sinkenden Vitamingehalt vieler Lebensmittel, sondern auch an einem erhöhten Bedarf. Dauerhafter Stress oder Rauchen zum Beispiel lassen den Vitamin-C-Bedarf deutlich ansteigen. Auch Infektionen, chronische Entzündungen und oxidativer Stress können den Bedarf weiter erhöhen. Hinzu kommt: Ungünstige Ernährungsgewohnheiten führen häufig dazu, dass nicht genügend Vitamin C mit der Nahrung aufgenommen wird.

**Mein Tipp:** Besonders gute Erfahrung habe ich mit der Supplementierung von Ester-C gemacht, da diese spezielle Form von Vitamin C pH-neutral und daher oft schonender für den Magen-Darm-Trakt ist. Ester-C wird zudem langsamer freigesetzt und generell besser vertragen.

## Vitamin D

Vitamin D ist streng genommen kein Vitamin, sondern ein Hormonvorläufer, der im Körper zu einem aktiven Hormon umgewandelt wird. Es hat lebenswichtige Aufgaben im Körper. Mit ausreichend Sonnenlicht kann der Körper Vitamin D selbst herstellen, und zwar in der Haut und mithilfe von Leber und Nieren. Zwar enthalten einige Nahrungsmittel wie fetter Fisch, Eigelb und Pilze ebenfalls geringe Mengen an Vitamin D, diese sind jedoch nicht ausreichend, um den Bedarf vollständig zu decken. Der Körper ist daher in erster Linie auf die körpereigene Produktion durch Sonnenlicht angewiesen. In unseren Breitengraden ist die Vitamin-D-Synthese durch die Haut allerdings nur in den sonnenstarken Monaten möglich – und auch nur dann, wenn wir die Haut großflächig und ohne Sonnenschutz für mindestens 15 Minuten um die Mittagszeit der Sonne aussetzen. Zwischen Oktober und März ist die UV-B-Strahlung in Deutschland zu gering, um eine ausreichende Synthese zu gewährleisten. Selbst im Sommer ist die Versorgung unsicher, da Sonnenschutzmittel die Vitamin-D-Produktion nahezu vollständig blockieren. Eine regelmäßige Kontrolle, ob der Vitamin-D-Spiegel noch in einem akzeptablen Bereich liegt, ist sinnvoll, denn laut Robert Koch-Institut sind 80 Prozent der Deutschen untervorsorgt. Die meisten von uns sind auf eine Vitamin-D-Substitution angewiesen – gerade von Herbst bis Frühling.

Vitamin D ist wichtig für die Progesteronproduktion und kann somit einer Östrogendominanz entgegenwirken. Es verbessert außerdem die Insulinempfindlichkeit der Zellen, was insbesondere bei Insulinresistenz hilfreich ist – und damit auch das Gewichtsmanagement positiv beeinflussen kann. Auch für die Darmgesundheit hat Vitamin D eine Bedeutung, da es die Schleimhautbarriere stärkt und die Zusammensetzung des Mikrobioms positiv beeinflussen kann. Es stärkt zudem das Immunsystem und ist unverzichtbar für den Knochenstoffwechsel, da es die Aufnahme von Kalzium im Darm fördert. Ein Vitamin-D-Mangel kann neben körperlichen Beschwerden wie Knochen- oder Muskelschwäche auch zu psychischen Symptomen wie depressiven Verstimmungen und Angstgefühlen führen.

## Jod

Deutschland ist, wie viele andere Länder auch, ein Jodmangelland. Das liegt vor allem an jodarmen Böden. Und nein, die Verwendung von jodhaltigem Speisesalz ist für die vom Körper benötigten Jodmengen nicht ausreichend – zumindest nicht, wenn der Salzkonsum in gesunden Maßen erfolgt. Jod ist nicht nur wichtig für die Schilddrüsengesundheit und die Produktion von ausreichend Schilddrüsenhormonen. Das Spurenelement fördert auch einen gesunden Östrogen-Stoffwechsel und stabilisiert östrogenempfindliche Gewebe, wie die Brust, die Eierstöcke, die Prostata, die Gebärmutter und das Gehirn. Die besten Nahrungsquellen für Jod sind Algen, Seetang und einige Fischsorten. Auch Eier, Milch und Milchprodukte enthalten Jod in geringen Mengen. Ein Jodmangel kann sich zum Beispiel durch eine Schilddrüsenunterfunktion mit Müdigkeit, Gewichtszunahme und Kälteempfindlichkeit oder auch Schilddrüsenknoten bemerkbar machen. Wie es um den Jodspiegel steht, lässt sich über einen Urintest oder eine Blutuntersuchung feststellen.

## Selen

Ein weiteres für viele Stoffwechselprozesse wichtiges Spurenelement ist Selen. Es hat entscheidende Auswirkungen auf die Funktion unseres Immunsystems und ist ebenfalls wichtig für die Schilddrüsenhormone, da es für die Umwandlung vom inaktiven Schilddrüsenhormon T4 in das aktive Schilddrüsenhormon T3 sorgt. Außerdem beeinflusst Selen auch den Progesteron- und Östrogenspiegel und ist wichtig für Fortpflanzung und Spermienqualität. Stress, vegane Ernährung, hoher Zucker-, Kaffee- und Alkoholkonsum oder auch die Pilleneinnahme können zu einem Selenmangel führen. Eine gute Selenquelle ist die Paranuss, und auch Fisch, Meeresfrüchte, Fleisch, Eier und Vollkornprodukte liefern Selen.

## Eisen

Eisen ist ein lebensnotwendiges Spurenelement, das der Körper nicht selbst herstellen kann. Wem es an Eisen fehlt, der ist müde, blass, Haut und Mundwinkel sind trocken, die Haare fallen aus und die Muskeln verlieren ihre Kraft. Früher oder später nimmt auch die Schilddrüsenfunktion ab, da sie für ihre Arbeit viel Eisen braucht. Zudem gibt es zahlreiche Hormone, an deren Bildung Eisen beteiligt ist. Viele Frauen im gebärfähigen Alter sind schlecht mit Eisen versorgt. Grund dafür sind meist die Blutverluste während der Periode. Besonders stärkere Blutungen, wie sie oft in der

Perimenopause auftreten, machen es den Frauen schwer, ihre Eisenwerte im »grünen Bereich« zu halten. Aber auch eine pflanzliche Ernährung, ein Vitamin-C-Mangel oder chronische Darmerkrankungen können eine Eisenaufnahme zu einer echten Herausforderung machen.

Eisenhaltige Nahrungsmittel sind zum Beispiel Blutwurst und Leber, Weizenkleie, Kürbiskerne, Hülsenfrüchte, Leinsamen, Rote Bete und Haferflocken. Die Eisenaufnahme im Körper wird unterstützt durch Vitamin C, Beta-Carotin, Proteine, das Keimen von Lebensmitteln sowie durch Fermentation. Besteht ein nachgewiesener Mangel, ist es sinnvoll, diesen mit einem Eisenpräparat aufzufüllen. Um die Eisenabsorption zu unterstützen, enthalten die meisten Präparate bereits auch Vitamin C. Ich spreche aus eigener Erfahrung, wenn ich sage, dass es mühsam sein kann, einen Mangel auszugleichen. Es braucht Geduld und Kontinuität. Bleib dran, es ist die Mühe wert und dein Körper wird es dir danken.

## Zink

Zink ist an über 300 Enzymreaktionen im Körper beteiligt. Es kann Entzündungen reduzieren, stärkt das Immunsystem und unterstützt einen regelmäßigen Menstruationszyklus. Auch für die Produktion von Eizellen und die Auslösung des Eisprungs ist Zink essenziell – ebenso für die Balance der Sexualhormone. Dadurch kann es bei prämenstruellen Symptomen und Periodenbeschwerden hilfreich sein. Zudem kann Zink die Ausschüttung männlicher Hormone regulieren und wird daher oft bei hormonell bedingter Akne, Haarausfall oder verstärkter Gesichtsbehaarung empfohlen. Ein höheres Risiko für einen Zinkmangel tragen vegan Lebende und Frauen, die die Pille nehmen. Bei einem Mangel an Zink fehlt es häufig auch an Magnesium, Kupfer oder Chrom. Gute Zinkquellen sind Hülsenfrüchte, Vollkorngetreide, Nüsse, Milchprodukte, Rindfleisch und Muscheln – wobei letztere häufig mit Schwermetallen belastet sind.

## Omega-3-Fettsäuren

Omega-3- und Omega-6-Fettsäuren gehören zu den mehrfach ungesättigten Fettsäuren und sind für den Körper essenziell. Der Körper kann sie also nicht selbst herstellen und ist auf eine Zufuhr über die Nahrung angewiesen. Ein Mangel an Omega-3-Fettsäuren ist weit verbreitet. Dabei sind es die Entzündungshemmer schlechthin.

Außerdem unterstützen sie das Herz-Kreislauf-System, die Gehirnfunktion, das Nervensystem und die Psyche. Ein Mangel ist in erster Linie auf Ernährungsgewohnheiten zurückzuführen. Pflanzliche oder fischarme Kost versorgen den Körper nicht ausreichend. Auch ein hoher Konsum an Omega-6-reichen Produkten wirkt sich negativ auf die Omega-3-Bilanz aus. Die beiden Fettsäure-Typen konkurrieren im Stoffwechsel miteinander und ein ungünstiges Verhältnis kann entzündungsfördernd wirken. Omega-6-Fettsäuren finden sich unter anderem in Sonnenblumenöl, auf dessen Basis viele pflanzliche Aufstriche und auch Fleischersatz- und andere Fertigprodukte entstehen. Ein Blick auf die Inhaltsstoffe lohnt sich auch deshalb immer.

Der Konsum von Lein-, Chia- und Hanfsamen sowie Walnüssen ist zwar absolut empfehlenswert, allerdings reicht er für eine optimale Versorgung nicht aus. Die Samen und Nüsse enthalten lediglich die Omega-3-Fettsäure ALA *(Alpha-Linolensäure)*. Die ist auch wichtig, kann aber vom Körper nur in sehr geringen Mengen in die Omega-3-Fettsäuren EPA *(Eicosapentaensäure)* und DHA *(Docosahexaensäure)* umgewandelt werden. Der Bedarf wird damit leider nicht gedeckt. Um ausreichend EPA und DHA auf natürliche Weise zuzuführen, empfiehlt die Deutsche Gesellschaft für Ernährung (DGE), zwei- bis dreimal pro Woche hochwertigen Kaltwasser-Meeresfisch wie Makrele oder Hering zu essen. Noch einfacher geht es mit hochwertigen Fisch- oder Algenölen, die die essenziellen Omega-3-Fettsäuren liefern.

**Mein Tipp:** Es gibt einfache Selbsttests für zu Hause, mit denen man schnell herausfindet, wie es um den Omega-3-Spiegel sowie das Omega-3- zu Omega-6-Verhältnis steht.

## EMPFEHLENSWERTE NÄCHSTE SCHRITTE

**Schritt 1:** Starte mit dem Neustartprogramm – sofern noch nicht geschehen. Du wirst Schritt für Schritt an hormonfreundliche Alltagsroutinen herangeführt, bekommst die Möglichkeit, deine Ernährung zu optimieren, mehr Selbstfürsorge in deinen Alltag einzuladen und deinen Körper besser kennenzulernen. Mit dem Programm erschaffst du auch gute Bedingungen, um die Nährstoffaufnahme zu erhöhen und zu verbessern.

**Schritt 2:** Lass die kritischen Nährstoffe überprüfen. Am besten in einer ganzheitlich arbeitenden Arzt- oder Heilpraktikerpraxis. Viele moderne Praxen lassen sich einfach übers Internet finden. Die Tests sind zwar zunächst eine kleine Investition, da man die Leistung in der Regel selbst zahlen muss. Dafür weißt du anschließend konkret, wo du ansetzen kannst und welche Dosis für dich sinnvoll ist. Und nein, aus einem kleinen oder großen Blutbild lässt sich leider nicht ersehen, welche Mikronährstoffe dir fehlen. Das Blutbild liefert lediglich einen Überblick über Zellzahlen und Blutzusammensetzung. Hieraus lassen sich höchstens bestimmte Hinweise auf einen Eisen- oder $B_{12}$-Mangel ableiten.

**Schritt 3:** Entscheide dich für hochwertige Produkte und achte auf Qualitätssiegel und Schadstoffprüfung. Die kosten natürlich etwas mehr als die Brausetabletten aus dem Drogeriemarkt, aber dafür sind sie in der Regel höher dosiert, sodass ein Mangel auch ausgeglichen werden kann. Und sie enthalten gegebenenfalls auch sogenannte Co-Faktoren, die die Aufnahme der Nährstoffe im Körper verbessern oder erleichtern. Zudem sind sie frei von Füll- und Zusatzstoffen. Orientiere dich bei Einnahme und Dosierung an den Packungshinweisen oder der Empfehlung deiner medizinischen Begleitperson.

## • SO VERBESSERST DU DIE NÄHRSTOFFAUFNAHME •

- **Saisonale und regionale Produkte wählen:** Sie hatten tendenziell kürzere Transportwege und haben daher höhere Nährstoffgehalte.
- **Vielfältige Ernährung:** Achte darauf, eine abwechslungsreiche Auswahl an Gemüse und Obst, auch alte Sorten, zu kaufen.
- **Schonende Zubereitung:** Kurzes Dämpfen oder leichtes Anbraten erhält mehr Vitamine als langes Kochen.
- **Vollkornprodukte bevorzugen:** Sie sind sehr viel nährstoffdichter, zudem enthalten sie wichtige Ballaststoffe.
- **Nachhaltige Landwirtschaft unterstützen:** Regenerative Anbaumethoden können die Bodenqualität und damit auch die Nährstoffdichte verbessern.

# SCHLUSSWORT

Nachdem ich jahrelang unter meinem eigenen Hormonchaos gelitten habe und mir scheinbar niemand helfen konnte, bin ich heute sehr dankbar, dass ich damals nicht aufgegeben habe. Ich habe sehr viel ausprobiert und vieles wieder verworfen, habe Periodenpartys und meinen Zyklus gefeiert und dann wieder Rotz und Wasser geheult – Hormone halt. Aber vor allem habe ich wieder angefangen, meinen Körper zu lieben, und gelernt, seine Signale zu verstehen. Ich habe gelernt, Selbstfürsorge zu priorisieren und nicht aufzugeben. Das Leben und die Gesundheit sind nicht nur schwarz oder weiß und es gibt nicht die eine Lösung oder das eine Wundermittel. Das Leben ist bunt und jeder Körper einzigartig.

Dafür finden sich aber jede Menge wirkungsvoller Routinen und viele kleine Wundertüten, die die natürliche Hormonbalance unterstützen und die Gesundheit und das gesunde, fitte Altwerden fördern. Diese Routinen hast du in diesem Buch kennengelernt und dazu wunderbare Übungen und Tipps erhalten, mit denen du dich im Alltag bei ganz unterschiedlichen Themen unterstützen kannst. Mit *Neustart für die Hormone* habe ich ein Buch geschrieben, wie ich es mir damals gewünscht hätte, als ich von Arztpraxis zu Arztpraxis und von einem vollen Wartezimmer ins nächste zog. Stell diesen Ratgeber nicht zu weit weg. Er ist dafür gemacht, immer wieder in die Hand genommen zu werden. Es lohnt sich, immer wieder reinzuschauen und die unterschiedlichen Tipps und Übungen anzuwenden. Und natürlich am Neustartprogramm dranzubleiben.

Dieses Buch ist aus dem Wunsch heraus entstanden, über Hormone und die Zusammenhänge im Körper aufzuklären und das weiterzugeben, was mir geholfen hat, meine Hormonbalance wiederherzustellen und endlich wieder ein Team mit meinem Körper zu werden. Dabei ist Hormonregulation kein One-Hit-Wonder, nichts, was du einmal tust, und dann ist die Mission erfüllt. Es ist vielmehr eine gesunde und ausgewogene Lebenseinstellung, eine Entscheidung, die du jeden Tag neu treffen darfst und die dich bis ins hohe Alter begleiten und unterstützen kann.

# ANHANG

# QUELLENVERZEICHNIS


1 Helander, Herbert F., Fändriks, Lars (2014): *Surface area oft he digestive tract – revisited,* Scandinavian Journal of Gastroenterology, 6. Ausgabe, Seite 681–689

2 Wengel, Andrea (2006): *Anatomie des Menschen – Hormone.* Aktualisiert: 2021. www.planet-wissen.de/natur/anatomie_des_menschen/hormone/index.html (zuletzt abgerufen am 4. August 2025)

3 Vatier, Camille; Christin-Maitre, Sophie (2024): *Epigenetic/circadian clocks and PCOS.* Human Reproduction, Ausgabe 6, Seite 1167–1175

4 Hancke, Katharina (2024): *Die neue PCOS-Leitlinie – Kernaussagen für Diagnostik, Risikobewertung und Lebensstilinterventionen.* Gynäkologische Endokrinologie, Ausgabe 22, Seite 247–252

5 Klok, M. D.; Jakobsdottir, S.; Drent, M. L. (2006): *The role of leptin and ghrelin in the regulation of food intake and body weight in humans: a review.* Obesity Reviews, Volume 8, Ausgabe 1, Seite 1–92

6 Ebenda

7 Sender, Ron; Fuchs, Shai; et al. (2016): *Revised Estimates for the Number of Human and Bacteria Cells in the Body.* Plos Biology, Essay. https://journals.plos.org/plosbiology/article?id=10.1371/journal.pbio.1002533 (zuletzt abgerufen am 4. August 2025)

8 Ervin, Samantha M.; Li, Hao; Lim, Laura; et al. (2019): *Gut microbial β-glucuronidases reactivate estrogens as components of the estrobolome that reactivate estrogens.* Journal of Biological Chemistry, Volume 294, Ausgabe 49, Seite 18522–18952

9 Cunningham, A. L.; Stephens, J. W.; Harris, D. A. (2021): *Gut microbiota influence in type 2 diabetes mellitus (T2DM).* Gut Pathogens, 13/50. https://gutpathogens.biomedcentral.com/articles/10.1186/s13099-021-00446-0 (zuletzt abgerufen am 4. August 2025)

10 Zhu, Xiaxin; Zhang, Chi; et al. (2024): *Intestinal microbiota regulates the gut-thyroid axis: the new dawn of improving Hashimoto thyroiditis.* Clinical and Experimental Medicine, Ausgabe 24/39. https://link.springer.com/article/10.1007/s10238-024-01304-4 (zuletzt abgerufen am 4. August 2025)

11 Sudowe, Stephan (2025): *Stille Entzündungen erhöhen Risiko für chronische Erkrankungen.* Interview in medpertise.de, aktualisiert Februar 2025. https://www.medpertise.de/silent-inflammation/interview/stille-entzuendungen-erhoehen-risiko-chronische-erkrankungen-dr-stephan-sudowe/ (zuletzt abgerufen am 4. August 2025)

12 Orisaka, Makoto; Mizutani, Tetsuya; et al. (2023): *Chronic low-grade inflammation and ovarian dysfunction in women with polycystic ovarian syndrome, endometriosis, and aging.* Frontiers in Endocrinology, Ausgabe 14

13 Ghesmati, Zeinab; Rashid, Mohsen; et al. (2023): *An update on the secretory functions of brown, white, and beige adipose tissue: Towards therapeutic applications.* Reviews in Endocrine and Metabolic Disorder, Ausgabe 25, Seite 279–308

**14** De Wendt, Christian; Espelage, Lena; et al. (2021): *Contraction-Mediated Glucose Transport in Skeletal Muscle Is Regulated by a Framework of AMPK, TBC1D1/4, and Rac1*. Diabetes, 70(12), Seite 2796–2809

**15** Weidlinger, Susanna; Weidlinger, Magdalena; et al. (2023): *Die Menopause und ihre Auswirkungen auf Haut und Haare*. Gynäkologische Endokrinologie, Ausgabe 21, Seite 290–297

**16** Nowicki, Jakub Krzyzstof; Jakubowska-Pietkiewicz, Elżbieta (2024): *Osteocalcin: Beyond Bones*. Endocrinology and Metabolism 2024, 39(3), Seite 399–406

**17** Walker, Pete; *The 4Fs: A Trauma Typology in Complex PTSD*. Blog, Complex PTSD Articles. https://pete-walker.com/fourFs_TraumaTypologyComplexPTSD.htm (zuletzt abgerufen am 4. August 2025)

**18** World Health Organization (2012): *State of the Science of Endocrine Disrupting Chemicals*. Executive summary, S. viii

**19** Nollet, Mathieu; Wisden, William; et al. (2020): *Sleep deprivation and stress: a reciprocal relationship*. Interface Focus, 10(3). https://royalsocietypublishing.org/doi/10.1098/rsfs.2019.0092 (zuletzt abgerufen am 4. August 2025)

**20** Bowen, Ruby; Baetz, Marilyn; et al. (2006): *Mood variability in anxiety disorders*. 91(2-3), Seite 165–170

**21** Walston, Jeremy D. (2014): *Current Opinion in Rheumatology*. 24(6), Seite 623–627. https://pmc.ncbi.nlm.nih.gov/articles/PMC4066461/ (zuletzt abgerufen am 4. August 2025)

**22** Crump, Jessica; Suker, Adriana; White, Louise (2024): *Endometriosis: A review of recent evidence and guidelines*. Australian Journal of General Practice, Volume 53, Ausgabe 1–2

**23** Selntigia, Aikaterini; Molinaro, Pietro; et al. (2024): *Adenomyosis: An Update Concerning Diagnosis, Treatment, and Fertility*. Journal of Clinical Medicine, 13(17), Seite 5224

**24** Brown, Ethan D.; Obeng-Gyasi, Barnabas; et al. (2023): *The Thyroid Hormone Axis and Female Reproduction*. International Journal of Molecular Sciences, 24(12). https://www.mdpi.com/1422-0067/24/12/9815 (zuletzt abgerufen am 4. August 2025)

**25** Thorp, V. J. (1980): *Effect of oral contraceptive agents on vitamin and mineral requirements*. J Am Diet Assoc., 76(6), Seite 581–584
Palmery, M.; Saraceno, A.; et al. (2013): *Oral contraceptives and changes in nutritional requirements*. Eur Rev Med Pharmacol Sci, 17(13), Seite 1804–1813

**26** Rawji, Alexander; Peltier, M. R.; et al. (2024): *Examining the Effects of Supplemental Magnesium on Self-Reported Anxiety and Sleep Quality: A Systematic Review*. Cureus 16(4). https://www.cureus.com/articles/237565-examining-the-effects-of-supplemental-magnesium-on-self-reported-anxiety-and-sleep-quality-a-systematic-review#!/ (zuletzt abgerufen am 4. August 2025)

**27** Westcott, Wayne L. (2012): *Resistance Training is Medicine Effects of Strength Training on Health*. Current Sports Medicine Reports, 11(4), Seite 209–216

**28** Garg, Pankaj; Garg, Parveen K.; et al. (2024): *Psyllium Husk Positively Alters Gut Microbiota, Decreases Inflammation, and Has Bowel-Regulatory Action, Paving the Way for Physiologic Management of Irritable Bowel Syndrome.* Gastroenteroloy, 166(3), Seite 545–546

**29** Anderson, James W.; Davidson, Michael H.; et al. (2000): *Long-term cholesterol-lowering effects of psyllium as an adjunct to diet therapy in the treatment of hypercholesterolemia.* The American Journal of Clinical Nutrition, 71(6), Seite 1433–1438

**30** Chauhan, Sanjaya; Srivastava, Manoj K.; et al. (2022): *Effect of standardized root extract of ashwagandha (Withania somnifera) on well-being and sexual performance in adult males: A randomized controlled trial.* Health Science Reports, 5(4); e741. https://onlinelibrary.wiley.com/doi/10.1002/hsr2.741 (zuletzt abgerufen am 4. August 2025)

**31** Fitzgerald, Kara (2022): *Younger You.* Quercus, London

**32** Rogerson, Olivia; Wilding, Sarah; et al. (2024): *Effectiveness of stress management interventions to change cortisol levels: a systematic review and meta-analysis.* Psychoneuroendocrinology, Ausgabe 159. https://www.sciencedirect.com/science/article/pii/S0306453023003931 (zuletzt abgerufen am 4. August 2025)

**33** Jamil, Aneeque; Gutlapalli, Sai Dheeraj; et al. (2023): *Meditation and Its Mental and Physical Health Benefits in 2023.* Cureus 15(6). https://www.cureus.com/articles/156473-meditation-and-its-mental-and-physical-health-benefits-in-2023#!/ (zuletzt abgerufen am 4. August 2025)

**34** Drake, Christopher; Roehrs, Timothy; et al. (2013): *Caffeine Effects on Sleep Taken 0, 3, or 6 Hours before Going to Bed.* Journal of Clinical Sleep Medicine, 9(11), Seite 1195–1200

**35** Arnone, Djésia; Chabot, Caroline; et al. (2022): *Sugars and Gastrointestinal Health.* Clinical Gastroenterology and Hepatology, 20(9), Seite 1912–1924

**36** Hosseini, Ava; Barlow, Gillian M., et al. (2023): *Consuming artificial sweeteners may alter the structure and function of duodenal microbial communities.* iScience, 26(4). https://www.cell.com/iscience/fulltext/S2589-0042(23)02607-X?_returnURL=https%3A%2F%2Flinkinghub.elsevier.com%2Fretrieve%2Fpii%2FS258900422302607X%3Fshowall%3Dtrue (zuletzt abgerufen am 4. August 2025)

**37** Gill, Jan (2000): *The effects of moderate alcohol consumption on female hormone levels and reproductive function, Alcohol and Alcoholism*, 35 (5), Seite 417–423

**38** Dukić, Marija; Radonjić, Tijana et al. (2023): *Alcohol, Inflammation, and Microbiota in Alcoholic Liver Disease.* International Journal of Molecular Sciences, 24(4), Seite 3735

**39** Wooding, Stephen P.; Ramirez, Vicente A.; et al. (2021): *Bitter taste receptors: Genes, evolution and health.* Evolution, Medicine, & Public Health, 9(1), Seite 431–447

**40** Varticovski, L. et al. (2022): *Endocrine disruptors of sex hormone activities.* Molecular and Cellular Endocrinology, Ausgabe 539. https://www.sciencedirect.com/science/article/pii/S0303720721002598?viaProzent3Dihub (zuletzt abgerufen am 4. August 2025)

41 Silva, Ana Beatriz P., et al. (2023): *The role of endocrine disruptors in female infertility.* Molecular Biology Reports, Volume 50, Seite 7069–7088
42 Orfanos-Boeckel, Helena (2022): *Nährstoff-Therapie*, Trias, Stuttgart, Seite 27–28
43 Pharmakonzern Geigy (1985), Schweiz; Lebensmittellabor Karlsruhe/Sanatorium Oberthal (1996 und 2002): Vergleichsstudie. https://eifelsan.com/media/pdf/5c/54/e4/Naehrstoffverluste-ausgewaehlter-Lebensmittel.pdf?srsltid=AfmBOoqniPCsJ7F3rAFuefWwi-9WePEVT7d2wpbbS-8vpp2lINeFbaNZ (zuletzt abgerufen am 4. August 2025)
44 Magnesium Fact Sheet for Health Professionals, National Institutes of Health (2022). https://ods.od.nih.gov/factsheets/Magnesium-HealthProfessional/ (zuletzt abgerufen am 4. August 2025)
45 Dhillon, Varinderphal S.; Deo, Permal; Fenech, Michael (2024): *Low magnesium in conjunction with high homocysteine increases DNA damage in healthy middle aged Australians.* European Journal of Nutrition, 63, Seite 2555–2565

## WEITERE VERWENDETE UND EMPFEHLENSWERTE LITERATUR

Bierbach, Elvira (2013): *Naturheilpraxis heute.* 5. Auflage. Elsevier, München

Bulsiewicz, Will (2020): *Dein Bauch macht dich gesund.* Millemari, Iffeldorf

Fitzgerald, Kara (2022): *Younger You.* Quercus, London

Kunze, Kathleen (2025): *Sicher fühlen. Dein Körper ist der Schlüssel.* 3. Auflage. mvg, München

Madejsky, Margret (2019): *Praxishandbuch Frauenkräuter.* AT, Aarau und München

Northrup, Christiane (2017): *Frauenkörper Frauenweisheit.* ZS, München

Orfanos-Boeckel, Helena (2022): *Nährstoff-Therapie.* Trias, Stuttgart

Sims, Stacy T. (2025): *Peak-Performance für Frauen.* 4. Auflage. Narayana, Kandern

Wilson, James L. (2011): *Grundlos erschöpft?* 8. Auflage. Wilhelm Goldmann, München

# SACHREGISTER

# FÜR DEINE PRAXIS

Der Stresskreis unterstützt dich dabei, dir einen Überblick über die Belastungen in unterschiedlichen Lebensbereichen zu verschaffen.

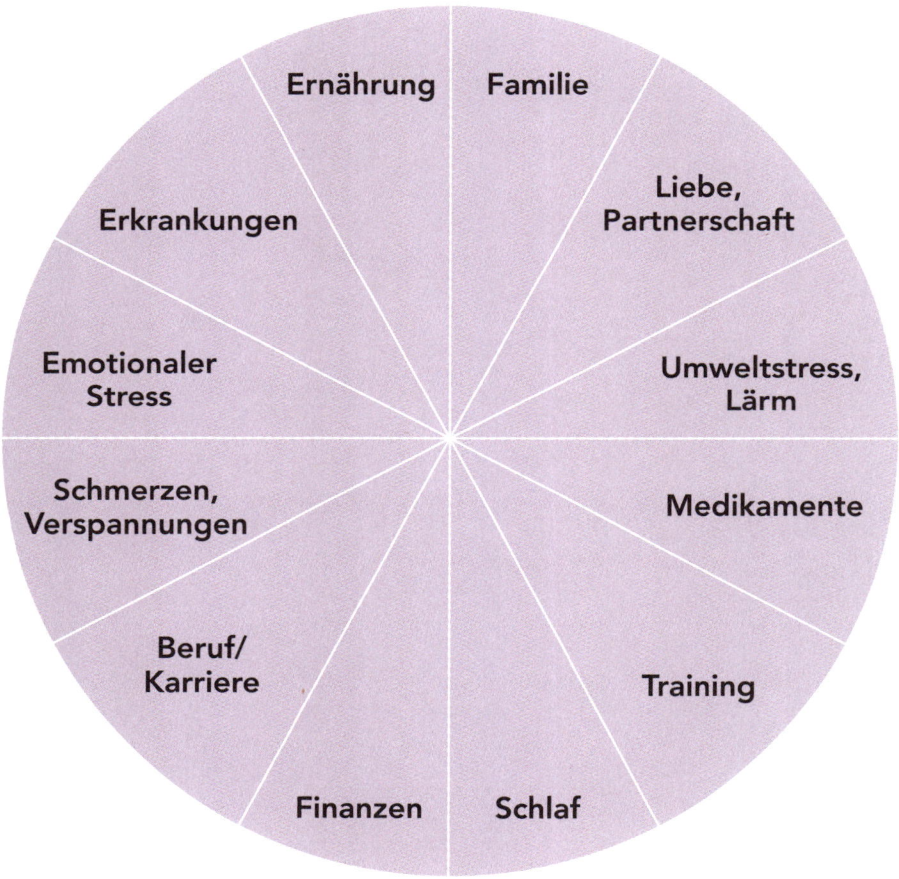

Hier kannst du dir deinen eigenen Stresskreis erstellen und die Tortenstücke so benennen, dass sie zu deiner Lebenssituation passen.

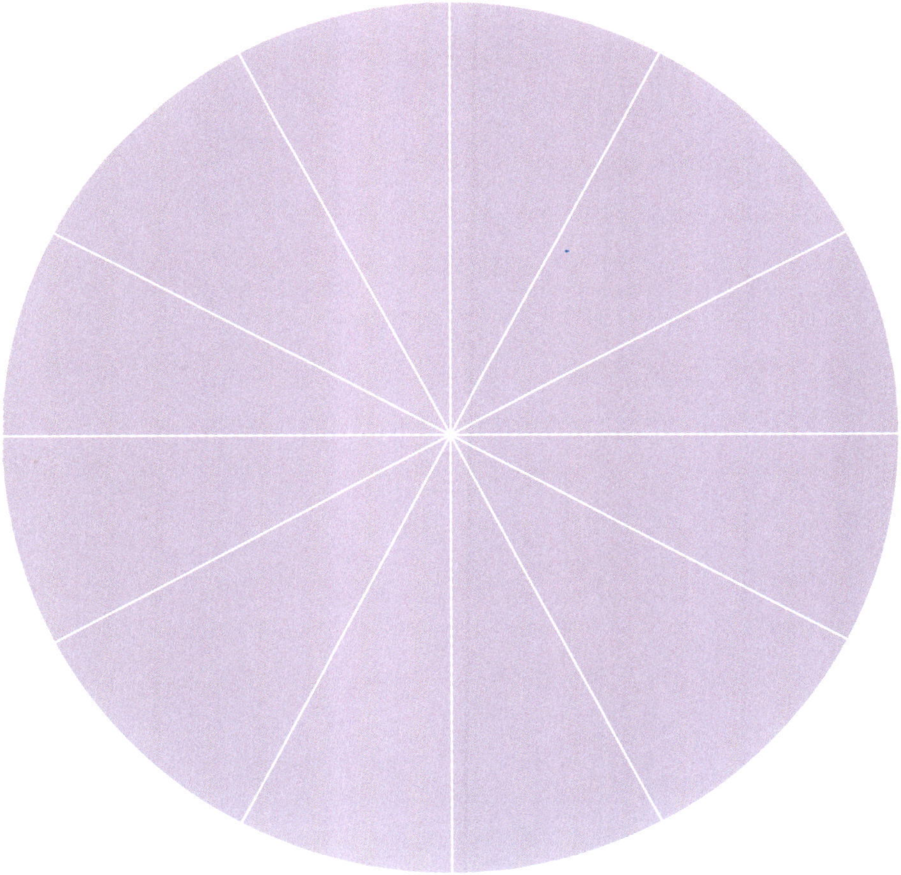

| |
|---|
| Warmes Wasser am Morgen |
| Tageslicht und Frischluft am Morgen |
| Früher ins Bett |
| Hormonfreundliches Frühstück |
| Meditation |
| Koffeinreduktion und Verzicht auf Softdrinks |
| Abendessen vor 20:00 Uhr |
| Mehr Bewegung im Alltag |
| Regelmäßige Mahlzeiten |
| Verzicht auf Zucker und Zuckerersatzstoffe |
| Vor dem Essen tief atmen und während des Essens gründlich kauen |
| Weißmehl clever ersetzen |
| Ballaststoffzufuhr erhöhen |
| Prä- und Probiotika erhöhen |
| Auf Alkohol verzichten |
| Mindestens eine Portion grünes Gemüse am Tag |
| Bitterstoffzufuhr erhöhen |
| Pausen zwischen den Mahlzeiten |
| Schadstoffe aufspüren und reduzieren |
| Bewegung stetig überprüfen |

| | Woche 1 | | | | | | | Woche 2 | | | | | | | Woche 3 | | | | | | | Woche 4 | | | | | | |
|---|---|---|---|---|---|---|---|---|---|---|---|---|---|---|---|---|---|---|---|---|---|---|---|---|---|---|---|---|
| | 1 | 2 | 3 | 4 | 5 | 6 | 7 | 1 | 2 | 3 | 4 | 5 | 6 | 7 | 1 | 2 | 3 | 4 | 5 | 6 | 7 | 1 | 2 | 3 | 4 | 5 | 6 | 7 |
| | | | | | | | REFLEXION | | | | | | | REFLEXION | | | | | | | REFLEXION | | | | | | | REFLEXION |

# DANK

Ohne die Unterstützung wunderbarer Menschen, wäre dieses Buch nicht entstanden und dafür möchte ich mich aus tiefstem Herzen bedanken.

Danke an meine Literaturagentin Sabrina Haja für die professionelle Begleitung im ganzen Prozess und dafür, dass du von Anfang an an mich und dieses Buch geglaubt hast. Es ist schön, jemanden wie dich an meiner Seite zu wissen.

Ein großes Dankeschön geht an Nora Kayser für die angenehme Zusammenarbeit und an all die engagierten Menschen der Münchner Verlagsgruppe. Ihr habt eines meiner Traumprojekte Realität werden lassen. Auch meiner Lektorin Diane Zilliges möchte ich an dieser Stelle herzlich danken für die sorgfältige Arbeit und die Feinjustierung des Manuskripts.

Zutiefst dankbar bin ich meinem Mann Nis, der mir während des gesamten Schreibprozesses den Rücken freigehalten und fantastische hormonfreundliche Mahlzeiten zubereitet hat. Ich liebe dich.

Danke auch an all die Menschen, von denen ich lernen durfte – meine Coaches, Lehrerinnen und Lehrer, Ausbilderinnen und Ausbilder. Eure Impulse, euer Wissen und euer Empowerment haben so viel in mir bewegt und bewirkt.

Ein von Herzen kommendes Dankeschön geht auch an meine zauberhaften Freundinnen, die genau das getan haben, was wichtig war: einfach da sein. Und danke an meine fantastische Mama – für alles.

Last but not least, ein großes Danke an dich. Dass du dieses Buch in den Händen hältst, bedeutet mir mehr, als Worte sagen können. Ich wünsche dir, dass es dich lange begleitet – und dich immer wieder liebevoll daran erinnert, wie viel du selbstverantwortlich für dich und deine Gesundheit tun kannst.

# ÜBER DIE AUTORIN

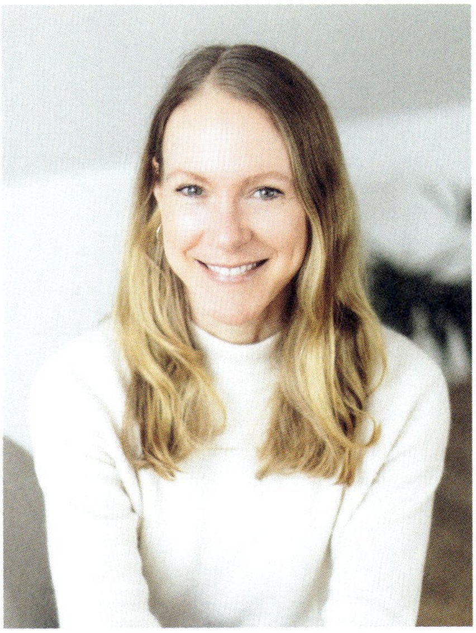

Astrid Nöhring ist Heilpraktikerin und zertifizierte Yogalehrerin. Sie arbeitet als Hormoncoach und Yogatherapeutin. Seit 2013 begleitet sie insbesondere Frauen dabei, sich rundum wohl in ihrem Körper zu fühlen. Zu ihren Angeboten zählen hormonregulierende Ernährungs- und Yogaprogramme, Ausbildungen, Retreats sowie Gesundheitsprävention für Unternehmen. Die meisten Angebote finden online statt.

Astrid lebt und liebt, was sie weitergibt. Sie hat selbst ein jahrelanges Hormonchaos hinter sich, aus dem es zunächst keinen Ausweg zu geben schien: Etliche Ärzte, Heiler und Psychotherapeuten waren ratlos. Mit Naturheilkunde und Yoga ist es ihr schließlich gelungen, ihre Hormone auf natürliche Weise zu regulieren, den Erschöpfungszustand zu verlassen und wieder rundum fit und vital zu sein. Das überraschte sogar ihre Ärzte.

Ihre wichtigsten Erkenntnisse aus zahlreichen Aus- und Weiterbildungen sowie ihre wertvollsten Erfahrungen der letzten Jahrzehnte fließen in ihre liebevoll gestalteten Onlinekurse, Programme und Coachings ein – und natürlich auch in dieses Buch. Viele weitere Informationen und praktische Anleitungen zur natürlichen Hormonregulation findest du außerdem auf ihrem Blog astridnoehring.de/blog/ und ihrem YouTube-Kanal youtube.com/@astridnoehring.

**Bibliografische Information der Deutschen Nationalbibliothek**
Die Deutsche Nationalbibliothek verzeichnet diese Publikation in der Deutschen Nationalbibliografie. Detaillierte bibliografische Daten sind im Internet über https://dnb.de abrufbar.

**Für Fragen und Anregungen**
info@m-vg.de

**Wichtige Hinweise**
Dieses Buch ist für Lernzwecke gedacht. Es stellt keinen Ersatz für eine individuelle medizinische Beratung dar und sollte auch nicht als solcher benutzt werden. Wenn Sie medizinischen Rat einholen wollen, konsultieren Sie bitte einen qualifizierten Arzt. Der Verlag und die Autorin haften für keine nachteiligen Auswirkungen, die in einem direkten oder indirekten Zusammenhang mit den Informationen stehen, die in diesem Buch enthalten sind.

Ausschließlich zum Zweck der besseren Lesbarkeit wurde auf eine genderspezifische Schreibweise sowie eine Mehrfachbezeichnung verzichtet. Alle personenbezogenen Bezeichnungen sind somit geschlechtsneutral zu verstehen.

Originalausgabe
1. Auflage 2026

Türkenstraße 89
80799 München
Tel.: 089 651285-0



Redaktion: Dr. Diane Zilliges
Umschlaggestaltung: Sonja Stiefel
Umschlagabbildung: Adobe Stock/nisara
Abbildungen im Innenteil: Katharina Borgs: 21 (Aufmerksamkeit), 158, 159; Grit Siwonia: 239; alle weiteren Abbildungen: Shutterstock/aku epul: 208; Alexander_P: 17 (Knochen, Muskulatur, weibliche Geschlechtsorgane), 23; Dee-sign: 63; DESSIGNSTUNN: 126, 127, 128, 124, 125, 151, 154, 171, 179; Earth_spikes: 21, 22 (Blutzucker); Ereny Emil Fayez: 17, 20 (Schilddrüse); GraphicsRF.com: 16, 17, 18, 20, 21, 23, 75; inspiring.team (Lunge, Leber, Blase): 71; Juliam.no: 55; Macrovector: 16, 147 (Hungergefühl, Durstempfinden); Marrishuanna: 16 (Nervensystem), 74; Mentalmind: 148; Olga Zuevskaya: 16 (Schlaf-Wach-Rhythmus), 18; Pikovit: 17 (Nieren, Nebennieren, Brustdrüsen), 21, 74 (Nebennieren), 71 (Herz, Nebennieren, Darm), 29; TA design: 16 (emotionale Reaktion); Tartila: 17, 23 (männliche Geschlechtsorgane), 22 (Bauchspeicheldrüse), 58; Tuulijumala: 21 (Sexualhormone); Vladyslava Plushka: 16 (Körpertemperatur); WinWinFolly: 22 (Verstoffwechlung); YakuninDesign (Auge, Mund): 71
Layout und Satz: feschart print- und webdesign, Michaela Röhler, Leopoldshöhe
Druck: Florjancic Tisk d.o.o., Slowenien
Printed in the EU

ISBN Print 978-3-7423-2946-2
ISBN E-Book (EPUB, Mobi) 978-3-7453-2583-6

PRODUZIERT MIT VERANTWORTUNG